TÉTONIANA

ANECDOTES

HISTORIQUES ET RELIGIEUSES

SUR

LES SEINS ET L'ALLAITEMENT

COMPRENANT

L'HISTOIRE DU DÉCOLLETAGE ET DU CORSET

RECUEILLIES PAR

Le Docteur G.-J. WITKOWSKI

OUVRAGE ILLUSTRÉ DE 350 FIGURES

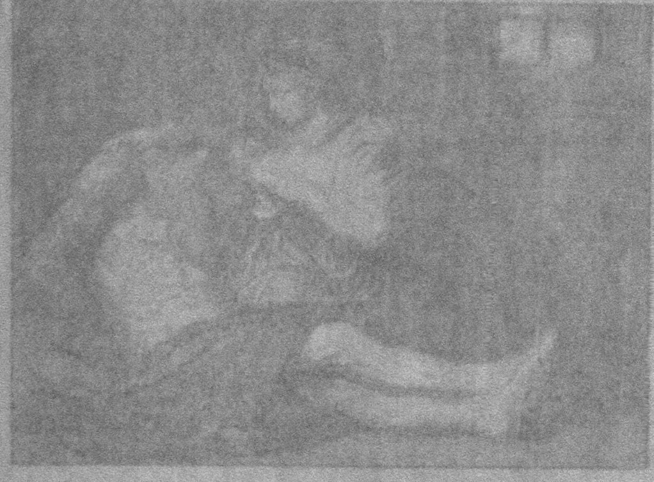

PARIS

A. MALOINE, ÉDITEUR

23-25, RUE DE L'ÉCOLE-DE-MÉDECINE, 23-25

1898

ANECDOTES
HISTORIQUES ET RELIGIEUSES
SUR
LES SEINS ET L'ALLAITEMENT

COMPRENANT

L'HISTOIRE DU DÉCOLLETAGE ET DU CORSET

IMPRIMERIE LEMALE ET Cⁱᵉ, HAVRE

TETONIANA

ANECDOTES

HISTORIQUES ET RELIGIEUSES

SUR

LES SEINS ET L'ALLAITEMENT

COMPRENANT

L'HISTOIRE DU DÉCOLLETAGE ET DU CORSET

RECUEILLIES PAR

Le Docteur G.-J. WITKOWSKI

OUVRAGE ILLUSTRÉ DE 210 FIGURES

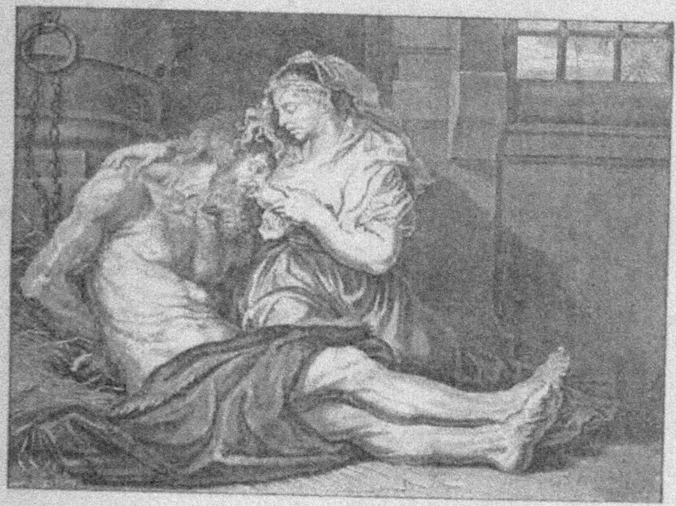

PARIS

A. MALOINE, ÉDITEUR

23-25, RUE DE L'ÉCOLE-DE-MÉDECINE, 23-25

1898

AVERTISSEMENT

Cette compilation sur les seins, le décolletage et le corset est en quelque sorte la suite de nos six volumes (1) consacrés à l'histoire littéraire, artistique et anecdotique, des accouchements.

Pour ce nouveau travail, nous avons amassé une foule de matériaux que nous avons ensuite soigneusement passés au crible, en ne retenant que les plus curieux et les plus rares.

Ils restent si abondants que nous nous sommes imposé la plus grande sobriété dans nos commentaires ; notre prose n'aurait pu d'ailleurs qu'affaiblir l'intérêt des documents : le plus sûr moyen d'affadir un mets, n'est-ce pas d'en délayer la sauce outre mesure ?

Nous nous contenterons de faire défiler devant les yeux de nos lecteurs ces pièces multiples et variées comme les images changeantes d'un cinématographe, et,

(1) *Les Accouchements chez tous les peuples. — L'Arsenal obstétrical. — Les Accouchements à la cour. — Les Sages-Femmes et Accoucheurs célèbres. — Anecdotes et Curiosités sur les Accouchements. — Les Accouchements dans les beaux-arts, dans la littérature et au théâtre.*

par la diversité du spectacle, nous espérons réjouir la vue en même temps que l'esprit. C'est dire que notre recueil n'a rien de commun avec les traités didactiques, rédigés par les snobs et les pince-sans-rire du pontificat médical.

Nous avons condensé nos matériaux en deux volumes indépendants :

Anecdotes historiques et religieuses.

Curiosités médicales, littéraires et artistiques.

Malgré l'ampleur de ces *Tetoniana*, nous sommes loin d'avoir tout dit sur le sujet ; d'ailleurs, l'entreprise serait impossible, et nous nous rappelons, avec La Fontaine, que

> Loin d'épuiser une matière,
> On n'en doit prendre que la fleur.

Certes, il y a encore bien des hors-d'œuvre dans cette trop vaste macédoine, voire même quelques redites, mais pour toutes ces imperfections nous réclamons l'indulgence du lecteur.

Les ouvrages comme les nôtres, destinés à instruire en amusant, sont mal à l'aise sous la férule sévère de la critique : une pièce gaie doit échapper aux dissections de l'analyse ; qu'importent l'invraisemblance de la trame et les incorrections de la forme, si le public s'est diverti ?

Pour nous juger, n'écoutez donc pas la menace morose de Bossuet : « Malheur à ceux qui rient ! » Retenez plutôt le sage conseil d'un autre Père de l'Église, saint Paul, d'humeur moins chagrine : « *Semper gaudete !* » et la paraphrase de Regnard :

> Les moments que l'on passe à rire
> Sont les mieux employés de tous.

N. B. Notre ami, le docteur Félix Brémond, qui depuis longtemps préparait un ouvrage similaire, a mis gracieusement à notre disposition ses nombreuses notes ; nous lui en adressons nos très vifs remerciements, en regrettant de n'avoir pu obtenir une collaboration plus effective.

ANECDOTES

HISTORIQUES ET RELIGIEUSES

SUR

LES SEINS ET L'ALLAITEMENT

COMPRENANT

L'HISTOIRE DU DÉCOLLETAGE ET DU CORSET

CHAPITRE PREMIER

Anecdotes historiques.

Nous n'aimons de l'histoire que les anecdotes.
MÉRIMÉE.

I. — LÉGENDES ET FAITS GÉNÉRAUX

Coupes et bois-seins. — 1° COUPE D'HÉLÈNE. — Pour Lombroso (1), le sein n'a été à l'origine qu'un organe maternel secondaire, transformé plus tard en organe érotique, en tentation d'amour, au même titre que le coussinet des Hottentotes qui sert de berceau et de hotte au nouveau-né. Le mâle qui veut choisir une épouse met à la file toutes les femmes et préfère celle dont plus vaste est la proéminence, devenue ainsi un véritable organe sexuel secondaire, c'est-à-dire un organe propre à inspirer de l'amour, des désirs.

Plus on avance vers la civilisation, plus la femme triomphe de la femelle et plus l'amour envahit le champ de la maternité.

Ce que nous venons de dire du coussinet des Africaines, on peut encore mieux l'appliquer aux seins, dont les courbes inspirent le poète et l'amant européens, et qu'on dit prêter des ailes à l'amour. Or, chez tous les peuples sauvages, même d'Afrique, les femmes

(1) L'origine du baiser (*Nouvelle Revue*, 15 août 1893).

sont si peu amoureuses et tellement limitées à la fonction de la maternité, que, comme me le disait un voyageur bien connu, Robecchi, l'Européen qui plaisante avec des sous-entendus sur le sein des Africaines ou des Abyssines exposées aux marchés, fait l'effet d'un homme qui mettrait ici des intentions excitantes à parler du nez d'une femme. Même la lèvre, cet organe qui nous donne la sensation de l'amour, plus amoureuse que l'amour lui-même, n'a été à l'origine qu'un organe maternel secondaire, aussi transformé plus tard en organe érotique. Je me confirme dans cette opinion depuis que j'ai constaté qu'on ne trouve pas un seul mot sur les lèvres, les seins et le baiser, dans les poèmes d'Homère et d'Hésiode, ayant un sens érotique, mais seulement dans le sens maternel.

Cependant on connaît bien la légende d'Hélène qui, voulant offrir au temple de Minerve ou à celui de Diane une coupe d'un galbe parfait, en aurait fait prendre le moule sur son propre sein (1). Sans remonter à Homère et à Hésiode, cette tradition était ancienne, et montre que, de bonne heure, les Grecs appréciaient la beauté du sein. Ils l'avaient pris comme type de la forme et de la capacité de la coupe. Un poète grec l'a dit : « Notre coupe a été prise sur le sein de Vénus (2). »

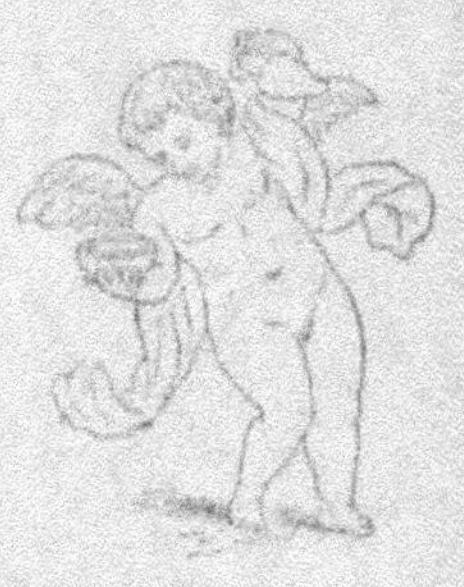

Fig. 1.

Les anciens donnaient le nom d'*hémitome* ou *mastos* (3) (mamelle) à des vases d'une forme hémisphérique, semblables à celui que tient un Génie dans une peinture d'Herculanum (fig. 1).

La coupe d'Hélène a suggéré à Brantôme des réflexions humoristiques et savoureuses. Parlant, dans ses *Dames Galantes* (4), de ces femmes qui sont « opulentes en tétasses avalées, pendantes plus que d'une vache allaitant son veau », il ajoute plaisamment :

(1) Pline rapporte qu'il a vu dans le trésor du temple de Minerve, à Rhodes, une coupe d'or, don d'Hélène elle-même, et modelée sur l'un des seins de cette princesse.
(2) A défaut de la déesse de la beauté, Gabriel Prévost, par amour de l'art antique, s'est fait couler une coupe dans une empreinte du sein de la Vénus de Médicis.
(3) Athénée.
(4) Discours II.

Je m'asseure que ce ne sont pas les beaux tétins d'Hélaine, laquelle voulant un jour présenter au temple de Diane une coupe gentille, par certain vœu, employant l'orfèvre pour la luy faire, luy en fit prendre le modelle sur un de ses beaux tétins, et en fit la coupe d'or blanc, qu'on ne sçauroit qu'admirer le plus, ou la coupe ou la ressemblance du tétin sur quoy il avoit pris le patron, qui se monstroit si gentil et si poupin, que l'art en pouvoit faire désirer le naturel. Pline dit cecy par grande spécianté, où il traite qu'il y a de l'or blanc. Ce qui est fort estrange est que cette coupe fust faite d'or blanc.

Qui voudroit faire des coupes d'or sur ces grandes tétasses que je dis et que je cognois, il faudroit bien fournir de l'or à monsieur l'orfèvre, et ne seroit après sans coust et grand risée, quand on diroit : « Voilà des coupes faites sur le modelle des testins de telles et telles dames! » Ces coupes ressembleroient, non pas coupes, mais vrayes auges, qu'on voit de bois toutes rondes, dont on donne à manger aux pourceaux : et d'autres y a-t-il que le bout de leur tétin ressemble à une vraye guigne.

2° COUPE DE CLÉOPÂTRE. — On raconte que, dans un banquet, Cléopâtre rappela l'origine divine de la coupe en appliquant celle que lui présentait Marc-Antoine sur les contours de sa gorge. Certains auteurs ajoutent que ce triumvir prit sur le sein de sa maîtresse le moule d'une coupe en or, semblable à celle d'Hélène; le prêtre de Cérès, dans les *Contes du viel ermite de Vauxbuins*, par Charles Pougens, rapporte ce fait et Adrien Leroux y fait allusion dans sa pièce des *Deux cousines* :

MÉLANIE

> Te souviens-tu de ce roi, mon amie,
> Qui, tendrement inspiré par l'amour,
> Fit, sur le sein de sa maîtresse, un jour,
> Mouler en or certaine coupe à boire ?

CONSTANCE

> Oui, je l'ai lu, je crois, dans quelque histoire.

3° BOL-SEIN DE MARIE-ANTOINETTE. — La manufacture nationale de Sèvres conserve, dans ses archives, le modèle des *bols-seins* qui furent fabriqués pour les laiteries de Marie-

Antoinette, d'abord pour la laiterie de Rambouillet, ensuite pour celle de Trianon (1).

La tradition, conservée à Sèvres, regarde ces vases comme la copie du sein royal. Les Goncourt, dans leur *Marie-Antoinette* (2), ont fait reproduire en chromo le bol-sein attribué à cette reine. Ce petit vase, en porcelaine teintée couleur chair, a en effet la forme d'une mamelle de 10 centimètre de diamètre ; elle repose sur un trépied à têtes de bélier (fig. 2).

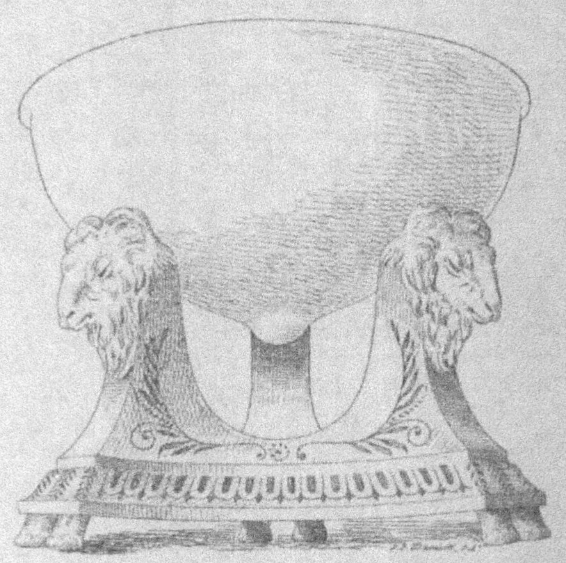

Fig. 2.

4° COUPES A CHAMPAGNE. — Plus d'une hétaïre moderne imita l'épouse de l'infortuné Ménélas et chargea un sculpteur de prendre le moule de son sein pour en faire une coupe des plus capiteuses. Le Diable boiteux du *Gil Blas* a cité quelques spe-

(1) La manufacture en a livré quelques-uns à divers amateurs. Ce fut, sans doute, une de ces copies qui fut adjugée 200 francs, en mars 1864, hôtel Drouot, à la vente du Docteur Michelin.
(2) Cette planche n'est ajoutée au volume que sur la demande des acheteurs.

cimens de ces coupes appétissantes. Les échos du Palais de Justice ont même retenti de la plainte portée par une actrice en vogue, contre un artiste mouleur auquel elle avait confié ses charmes pour en faire des coupes à champagne : elle contestait la note exagérée. Cette Hélène moderne et processive avait réalisé le rêve entrevu par Armand Sylvestre dans ses *Sonnets païens* :

> Rosa, je veux mouler deux coupes sur ton sein,
> Pour enivrer mes yeux de leur beauté jumelle,
> Et, comme un nourrisson qui pend à la mamelle,
> Y boire lentement le doux sang du raisin.

Ex-voto. — Une autre de nos gracieuses demi-mondaines, Dolorès Tyeda, fit reproduire son sein en argent, pour l'offrir à l'église de Saint-Jacques de Compostelle, en souvenir de la cure merveilleuse opérée par ce saint sur cet organe profane. Gageons que la coquette Espagnole a envoyé le moule du sein non malade, et que ses contours devaient être impeccables. « C'est, disait un mauvais plaisant, grâce à ce saint que son sein est devenu sain. »

Ce genre d'ex-voto est assez fréquent. En voici deux exemples extraits de l'*Histoire de Notre-Dame de Liesse* :

L'an 1620, madame de l'Orme, trésorière de France, vient offrir à la Vierge une mammelette d'argent en action de grâces de la guérison d'un mal qui lui était venu au sein.

Le 11 juin 1675, de la part de Marie de la Grange, alors reine de Pologne, une mamelle d'or est offerte à la Sainte Vierge pour l'avoir délivrée d'un engorgement du sein.

En Italie, et surtout dans le royaume de Naples, les ex-voto représentent les seins au naturel, en cire coloriée. La Congrégation des Rites a condamné ce réalisme trop excitant.

Sein moulé par le Vésuve. — Grâce au plus grand des hasards, on possède, moulé sur nature, il y a plus de dix-huit cents ans, l'empreinte de l'un des seins d'une jeune dame romaine ensevelie sous les cendres du Vésuve, par la célèbre éruption de l'an 79 de notre ère. C'est à Pompéi, dans la maison dite de Diomède, que cette empreinte fut trouvée. Toute la famille de Diomède, un des affranchis de Julie, fille d'Auguste, s'était réfugiée dans la cave pour échapper à la catastrophe; elle y étouffa, puis la cendre fixe qui avait suffoqué les dix-sept victimes se durcit sur leurs cadavres et garda en creux une partie de leurs formes. Un sein de jeune fille ou de jeune femme, d'une beauté merveilleuse, se trouva ainsi moulé.

Cette singulière relique est au Musée des Studi, à Naples.

C'est, dit Théophile Gautier (1), un morceau de cendre noire coagulée portant une empreinte creuse ; on dirait un fragment de moule de statue, brisé par la fonte. L'œil d'un artiste y reconnaît aisément la coupe d'un sein admirable et d'un flanc aussi pur de style que celui d'une statue grecque. L'on sait, et le moindre guide du voyageur vous l'indique, que cette lave, refroidie autour du corps d'une femme, en a gardé le contour charmant. Grâce au caprice de l'éruption qui a détruit quatre villes, cette noble forme, tombée en poussière depuis deux mille ans bientôt, est parvenue jusqu'à nous ; la rondeur d'une gorge a traversé les siècles, lorsque tant d'empires disparus n'ont pas laissé de trace ! Ce cachet de beauté, posé par le hasard sur la scorie d'un volcan, ne s'est pas effacé.

Mamelles fontaines. — 1° AUTEL MERVEILLEUX DE DIANE D'ÉPHÈSE. — Certains temples dédiés à la mère des dieux possédaient une statue de la déesse, disposée de telle sorte que l'on voyait le lait jaillir de toutes les mamelles dès que l'on allumait des flambeaux fixés à l'autel. Ce phénomène avait paru à plusieurs auteurs si difficile à expliquer, qu'ils l'avaient attribué à l'influence des démons. Mais le P. Kircher, dans son ouvrage célèbre intitulé *Œdipus egyptiacus*, prouve très clairement, de la manière suivante, qu'il n'est aucun besoin de magie ni de sortilège pour en rendre compte :

La construction A B C K L (fig. 3) se compose d'un dôme hémisphérique creux A B C, supporté sur quatre colonnes. Au centre de l'espèce de pavillon ainsi formé était l'autel M N, surmonté de la coupe G H et de la statue aux nombreuses mamelles.

Aux colonnes B K, C L, étaient adaptés des candélabres à bras mobiles S T. L'hémisphère étant bien hermétiquement fermé par une plaque métallique B C, on remplissait de lait le petit autel M N, qui communiquait, d'une part, avec l'intérieur de la statue par un tube

<hr>

(1) *Romans et Contes : Arria Marcella.*

marqué d'un trait pointillé au milieu de l'autel : d'autre part, avec le
dôme creux par un autre tube deux fois recourbé N K B X. Au

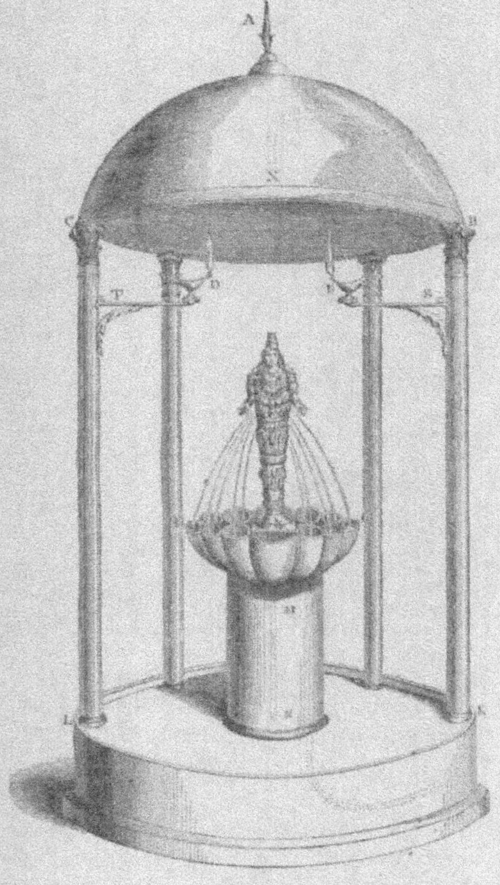

Fig. 3.

moment du sacrifice, on allumait les deux lampes D E, en tournant
les bras S T, de manière que la chaleur de la flamme allât frapper le
plafond G B du dôme.

L'air renfermé dans l'intérieur de cette boîte hémisphérique, se dilatant sous l'influence de la chaleur, sortait par le tube X B K, pressait le lait renfermé dans l'autel et le faisait remonter par le tube droit jusque dans l'intérieur de la statue, à la hauteur des mamelles. Une série de petits conduits, entre lesquels se divisait le tube principal, portaient le liquide jusqu'aux mamelles, par où il jaillissait au dehors, à la grande admiration des spectateurs. Le sacrifice fini, on éteignait les lampes et le lait cessait de couler (1).

Dans le même ouvrage, le Père Kircher mentionne, d'après Bitho, un autel du temple de Minerve, à Saïs, où, quand on allumait le feu, Dionysos et Artémis répandaient du lait et du vin, pendant qu'un dragon, en forme d'épervier, faisait entendre son sifflement (2). Cet autel fonctionnait par un mécanisme analogue au précédent.

2° Fontaines publiques. — Au château d'Anet, dû au génie de Philibert de l'Orme et à la fortune de Diane de Poitiers, il

Fig. 4 (3).

existait une fontaine, disparue aujourd'hui, dont le sujet principal représentait une femme nue, les bras croisés sous les seins d'où s'échappaient deux filets d'eau (fig. 4). Gabriele Simeoni a pu la

(1) *Magasin Pittoresque*, 1849.
(2) V. les *Origines de la science*, par ALBERT DE ROCHAS
(3) Reproduite dans la *Femme dans l'art*, de MARIUS VACHON, J. Rouam, édit.

voir et il l'a décrite dans ses *Emblèmes et Devises héroïques*
(Lyon, 1558). La composition allégorique dont il a illustré son
article sur le château d'Anet représente : *Diane, ayant percé de*

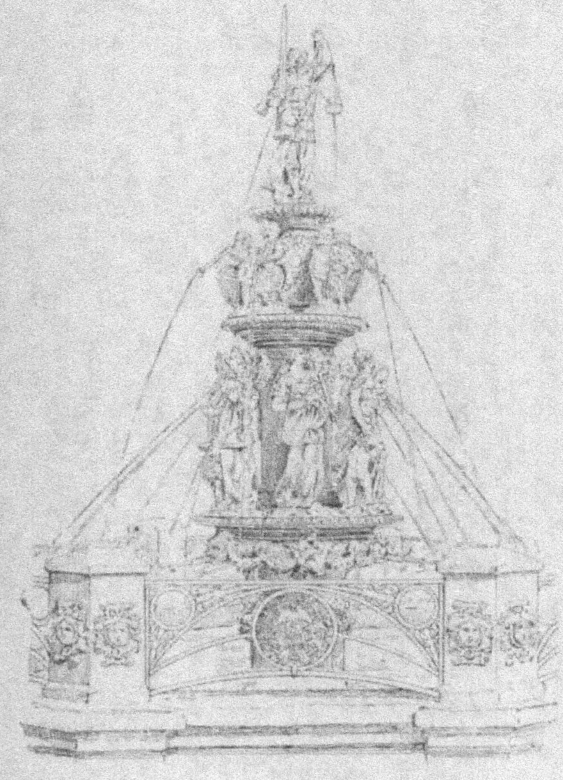

Fig. 3.

ses flèches la Nymphe d'Anet, la métamorphose en fontaine.
La vasque porte cette inscription : *Dianæ Valerinæ S. (sacrum)*,
c'est-à-dire : « Consacré à Diane (duchesse) de Valentinois ».

A Nuremberg, on admire la curieuse fontaine (fig. 5) où les

Vertus versent l'eau de leurs seins « avec une générosité toute maternelle », dit M. Gabriel Monod (1) ; elle est dominée par une Thémis tenant d'une main un glaive et de l'autre une balance, dont l'un des plateaux reçoit l'eau qui jaillit de son sein gauche.

Pour la célébration de faits mémorables et de fêtes publiques, on éleva temporairement des fontaines et des statues dont les mamelles versaient du *lait*, du vin, de l'eau ou tout autre liquide. Edmond Neukomm, dans les *Fêtes et spectacles du vieux Paris*, décrit, à propos de l'entrée d'Henri II, un arc de triomphe, avec une Minerve « tant exquise en sa forme que si elle eût été telle en Ida, le berger phrygien n'eût pas adjugé la pomme d'or à Vénus ». De sa main droite, la déesse présentait des fruits, de l'autre « elle espreignait sa mamelle d'où sortait du lait, signifiant la douceur qui provient des bonnes lettres ».

Le choix de la déesse n'était pas heureux, attendu que les anciens la représentaient sans mamelles.

Monstrelet, en décrivant la fête du Vœu du Faisan donnée à Lille, en 1453, par Philippe le Bon, duc de Bourgogne, à l'occasion des préparatifs pour une croisade qui ne se fit jamais, dit qu'on y voyait : « Une pucelle qui, de sa mamelle, versait hypocras en grande largesse ; à côté de la pucelle était un jeune enfant qui, de sa broquette, rendait eaux de rose (2) », dans l'attitude du Mennekenpiss, de Bruxelles.

Quand le jeune roi Charles VI fit son entrée solennelle à Paris, en novembre 1380, sur son parcours des fontaines improvisées laissaient couler du *lait*, du vin et des eaux de senteur.

A l'entrée de Charles-Quint à Cambrai, le 20 janvier 1540, devant la porte de l'abbaye Saint-Aubert, les tanneurs et les cordonniers avaient élevé un arc de triomphe : une statue de femme se détachait de l'une des colonnes et jetait du vin par les mamelles (3).

Signalons enfin la fontaine monumentale de la Régénération (fig. 6) qui fut élevée sur les débris de la Bastille, le 10 août 1793, anniversaire de la déchéance de Louis XVI : le peintre David avait donné le plan de la fête.

(1) *Cosmopolis*, livraison de nov. 1896. *A travers l'Allemagne*.
(2) *Chroniq.*, vol. 2, fol. 55.
(3) *Les hommes et les choses du Nord de la France*, p. 323.

La Nature, dit Michelet, un colosse en plâtre, aux cent mamelles (1),
jetait par elles en un bassin l'eau de la régénération... Le président

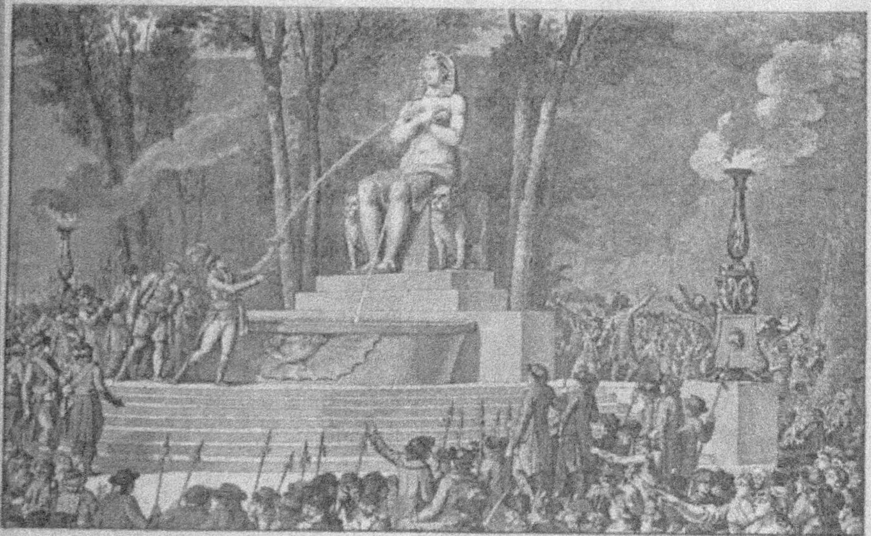

Fig. 6.

Fig. 7. — Monnaie de 1793 (an II). Tirée de l'*Histoire de France* de Bordier et
Charton.

de la Convention, le bel Hérault de Séchelles, homme aimable, aimé
de tous les partis, vint à la tête du cortège et dans une coupe antique

(1) Michelet, grisé par son lyrisme, voit cent mamelles au lieu de deux.

puisa l'eau vive, étincelante des premiers rayons du matin. Il porta
la coupe à ses lèvres et la passa aux quatre-vingt-six vieillards qui
portaient les bannières des départements. Ils disaient : « Nous nous
sentons renaître avec le genre humain. » Ils burent et le canon
tonnait.

On frappa une monnaie commémorative de cette fête (fig. 7).

Nudités dans les fêtes publiques. — Autrefois, on voyait
des femmes à peu près nues dans toutes les grandes solennités.

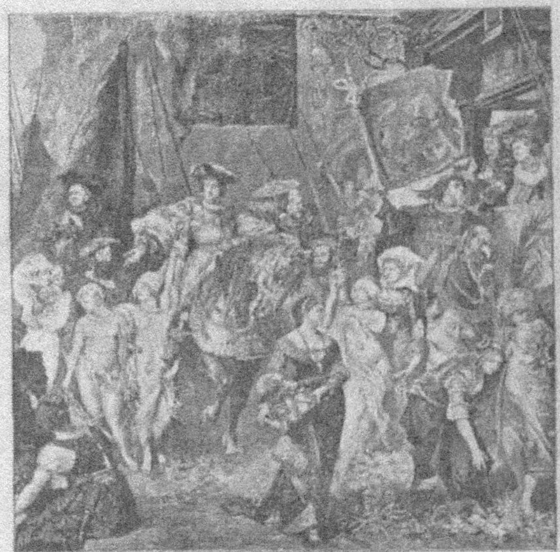

Fig. 8. — Groupe principal du tableau de Mackart.

Pour celles qu'on avait choisies, c'était un diplôme de beauté, et
plus tard leur mari pouvait dire avec orgueil : « Ma femme
figurait à l'entrée de tel ou tel souverain. » Albert Dürer, qui
assista, en 1521, à l'entrée triomphale de Charles V, à Anvers
(fig. 8), écrit dans son *Journal* :

Les portes étaient garnies de représentations allégoriques et de

jeunes filles presque nues et habillées d'une gaze légère ; j'en ai vu
rarement d'aussi belles. J'ai regardé ces jeunes filles fort attentivement et même brutalement (puisque je suis peintre).

Mais lorsque le roi passa devant ces jeunes vierges, il ne se
montra pas aussi admirateur de leur beauté qu'Albert Dürer,
car il baissa les yeux ; ce qui les indisposa fort contre lui (1).

Les nudités étaient aussi un accessoire indispensable des
fêtes de la cour. Le 15 mai 1577, Henri III, au Plessis-lès-
Tours, invita M. le duc son frère à un festin, servi par des dames
en habit d'hommes et nues jusqu'à la ceinture.

Au château de Chenonceaux, dit Dulaure (2), Catherine de Médicis (1519-1589) donna un festin qui était servi par ses filles d'honneur à moitié nues. Les mémoires du temps nous fourniraient une

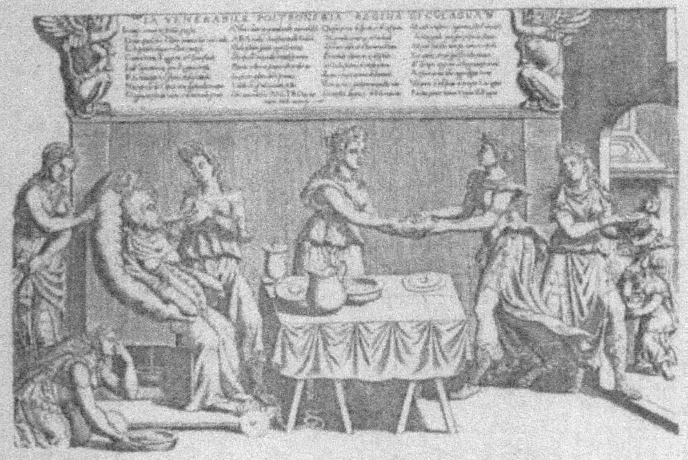

Pièce satirique faite contre les festins de Catherine de Médicis à Chenonceaux.
Gravure de Nicolas Nelli, 1567. Tirée de *Les Femmes de Brantôme*, par H. Bouchot.

foule de faits analogues : rien n'était plus ordinaire que de voir, dans
les ballets, dans les mascarades, dans les banquets, des femmes
figurant des nymphes et des déesses, les cheveux épars flottants
sur les épaules, la poitrine découverte jusqu'à la ceinture, les jambes

(1) Ch. NARREY, *Albert Dürer à Venise et dans les Pays-Bas.*
(2) *Histoire de la prostitution.*

et les cuisses nues, le reste du corps se dessinant sous une étoffe souple ou transparente. Il résulterait de bien des exemples semblables, qu'on peut faire remonter aux anciennes *entrées* solennelles des rois et des reines (car ces jours-là le peuple ne s'indignait pas de voir, sur des *échafauds* dressés dans les rues et les carrefours de Paris, certains *mystères* ou tableaux allégoriques représentés par des femmes et des hommes entièrement nus); il résulterait que la nudité n'était pas considérée comme un outrage à la pudeur, quand on la dégageait de toute idée malhonnête et de toute convoitise charnelle.

Même exhibition de mamelles, à la procession du grand Géant de Douai :

Le second char, raconte Dulaurens (1), représentait le temple de la déesse Vesta ; onze filles, aussi pucelles que leurs mères, étaient les gardiennes du feu sacré. Ces vierges, après la lettre, étaient superbement décorées ; on avait choisi exprès celles qui avaient plus de gorge ; ce char avait l'air d'une boutique de *tetons Flamans*. Ces onze vestales figuraient la stérilité du pays.

Parmi les entrées de rois ou des princes le plus sensationnelles, rappelons celles de Louis XI, à Paris, en 1461, et de Charles le Téméraire, duc de Bourgogne, à Lille, en 1468. A la première (2), on plaça devant la fontaine du Ponceau, qui versait à tout venant du lait, du vin et de l'hypocras, « trois belles filles faisant personnages de sirènes toutes nues : et leur veoit-on le beau tetin, droit, séparé, rond et dur, qui estoit chose bien plaisante, et disoient de petits motets et bergerettes ». Cette fontaine, alors la plus belle de Paris, existe encore rue Saint-Denis.

Pendant les fêtes que les Lillois donnèrent à Charles le Téméraire, on remarquait la représentation du *Jugement de Pâris*.

Trois Flamandes, dit Dulaure (3), se chargèrent du rôle des trois déesses. Celle qui figurait Vénus était d'une taille élevée, et d'un embonpoint qui caractérise les beautés du pays. La Junon, tout aussi grande, offrait un corps maigre et décharné. Pallas était représentée par une femme petite, ventrue, bossue par devant et par derrière,

(1) *Les abus dans les cérémonies.*

(2) L'auteur de la *Vie privée des Français* rapporte ces détails à l'année 1431, quand le jeune roi Henri VI se fit sacrer à Notre-Dame : « Il fit son entrée par la porte Saint-Denis... le cortège s'arrêta devant la fontaine du Ponceau où l'on voyait trois jeunes filles en sirènes, entourant un lis qui, par ses fleurs et ses boutons, jetait du vin et du *lait* et là buvait qui voulait ou qui pouvait. »

(3) *Des divinités génératrices.*

dont le corps était supporté par des jambes grêles et sèches.

Ces trois déesses parurent devant Pâris, leur juge, et devant le public, nues comme la main, la gorge et le reste au vent. D'après la description de leurs formes et de leurs attraits différents, on présume que le Pâris flamand n'hésita pas à donner la pomme à Vénus.

Spécialité des Barbiers étuvistes. — Le barbier étuviste était autrefois la providence des femmes et particulièrement des courtisanes, qui lui devaient en partie leurs charmes les plus séduisants.

Une des beautés qu'on appréciait davantage chez les femmes au XVI⁰ siècle, dit Pierre Dufour (1), c'était une gorge peu développée, mais ronde et ferme. Les barbiers se vantaient d'obtenir ce résultat tant désiré, à l'aide de diverses substances animales et végétales (2) qui ne pouvaient agir que sur l'imagination.

Leur traitement ne réussissait pas souvent, mais on n'en accusait pas plus les barbiers que leurs drogues, qui passaient pour infaillibles dans leurs effets; on préférait attribuer l'inefficacité de leurs *confections* à des influences planétaires et à des causes inconnues. Tant que la mode des *petits tetins* persista en France, tant que les dames de la cour cherchèrent des modèles du beau idéal dans les peintures et les statues de l'école de Fontainebleau qui avait mis en honneur la *petitesse* du sein, les barbiers ne furent occupés qu'à combattre l'embonpoint de la poitrine chez les jeunes femmes et même chez les jeunes filles; mais la mode ayant changé sous la régence d'Anne d'Autriche, qui ne fut pas étrangère à cette réhabilitation des *grandes gorges*, les barbiers furent requis aussitôt de réparer l'insuffisance de la nature, et leurs recettes pour faire grossir les seins n'eurent probablement pas plus de succès que celles qui avaient pour but de les faire diminuer. Ce fut une de ces recettes que la fameuse devineresse

(1) *Histoire de la prostitution.*

(2) Voici un des secrets que recommande le *Bastiment des recettes* : « Pour faire petits tetins tenir en leur estat, et de grosseur les réduire en petitesse : Prens tressure de lièvre et la mesle avec autant de miel commun, et de ce fais emplastre que mettras sur les tetins et environ, et rafraischis le dit emplastre quand il sera sec. » Cette recette était sans doute aussi innocente que la suivante, qui paraît seulement plus compliquée : « Prenez moelle de pieds de mouton tant qu'il te plaira, et la faites fondre à petit feu avec la tierce partie d'autant de cire vierge lavée en eau rose tant qu'elle devienne très blanche, puis prenez jus de bettes, vinaigre blanc et clair, autant d'un que d'autre, et lavez lesdits tetins du dit jus et vinaigre meslez ensemble, puis oignez les dits tetins de la dite moelle et cire vierge fondues ensemble; puis saupoudrez lesdits tetins de poudre d'encens bien subtile, après qu'ils seront oingts, et faut en user plusieurs jours et continuels. »

Voisin avait vendue à une demoiselle de la cour, qui lui écrivait en style laconique : « Plus je frotte, moins ça pousse. »

Médecins tâteurs. — Le Dr Reveillé-Parise, dans ses *Commentaires sur Gui-Patin*, nous rappelle la spécialité de certains médecins préposés à la palpation des organes, pour fournir les renseignements obtenus de nos jours par la percussion :

On conçoit difficilement aujourd'hui la haine qui animait autrefois les médecins contre les chirurgiens. Cet acharnement de despotisme dura pendant des siècles. En remontant dans les âges, on trouve qu'aucun médecin ne faisait œuvre de sa main, tant on dédaignait la chirurgie. Peu à peu ce préjugé s'affaiblit, mais sans disparaître entièrement. Jusqu'à l'époque de la Révolution de 1789, il y eut même des médecins anatomistes qu'on appelait spécialement dans certains cas ; on les nommait, par plaisanterie, médecins-palpeurs ou *tâteurs*, et Portal, qui avait été du nombre de ces médecins, en racontait mainte anecdote plaisante. C'est sans doute d'un de ces médecins que parle notre vieux poète Ronsard :

> Ha ! que je porte et de haine et d'envie
> Au médecin qui vient soir et matin
> Sans nul propos tâtonner le tétin,
> Le sein, le ventre et les flancs de ma mie.
> Las ! il n'est pas si soigneux de ma vie,
> Comme elle pense, il est méchant et fin :
> Cent fois le jour il la visite afin
> De voir son sein qui d'aimer le convie.

Ces médecins tâteurs, dont Honoré Castelan était le plus recherché par les grandes dames pour la douceur de ses mains, « tournaient et retournaient des chairs friandes », dit Bouchot, et suscitaient la jalousie des seigneurs et des poètes.

Propriétés régénératrices du lait d'ânesse. — De tout temps, on a préconisé le lait d'ânesse *intus et extra*, comme un reconstituant énergique. Ainsi s'explique la présence, dans le cortège des apothicaires, d'un représentant de l'espèce asine. Dans l'*Histoire des Français des divers états*, d'Alexis Monteil, un apothicaire du XVIIe siècle parle ainsi de ses confrères :

Qui n'a tremblé à l'acte des herbes et surtout au chef-d'œuvre des cinq compositions ? Reste à notre avantage (sur les chirurgiens) la touchante fête de notre réception, où les animaux à lait médicinal, les chèvres, les ânesses, ornées de guirlandes de fleurs, sont conduits par les meneurs et les meneuses.

On lui a même attribué la propriété d'accélérer l'accouchement. « Le lait d'ânesse, dit Jacques Duval, bue avec quelque peu d'eau salée ou d'eau de rose, tire et met l'enfant hors du corps. » En France, on le donne encore aux personnes affaiblies par l'âge ou les maladies ; son usage en la circonstance s'est surtout généralisé depuis François Ier.

Ce monarque, dit l'auteur des *Mélanges tirés d'une grande bibliothèque*, se trouvoit très foible et très incommode ; les médecins françois ne trouvoient aucun moyen de le rétablir. On parla au Roi d'un Juif de Constantinople, qui avoit la réputation d'être un très habile homme. François I ordonna à son ambassadeur en Turquie, de faire venir à Paris ce Docteur Israélite, quoi qu'il dût coûter. Le Médecin Juif arriva et n'ordonna pour tout remède que du lait d'ânesse. Ce remède doux réussit très bien au Monarque, et tous les courtisans des deux sexes s'empressèrent à suivre le même régime pour peu qu'il crussent en avoir besoin.

Vers 1830, les ânesses étaient conduites en voiture à la porte des valétudinaires ; leur véhicule portait cette inscription : « Lait assaini d'ânesses nourries aux carottes. » De nos jours, on ne prend plus pareilles précautions : les ânesses, comme les chèvres, se rendent *pedibus cum jambis* auprès de leurs clients, peut-être au détriment de la qualité du lait.

Bains de lait. — Autrefois, les femmes avaient une confiance absolue dans l'efficacité du lait d'ânesse, pour blanchir la peau et faire disparaître les rides et les taches des grossesses qui altéraient la pureté de leur ventre (*æquor ventris*). Pline raconte que certaines coquettes faisaient jusqu'à soixante-dix lotions par jour, avec du lait d'ânesse, parce que ce nombre était regardé par les pythagoriciens comme offrant de grandes propriétés. Les plus fortunées se baignaient dans ce lait ; telle Poppée, épouse de Néron : elle prenait tous les jours un bain fourni par cin-

quante ânesses qui avaient mis bas depuis peu et qu'on renou-
velait sans cesse, pour avoir un lait toujours nouveau. Diane de
Poitiers, paraît-il, s'offrit la même fantaisie.

Pour remplacer ces bains dispendieux, les parfumeurs ont
vendu des onguents au lait d'ânesse, qu'on étendait sur la peau
avant de se mettre au lit :

Cependant, hideux à voir, dit Juvénal en faisant le portrait d'une
riche coquette ; son visage est ridiculement couvert d'une sorte de
pâte ; il exhale l'odeur des gluants cosmétiques de Poppée, et là
viennent se coller les lèvres de son pauvre mari. Elle se lave avec du
lait, et pour se procurer ce lait, elle mènerait à sa suite un troupeau
d'ânesses, si elle était envoyée en exil au pôle hyperboréen. Mais cette
face sur laquelle on applique tant de drogues différentes et qui reçoit
une croûte épaisse de farine cuite et liquide, l'appelle-t-on un visage
ou un ulcère ?

Le Dr Sue raconte, sous toutes réserves je suppose, que le
marquis de Rochechouart, gouverneur d'Avignon, prit un bain
de lait de femme à la suite d'une attaque qui mit ses jours en
danger :

Le bruit s'étant répandu dans la ville, que les médecins avoient
décidé qu'il n'y avoit qu'un bain de lait qui pût le soulager, les femmes
accoururent en foule au palais ; et sacrifiant, en quelque sorte, la vie
de leurs nourissons, elles offrirent le lait de leur sein.

Il paraît, d'après le même auteur, que tout autre lait manquait !

Les bains de lait de vache du maréchal de Richelieu nous
semblent beaucoup plus véridiques. Félix, comte de France
d'Hezecques, dans ses *Souvenirs d'un page de la cour de
Louis XVI*, donne à ce sujet de curieux détails :

On se rappelle, dit-il, les fameux bains de lait que le maréchal
prit à Bordeaux, quand il était gouverneur de la province, et qui,
pendant un certain temps, dégoûtèrent la ville d'en faire usage, à
cause du bruit qu'on répandit que ses valets de chambre le reven-
daient ensuite. C'était là une mauvaise plaisanterie renouvelée des
âges féodaux. N'avait-on pas, en effet, attribué la même fantaisie à
une demoiselle de Rohan, abbesse de Marqueste, qui aurait fait faire
de la soupe à ses religieuses avec le lait dans lequel elle s'était baignée ?

Le général baron Thiébault, dans ses *Mémoires*, assure que son père a été témoin du fait à Bordeaux.

Au XVIIIe siècle, la baignoire peu profonde, dite à la Dauphine, en forme de conque ou de chaise longue, permettait de prendre le demi-bain et facilitait l'emploi du bain composé de lait ou de tout autre ingrédient.

On employait, dit Racinet, le *bain de lait*, celui de pâtes d'amandes, l'eau de chair, l'eau de mouron, les pleurs de la vigne, l'eau distillée du miel, de la rose, du suc de melon, le jus laiteux de l'orge encore verte, l'eau de lin, à laquelle on ajoutait par pinte dix gouttes de beaume de la Mecque.

Malgré la petite capacité des baignoires, ces bains journaliers devaient être fort dispendieux.

De nos jours, on a abandonné les bains de lait d'ânesse, mais, dans certaines localités de Suisse, à Linderbach, par exemple, on fait encore usage des bains de lait de vache, comme agent thérapeutique. Dans son *Voyage en Suisse*, Alex. Dumas raconte qu'arrivé je ne sais plus où et désirant prendre un bain, on ne put lui trouver de l'eau en quantité suffisante ; on lui offrit un bain de lait, qu'il accepta et le trouva délicieux. Pour les remplacer, à cause de leur prix élevé, on a imaginé une sorte de bain laiteux, appelé *bain de modestie*, parce qu'en troublant l'eau ils voilent la nudité, et dont voici la composition, d'après un recueil de recettes cosmétiques :

Prenez quatre onces d'amandes douces mondées, une livre de pignons doux, une livre de racine d'aunée, dix poignées de graines de lin, une poignée de racine de guimauve et quelques oignons de lis ; broyez ces substances, et faites-en une pâte que vous enfermez dans des sachets. Quand l'eau est dans la baignoire, on y jette ces sachets et on en fait sortir la substance en les exprimant dans l'eau.

Quelques mondaines ont eu la fantaisie de remplacer le lait des bains de Poppée par du vin de Champagne, que l'on remet en bouteille pour l'offrir aux intimes ; il paraît que la camériste, chargée de ce soin, trouve le plus souvent du boni. Ces bains eussent été surtout appréciés au XIVe siècle, lorsque Maria de Padilla, favorite du roi de Castille, Pierre le Cruel, pre-

naît ses bains en présence du roi et des courtisans : par galanterie suprême, les assistants buvaient de l'eau du bain. Les seigneurs de la cour de Henri VIII étaient tout aussi galants, car
ils buvaient à pleines tasses le bain dans lequel se prélassait
Anne de Boleyn ; l'un d'eux pourtant, un jour, refusa d'imiter
les autres, et comme on lui en demandait la raison : « Je me
réserve pour le *toast* (la rôtie) », repondit-il, faisant allusion à
l'usage anglais de mettre dans le verre de vin sucré qui circule
à la ronde, pour porter les santés, une tranche de pain rôtie que
mange celui à qui revient la coupe vide.

Appas servant d'appât. — Philippe de Thaon, qui écrivait
en Angleterre vers le premier tiers du XIIᵉ siècle, décrit le
monoscéros ou licorne, dans son ouvrage scientifico-moral, le
Bestiaire. Ce naturaliste, de l'école crédule de Pline, assure
que, pour prendre cet animal fabuleux, les chasseurs placent
sur son passage une jeune fille vierge, dont le corsage entièrement dégrafé met à nu ses mamelles :

> La met une pucele
> Hors de sein sa mamele
> Et par odurement
> Monoscéros la sent.

A la vue de ces charmes, le monoscéros fasciné se laisse cap-
turer sans résistance.

Au sens philosophique, pour Philippe de Thaon, l'unicorne
c'est Dieu ; la pucelle, sainte Marie et la mamelle, l'Église !

Cette opinion vient sans doute de ce que, dès la plus haute
antiquité, la licorne a représenté le symbole de la pureté. D'où
le mode de figuration de la Vierge, signe du zodiaque, sous l'image
d'une fille prenant une licorne.

Mutilations des seins. — L'ablation des seins était un de
ces supplices épouvantables dus à la fertile imagination des
moines, inventeurs des légendes du martyrologe. Tel fut le
supplice de sainte Agathe qui, suivant d'autres, aurait été
roulée sur des charbons ardents ; ce fut aussi celui de sainte
Casilda. Tout hideux qu'il est, il a inspiré à des peintres ita-

liens et espagnols de très beaux tableaux que nous reproduisons plus loin.

La sainte Inquisition a aussi beaucoup abusé de cette variété de supplice; les seins des hérétiques étaient arrachés avec des tenailles ou avec une sorte de griffe en fer, appelée *araignée*; d'autres fois on se contentait de la brûlure au fer rouge.

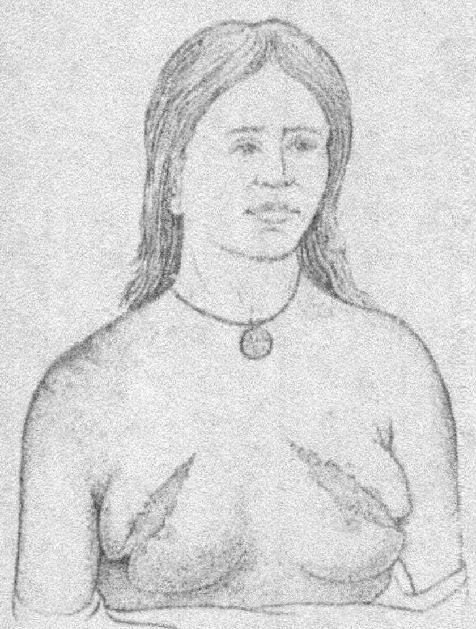

FIG. 9.

En Écosse, des sectaires, aveugles par le fanatisme religieux, coupent les fesses et les tétons aux jeunes filles adeptes (1).

De même en Russie, la secte des Skoptzy, s'appuyant sur certains passages de la Bible (2), préconise et pratique des

(1) BARBASTE. *De l'homicide et de l'anthropophagie*, p. 202.

(2) Il y en a qui sont eunuques dès le ventre de leur mère; Il y en a qui ont été faits eunuques par les hommes, et Il y en a qui se sont faits eunuques eux-mêmes pour le royaume des cieux. — Que celui qui peut entendre, entende. (S. Mathieu, XIX, 12.) — Heureuses les femmes stériles; heureuses les entrailles qui n'ont pas porté et les mamelles qui n'ont pas allaité. (S. Luc, XXIII, 29.) — Si ton pied ou ta main est une occasion de chute, coupe-le et jette-le loin de toi. (S. Mathieu, XVIII, 8, 9. — S. Marc, IX, 43, 47.)

mutilations spéciales, suivant les sexes : les hommes subissent
la castration, et les femmes, d'après E. Teinturier, se soumet-
tent aux opérations suivantes : 1° l'ablation par le fer, le feu ou
les caustiques d'un mamelon, ou beaucoup plus souvent des
deux ; 2° l'amputation de tout ou partie de l'un des seins ou des
deux (fig. 9) ; 3° diverses entailles, principalement sur les deux
seins et ordinairement symétriques (fig. 10, 11) ; 4° la section

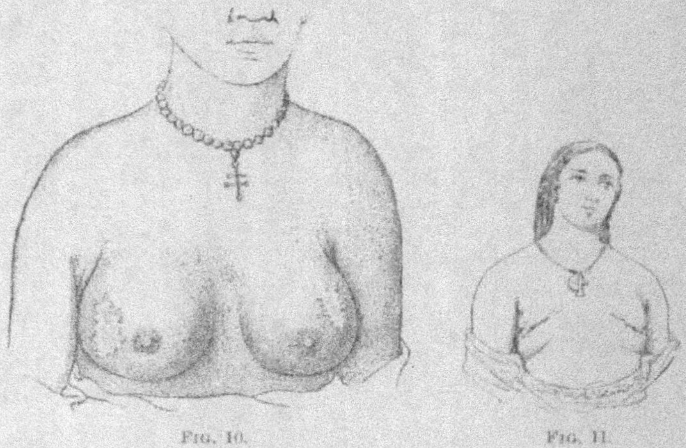

Fig. 10.   Fig. 11.

des nymphes et du clitoris. Nadeschdin prétend qu'en raison
de l'étroite sympathie des seins avec la matrice, leur ablation
équivaut presque à une véritable castration, qu'elle diminue
l'aptitude à la conception et le plaisir dans le coït.

Jules Claretie, dans les *Amours d'un interne*, met en scène
une de ces fanatiques, sous le nom d'Olga :

... Pedro tendit les bras vers elle, lorsque, brusquement, au cri
douloureux d'Olga, il répondit, foudroyé, par un cri d'horreur, reculant devant cette femme qui, demi-nue, dans la splendeur de ses
vingt ans, lui montrait sa poitrine mutilée, une poitrine adorable sous
un cou exquis, mais où, des deux côtés, à la place des seins, deux
entailles profondes, posant leur hideur sur cette beauté, apparais-
saient, comme deux immenses morsures, deux plaies horribles, affreu-

sement repoussantes, stigmatisant cette jeunesse, cette fraîcheur,
ce charme, et faisant reculer Pedro, comme devant une affreuse
laideur.

— Allons ! m'aimerez-vous encore ?

Olga se redressait, superbe, fière de cette mutilation,... et, droite,
nue jusqu'à la ceinture, une croix moscovite et une médaille d'argent
tranchant seules sur la blancheur ambrée de sa poitrine, elle montrait,
comme orgueilleuse de ses blessures, la place tailladée d'où l'on avait
arraché ses deux seins, sa poitrine suppliciée rayée de deux plaies
parallèles qui semblaient béantes encore...

La mutilation des seins joue encore un rôle important chez les Indiens pieds-noirs, dans l' « épreuve
du courage », un des épisodes les
plus émouvants de la danse de guerre.
Ce sont les jeunes gens et non les
jeunes filles qui la subissent ; au
jour marqué, les néophytes se réunissent devant toute la tribu rassem-
blée, et le féticheur leur pratique sur
les seins des incisions en séton, communiquant de l'un à l'autre. Près de
là est un fort poteau de vingt pieds
de hauteur, d'où pendent des cordes
en peau de buffle terminées à leur
extrémité inférieure par de petites
boucles. Le féticheur passe alors
dans les sétons qu'il a pratiqués des
morceaux de bois, autour desquels il
enroule l'extrémité libre de la corde,
de telle façon que les jeunes hommes
soient presque suspendus par la poitrine. A mesure que la corde se
tend, car les jeunes guerriers tour-

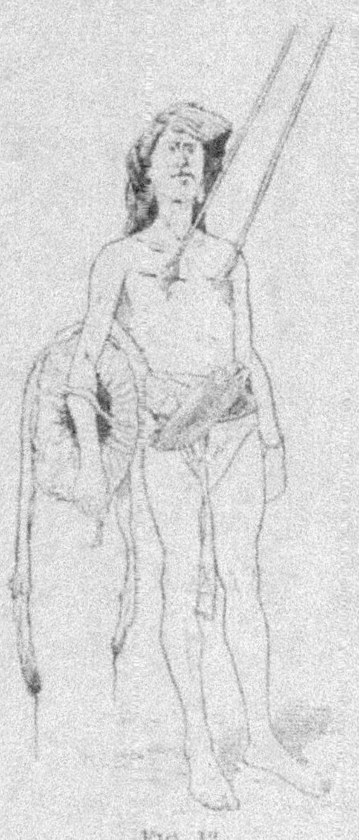

Fig. 12.

nent plus ou moins vite, en dansant autour du poteau, les tissus
se déchirent et les seins se trouvent arrachés (1).

(1) D'après *l'Illustration*.

Seins postiches. — De tout temps, des femmes dépourvues de charmes mammaires ont eu recours à des artifices de toilette. Ovide conseillait déjà l'emploi de « ces enveloppes ingénieuses qui arrondissent la poitrine et lui prêtent ce qui lui manque ».

Eustache Deschamps (1), huissier d'armes de Charles VI, dans sa diatribe contre le sexe « vilain », le *Mirouer du mariaige*, indique la manière de fabriquer des appas à celles qui en sont dépourvues :

> Et si de tetins est desmise (dénuée),
> Il convient faire en la chemise
> De celle cui li songs avale (dont les seins tombent)
> Deux sacs par manière de male (poches,
> Où l'on fait les peaulx enmaler
> Et les tetins amont (en haut) aler.

Sous Charles VII, les déshéritées de la nature faisaient usage de poches rembourrées, consues à la chemise.

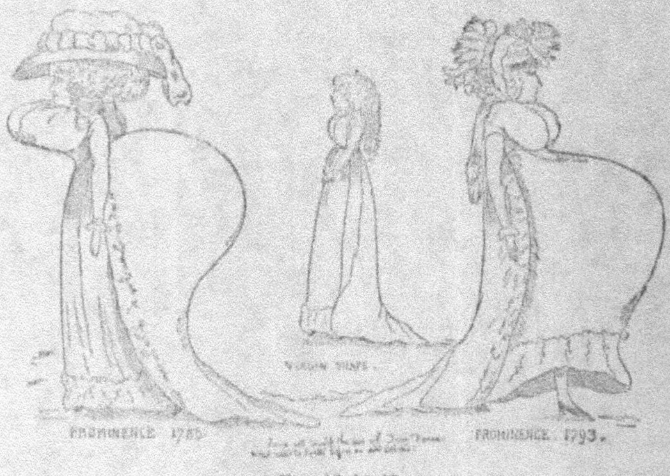

Fig. 13, 14, 15.

En 1785, les Françaises abandonnent la tournure appelée « cul-postiche » et celle-ci passe aussitôt la Manche (fig. 13).

(1) Né vers l'an 1320, mort au commencement du XV° siècle.

Mais les Anglaises ne se contentent pas d'accentuer les rotondités postérieures ; elles exagèrent aussi les proéminences pectorales. En 1793, ces dernières persistent encore, mais les autres sont remplacées par le ventre postiche (fig. 15), comme en France, à certaines couches de Marie-Antoinette, le quart, le demi-terme. C'est, du reste, au moment des accouchements de cette reine que la mode atteint le summum de l'excentricité. Le 22 octobre 1781, la naissance du Dauphin fut célébrée par la création de coiffures et de parures qui rappelaient cet heureux événement : il y eut la *coiffure au Dauphin*, la *coiffure aux relevailles* ;

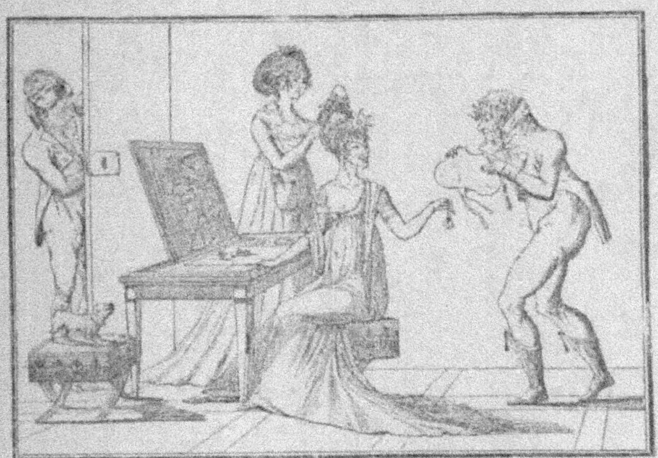

Fig. 16. — Les suppléans.

on imagina la couleur *caca dauphin*, désignant le jaune bouton d'or, coloration donnée aux selles d'enfants à la mamelle par la bile mélangée aux résidus lactés. Avant cette époque, il est vrai, Bachaumont (1690-1771) avait décrit une des coiffures excentriques de la duchesse de Chartres, et au milieu d'une foule d'accessoires, tels que perroquet becquetant une cerise, négrillon conduisant un chien en laisse et d'autres menus objets, figurait une *nourrice* assise sur un fauteuil, tenant le duc de Valois sur ses genoux. Et nous nous plaignons des dimensions exagérées des chapeaux de femme d'aujourd'hui !

Mais revenons aux soins postiches. A l'époque du Directoire (1795-1799), ils font fureur, sous le nom de *suppléans* (fig. 16). Voici la légende qui accompagne la gravure de l'époque :

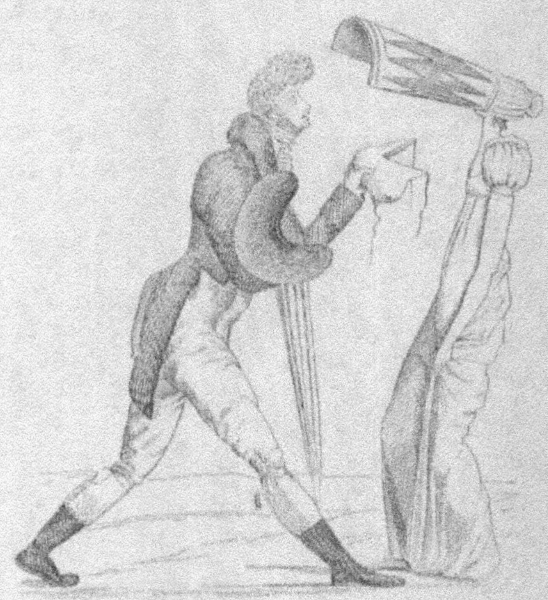

Fig. 17. — Étrennes essentielles du jour de l'an (Directoire). Tirée du *Bon genre* (1802).

LE MARCHAND

(Air : *On compterait les diamans.*)

Ils sont au juste de cent francs ;
A moins, je ne puis vous les vendre,
J'en fais tant que, depuis longtems,
Je ne sais à quelle entendre.
Fermeté, blancheur, rondeur,
Ils ont ce qui manque à mille autres,
Ils vous feront bien plus d'honneur
Que ne vous en ont fait les vôtres.

LA DAME

(Même air.)

Oui, pour ce genre, j'en conviens,
Vous avez la main sans pareille,
Car ces deux-ci que je retiens
Sans doute m'iront à merveille.
Avec surprise, mon mari,
Ce soir, verra leur attitude,
Mais avec moi, en tendre ami,
Des suppléera à l'habitude.

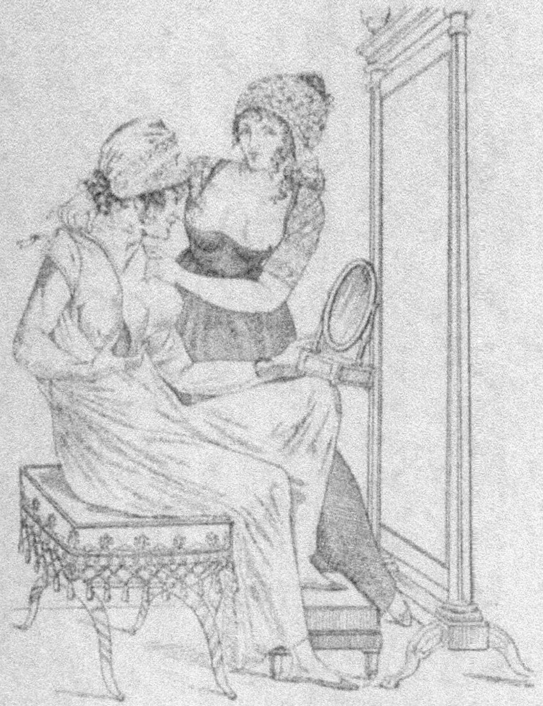

FIG. 18. — La toilette. Tirée du *Bon genre* (1802).

Pendant le Consulat (1799-1804), la mode persiste, comme l'indiquent des estampes du temps (fig. 17, 18).

A notre époque, les postiches jouent encore un rôle important dans la toilette parisienne. Consultez la légende (1) qui accompagne les figures de la *Vie Parisienne* (fig. 19, 20).

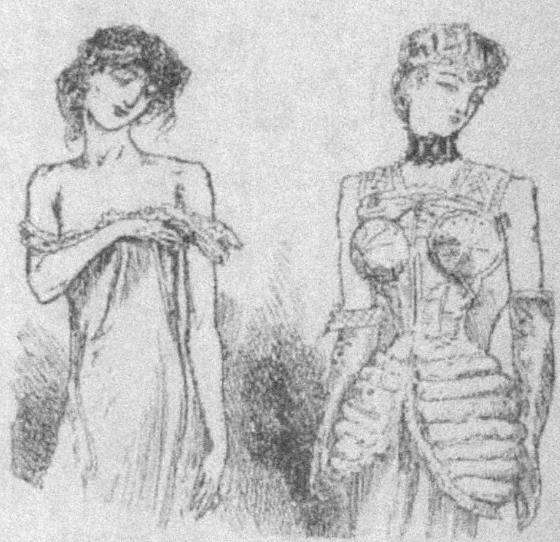

Fig. 19, 20.

Cependant, si l'on en croit Simone de l'*Écho de Paris*, depuis quelques années déjà, il n'est plus à la mode d'avoir de gorge. Les femmes l'ont remplacée par des « devants » de tulle, de mousseline, de soie, de crêpe, etc.

Comment font-elles ? Par quelle mystérieuse opération sont-elles arrivées à réduire, dompter, écraser ces

Deux jumeaux, deux frères de lait ?

(1) AVANT. — Maigre, osseuse ; ni gorge, ni hanche, ni rien. Une vraie planche à bouteilles ; partout des trous ! Les seules parties saillantes sont les omoplates qui pointent impitoyablement. Doit s'écorcher en dormant.

APRÈS. — Corset dit « Vénus de Milo ». Peut tout modeler, puisque rien n'existe, et en profite pour atteindre la perfection la plus absolue. Seins en caoutchouc parfumé et palpitant au moyen d'un léger ressort placé derrière la taille. Si un bras caressant le frôle, la palpitation commence aussitôt pour ne cesser que quand la pression cesse. Le dos également en caoutchouc est gracieusement arrondi ; on y devine des fossettes. Les hanches, larges et pleines, font ressortir l'excessive finesse de la taille. Des gants longs capitonnés terminent la toilette. Ensemble singulièrement idéal et provocant. Avec ce corset-là, on a souvent des aventures ; jamais de rendez-vous.

On n'en sait rien ; mais le fait est irréfutable : une femme chic n'a plus de gorge. La gorge ne se porte plus !

Aussi, il faut entendre les quelques retardataires qui ont encore dans leurs corsages autre chose que du néant, il faut les entendre, s'excuser en rougissant de ce manque de goût : « Je ne comprends pas ce qu'ils ont ! J'espère qu'ils vont partir bientôt. Quel ennui d'en avoir ! etc., etc... ». « Ils » ce sont les ennemis, ces gros démodés, jadis chantés par les poètes, aujourd'hui, plapla coco, dessus de pendule, fleurs en papier...

Les seins artificiels sont en peau de chamois (fig. 19), en satin matelassé ou, le plus souvent, en caoutchouc. A l'Exposition du

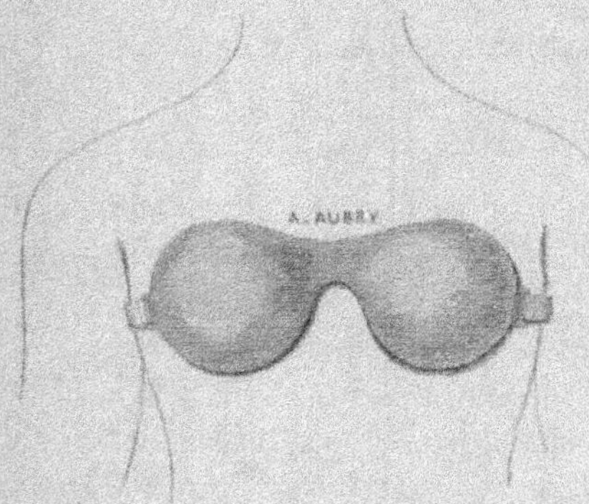

Fig. 21.

Travail de 1885, nous avons vu dans une vitrine de corsetière le *Mammif*, « sein s'adaptant au corset et se gonflant à volonté ». On modifie ainsi le volume suivant les goûts. Le caoutchouc a cependant ses inconvénients, témoin l'anecdote racontée en 1877 par la *Gazette de Francfort* :

A un dîner qui se donnait tout récemment à Vienne, une dame se faisait remarquer entre toutes par l'élégance de sa taille et la perfection de sa toilette.

Pendant le quart d'heure qui précéda le dîner, elle fut entourée par un essaim d'adorateurs, et l'un d'eux se hasarda à lui offrir la fleur qu'il avait à la boutonnière de son habit. La fleur fut acceptée, et comme la robe que portait cette ravissante personne était lacée par derrière, il fallut recourir à une épingle pour la fixer sur son sein.

A peine les convives étaient-ils assis autour de la table, que l'on entendit un bruit particulier, semblable aux soupirs d'un zéphir, et l'adorateur de la dame, en se tournant vers elle, découvrit avec effroi que les charmes qui le ravissaient diminuaient peu à peu de volume et de beauté. Les formes arrondies s'étaient évanouies avant même la fin du potage, et, longtemps avant la première entrée, la robe toute flétrie laissait pendre ses lourds plis sur une trop maigre charpente : l'épingle qui avait fixé sur son sein la fleur fatale avait jeté au vent ses charmes et sa beauté.

N'est-ce pas le cas de répéter avec le fabuliste :

Et qu'en sort-il souvent?
Du vent.

Tous les seins artificiels ne sont pas de purs agréments ; il en est d'utiles, par exemple le *sein-biberon* (fig. 22) pour nourrices.

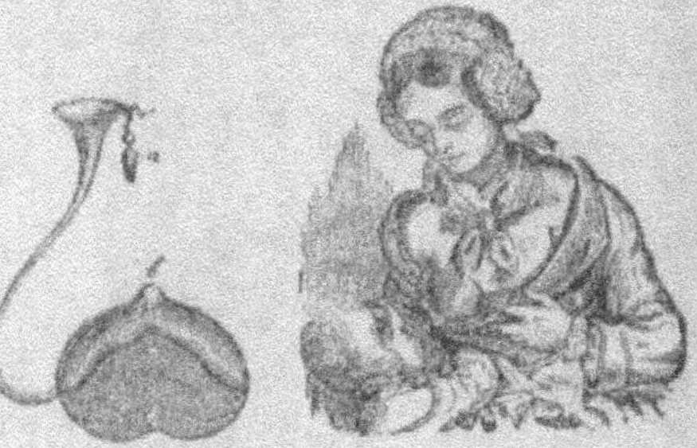

FIG. 22.

Cet appareil, destiné à suppléer à l'allaitement naturel, est constitué par une cavité dont les parois en caoutchouc vulcanisé se dilatent dès qu'on y introduit du lait ; il peut tenir facilement 6 à 800 grammes de liquide. « Les parois étant élastiques, dit le fabricant, il n'est pas sujet à se briser comme les biberons en verre (1). »

(1) La partie du dessin représentée en relief figure le sein vide de lait ; *a, e, e,* indiquent les développements successifs de l'appareil, lorsqu'on y verse un liquide par la partie évasée du tube d'introduction ; — *a,* bouchons destiné à fermer le

Certains hommes, jouant le rôle de femmes, emploient aussi des postiches particuliers. Dans le *Journal des Goncourt*, il est question d'un sodomiste qui avait trouvé le moyen de se faire une fausse gorge avec du mou de veau bouilli et taillé en forme de téton.

L'autre jour, dit l'écrivain, il était désolé : *un putain* de chat, ainsi qu'il s'exprime dans son dialecte franco-germanique, au moment où il allait partir pour le bal de l'Opéra, avait mangé un de ses seins, qu'il faisait refroidir dans le chéneau de sa mansarde.

Les fraudeurs de l'octroi portent parfois aussi des seins artificiels spéciaux :

Une chambre placée sous les combles de l'administration de l'octroi, écrit Maxime du Camp, contient un spécimen de tous les ustensiles de fraude saisis : fausses poitrines de nourrice, fausses apparences de « situations intéressantes », chapeaux d'homme à double fond, etc. (1).

Les gorges artificielles ont souvent égayé la satire littéraire et graphique. Plusieurs dessins ont représenté la surprise d'un marié le soir de ses noces, à la vue d'une paire de seins factices. Nombre de chansonnettes s'occupent incidemment de ces postiches ; telles *les Uns et les autres*, *Articles pour dames*, etc.
Une *Fable-Express* (2) plaisante le même objet :

> D'Anna chacun vantait le corselet gonflant ;
> On cessa, quand un jour on la surprit massant
> En cet endroit coton, laine, que sais-je encore....

MORALITÉ

Comme on connaît *les seins* on les honore.

Le Dr Garrulus, *alias* Monin, reproduit, avec commentaires, l'annonce suivante :

Je stigmatise de toutes mes forces cette annonce mise à la dernière

tube pendant l'allaitement. Ce sein artificiel a tout prévu : au centre de sa partie inférieure se produit un enfoncement destiné à loger le mamelon, dans le cas où la nourrice voudrait appliquer le sein artificiel sur sa poitrine, position la plus naturelle pour la mère et la plus commode pour l'enfant.
(1) *Paris et ses organes.*
(2) *Le Panthéon de Bordeaux.*

page d'un journal de mode, comme légende à une gravure représentant une jeune personne au corsage plein de promesses :

« LA POITRINE

de cette dame paraît fort jolie et naturelle ; elle est due cependant à l'emploi des

FAUSSES GORGES
hygiéniques

en fil d'acier tressé de la Société X... — Ces *fausses gorges*, très légères et flexibles, n'arrêtent pas la transpiration, laissent à la poitrine son entière liberté et en facilitent le développement progressif.

Elles se réduisent à volonté en s'adaptant au corsage d'une robe et ne peuvent ni s'user ni se salir.

Envoi *franco* d'une paire, à titre d'échantillon, contre 3 francs en mandat ou timbres-poste. »

Vous avez bien lu ; ce qui paraissait inattaquable devient sujet à caution et la tricherie se fourre jusque dans les corsets.

Songez que le prospectus, avec un cynisme éhonté, nous offre également le dessin de deux espèces de petites cages garde-manger semi-sphériques reliées entre elles par un ruban, avec l'indication : poids, 35 grammes.

A qui et à quoi se fier ? bon Dieu ! Jamais je n'aurais cru que la falsification pût aller jusque-là.

Nous lisons dans la *Vie Parisienne* (1) un article humoristique sur *l'Industrie, le progrès, au point de vue de l'embonpoint des femmes*, qui pourrait servir de modèle aux prospectus destinés à vanter les avantages des gorges mobiles. Il s'agit ici de l'éloge du *sein postiche, adhérent et à ventouse* :

MESSIEURS,

Le postiche est un ami discret ou un ennemi implacable : tout ou rien, il console ou accable, il n'y a pas de milieu. Depuis longtemps déjà nous possédions, tant dans les familles que dans les régions les plus indépendantes du monde élégant, le *sein postiche*, appendice grossier, agglomération monstrueuse et informe le plus souvent, des produits végétaux dus à ce *Gossypium* (de la famille du Malvacier), vulgairement appelé cotonnier, espèce de matelas étrange dont la

____
(1) 23 février 1867.

pudeur ne subissait le contact qu'en rougissant, et dont vous-mêmes, messieurs, vous avez constaté cent fois les grotesques et menteuses promesses.

Dans ces engins, aucun sérieux artistique, si j'ose m'exprimer ainsi ; point d'adhérence, point de mobilité, point de soumission, point d'émotion, aucun respect des plus élémentaires notions de la statuaire.

Quel était le point d'appui de ces objets ? — On ne sait. Tantôt maintenus par la tige sous la pression du corsage, ils comprimaient au lieu d'inviter à l'expansion, et imposaient leur dure épaisseur au lieu d'en faire bénir la bienveillante intervention. Tantôt suspendus comme l'est un chapeau qu'on dépose dans une antichambre, soumis à toutes les lois de la pesanteur, il était à craindre que, dans quelque mouvement brusque, on ne les vit tout à coup, sans respect pour les conventions reçues, se loger en plein dos.

Il y avait là, vous en conviendrez, beaucoup à étudier, beaucoup à faire.

Quel a toujours été l'écueil du postiche ? — Ai-je besoin de vous le dire, c'est le point de jonction, ce point où l'art se réunit à la nature ; matériellement, nous imitons admirablement la nature ; je vais plus loin : la nature immobile est bien au-dessous, comme perfection et comme beauté, bien au-dessous, je le répète, de nos postiches.

Nous avons des perruques qui sont à crier, des œils de verre auxquels il ne manque que la parole ; ce sont des morceaux parfaits en eux-mêmes : mais, il faut le confesser, il leur manque toujours un certain je ne sais quoi qu'on pourrait appeler la vie. A l'endroit où la perruque épouse le front, il y a toujours une solution de continuité. De même, dans l'œil de verre, nous remarquons de fréquents moments d'insoumission. La grande difficulté est donc d'imiter la vie, et c'est en cela que le *sein postiche, adhérent et à ventouse*, qui fait grand bruit pour le moment dans les hautes sphères de l'élégance parisienne, peut être considéré comme un grand pas de fait.

Mesdames,

Le *sein postiche, adhérent et à ventouse*, me paraît être, comme je viens de le dire, un immense pas vers le bien et le beau. En effet : ce sein nouveau fait en quelque sorte partie de vous-même. Docile, soumis, presque vivant, il partagera votre émotion et traduira jusqu'aux plus petites nuances avec toutes les délicatesses de la conviction. Ces adorables soulèvements causés par une respiration haletante et émue... il les exécutera merveilleusement. Léger, point chaud, se prêtant à tous les mouvements, doux et moelleux, il devient plutôt un compagnon indispensable qu'une gêne... si bien, qu'après un court usage de cet étonnant engin, votre esprit éprouvera quelque embarras, je vous jure, à distinguer le vrai du faux et le réel de l'imaginaire.

A tout cela un seul inconvénient : le dégonflement subit. N'étant point parent des inventeurs, je peux tout dire : le dégonflement subit est à craindre sous une pression brusque et inattendue. Il serait dans ce cas d'autant plus désagréable que vous-même, madame, auriez pris votre embonpoint au sérieux. Encore seriez-vous prévenue de l'accident par ce léger sifflement de l'air qui se précipite et pourriez-vous y remédier facilement. Il n'y aurait pas alors explosion et danger, veuillez le remarquer, mais simple dépression relativement assez lente. Dans ce cas, vous soufflez un bon coup à l'aide d'un mignon petit tube logé dans le manche de votre ombrelle, et vous voilà remise. Vous voyez combien la chose est simple.

Si la possibilité d'un dégonflement est à craindre, il faut dire qu'elle offre aussi de grands avantages : elle permet de modérer l'embonpoint suivant les circonstances de la vie et les nuances de la santé. — Un deuil de famille, une grippe, la perte d'un époux, une langueur quelconque de l'âme, s'allient mal aux signes extérieurs d'une santé florissante ; avec le *sein postiche, adhérent et à ventouse*, la moindre pression du pouce met le physique en parfaite harmonie avec le moral.

Mais, me direz-vous, le point de jonction ? — C'était là le nœud gordien, la grande difficulté, et je peux dire que le nœud a été tranché. La texture du sein nouveau est tellement délicate et fine, étudiée si admirablement suivant la carnation particulière du sujet, que l'illusion est en quelque sorte absolue. Vous vous souvenez d'avoir vu au Panorama ces merveilleux effets d'optique où la réalité se perd si habilement dans la toile du fond, qu'il est le plus souvent impossible de dire où commence l'œuvre du peintre, où finit celle du charpentier... Il en est absolument de même dans le cas qui nous occupe, et je puis vous assurer que vous pourrez mettre au défi les meilleurs yeux du monde de distinguer sans loupe où commence et où finit votre personnalité. Vous êtes assez femme du monde, d'ailleurs, pour savoir qu'un semblable examen à la loupe n'est jamais à craindre dans un milieu de gens comme il faut.

Mais je m'arrête. Je ne veux pas développer trop longuement un sujet qui, par ses côtés sociaux, sort un peu de notre cadre ordinaire. Je serais entraîné, malgré moi, à vous parler de l'allaitement des enfants, de la question des nourrices, de la décentralisation... Qu'il me suffise de vous dire que les auteurs du *sein postiche, adhérent et à ventouse*, n'ont point eu seulement en vue de rehausser la beauté, ils ont compris qu'une innovation, pour être grande, devait être utile, et répondre à la fois aux besoins bien naturels de la coquetterie et à ceux du cœur ; ils ont donc réalisé le *sein nourricier* dit *sein biberon*, également postiche et à ventouse... un bijou !

Voilà donc deux grands problèmes résolus d'un coup : le bonheur des époux, la joie des enfants et la sécurité des familles.

L'auteur de ce spirituel boniment a oublié de signaler un avantage appréciable des seins en caoutchouc : celui de jouer le rôle de ceinture de sauvetage, quand on tombe à l'eau. Condition que remplissaient les *corsets de liège* du sieur Bell, de Londres, vers la fin du dix-huitième siècle, et les *gilets hydrostatiques*, préconisés par le *Journal de Paris* du 11 août 1787, pouvant se remplir d'air en dix ou douze secondes, et qui permettaient de venir au secours d'une personne en danger de se noyer.

Reliures singulières. — Il y a des bibliomanes — érotomanes en même temps — qui ont fait relier certains livres « en peau de femme », et cette peau spécialement empruntée aux seins, de sorte que les mamelons formaient, sur les plats, des écussons caractéristiques. L'éditeur Isidore Liseux affirmait avoir tenu entre ses mains un exemplaire de la fameuse *Justine*, du marquis de Sade, dans sa première édition en un volume in-8° (1793), relié de cette sorte.

Un passage du *Journal* des Goncourt confirme le fait :

On me racontait que des internes avaient été renvoyés de Clamart, pour avoir livré de la peau de seins de femmes à un relieur du faubourg Saint-Germain dont la spécialité est d'en faire des reliures de livres obscènes.

Origine du chapiteau corinthien — C'est à une nourrice que Vitruve attribue l'origine de l'ordre corinthien :

Une jeune fille de Corinthe étant morte au moment de se marier, sa nourrice posa sur son tombeau, dans une corbeille, quelques petits vases que cette fille avait aimés pendant sa vie, et, pour les mettre à l'abri, elle recouvrit la corbeille d'une tuile. La racine d'une acanthe s'étant trouvée par hasard en cet endroit, lorsqu'au printemps les feuilles et les tiges commencèrent à pousser, elles entourèrent la corbeille, et, rencontrant les angles de la tuile, elles furent contraintes de se recourber à leur extrémité en forme de volutes. Callimaque, passant près de là, vit cette corbeille, remarqua la grâce et la nouveauté de ces formes, et y puisa le modèle des chapiteaux qu'il fit exécuter à Corinthe. Il fixa ensuite les règles et les proportions de l'ordre corinthien.

Se non è vero, è bene trovato.

Marché aux nourrices. — D'après Ch. Dezobry (1), on voyait dans le Forum Olitorium une espèce de marché perpétuel pour les femmes qui trafiquent de leur lait. Elles se tenaient auprès d'une colonne, dite *colonne lactaire (columna lactaria)*, au pied de laquelle on exposait aussi les enfants abandonnés. Une médaille (fig. 23) représente cette colonne surmontée d'un enfant et placée entre deux chèvres, nourrices naturelles des petits malheureux ; le revers est occupé par l'image de Juno Sospita.

FIG. 23.

Les nourrices dans l'antiquité. — Chez les Grecs et chez les Romains, à l'origine, les mères obéissaient à la loi naturelle et nourrissaient leurs enfants.

Dans les siècles reculés, dit Plutarque, on ne trouve aucune trace de cette indigne pratique de louer des nourrices et de sacrifier ces tendres victimes à la cupidité et à l'avarice des *mères empruntées* (ἐργολαβίας μητέρας).

D'autre part, Tacite écrit :

C'est une coutume établie chez les Romains, dès les premiers temps, que chaque mère allaitât son enfant ; et loin de se décharger à prix d'argent de ce soin sur un autre, c'est-à-dire sur quelque pauvre

(1) *Rome au siècle d'Auguste*, Lettre LIV.

femme, elle ne s'en rapportait qu'à elle seule pour cette importante
fonction, et ne donnait à son fils que son propre lait.

Mais peu à peu, dans la suite, les femmes riches se libérèrent
de ce soin : sous le siècle d'Auguste, elles avaient des esclaves
qui allaitaient leur enfant, et, pour que leur lait ne s'échauffât
pas trop, d'autres esclaves, nommés *bajulatrices*, portaient
les enfants. Saint Jérôme dit qu'une nour-
rice doit avoir une porteuse modeste, un
nourricier d'un âge mûr (*habeat modes-
tam gerulam, nutritium gravem*). Les
plébéiennes, comme toujours, suivirent
l'exemple des riches, mais ne pouvant
acheter une nourrice, elles en louaient
une à la colonne lactaire. C'est ainsi qu'à
Rome l'usage des nourrices se généra-
lisa ou point que Jules César, dans une
promenade publique, s'écria : « Les dames
romaines n'ont donc plus d'enfant à porter
ni à nourrir, qu'on ne voit plus entre leurs
mains que des chiens et des singes ? »

An début, la condition de nourrice était
des plus viles. Dans les *Troyennes* d'Eu-
ripide, une captive consent à allaiter les
enfants du maitre, « de peur, dit-elle,

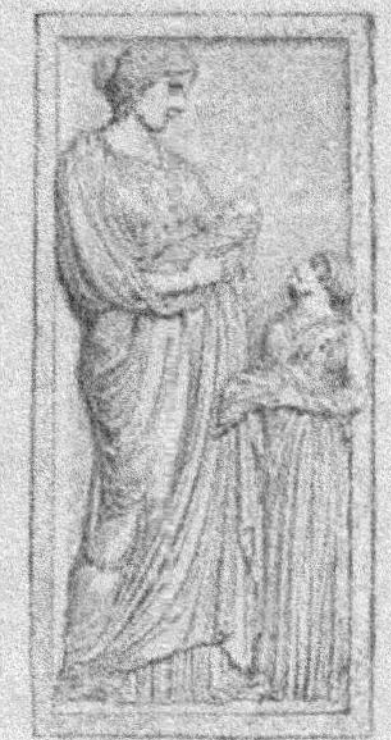

FIG. 24. — Nourrice
grecque. (Tirée de la
*Famille dans l'Anti-
quité*, le R. Ménard.)

d'être obligée d'embrasser un état encore plus vil ».

Démosthènes, dans une de ses *Harangues*, rapporte l'histoire d'une femme de condition, accusée en justice de s'être
louée pour allaiter un enfant ; elle ne se disculpa qu'en alléguant la misère.

Plus tard la nourrice fut réhabilitée ; dans bien des tragédies
elle fait partie de la famille, en qualité de confidente, et souvent,
après sa mort, ceux qu'elle avait allaités lui élèveront un monument (fig 24) (1).

Hommages rendus aux nourrices. — Les nourrices, que

(1) Voir aussi la Nourrice thrace, dans *La Grèce avant Alexandre*, par P. MON-
CEAUX, p. 86.

Plutarque appelait dédaigneusement des « mères empruntées »,
devinrent par la suite les « secondes mères » ou *deumétères*, et
c'est encore ce nom, *paramana*, qu'elles ont aujourd'hui en
Grèce. Plusieurs faits montrent l'estime qu'elles surent acquérir dans l'antiquité.

Tite-Live raconte, en effet, qu'un frère naturel des Gracques,
voyant accourir au-devant de lui, comme il revenait du combat,
sa mère et sa nourrice, offrit à celle-ci un collier d'or et à celle-là
une bague d'argent, voulant ainsi marquer la différence qu'il
faisait entre elles deux, l'une ne l'ayant qu'enfanté, l'autre l'ayant
nourri.

Cornélius Scipion donna le même exemple : ayant condamné à
mort dix de ses plus vaillants capitaines, il repoussa l'interces-
sion des premiers de Rome qui le suppliaient de leur pardonner,
même celle de Scipion l'Africain, son frère ; et ne céda qu'à sa
sœur de lait. Comme on le lui reprochait, il répondit qu'il tenait
plus pour mère celle qui l'avait allaité que celle qui l'avait enfanté (1).

La fable de Phèdre, *Agnus a capella nutritus*, fut inspirée par
ces récits pour faire honte aux mères qui ne remplissaient pas
leur devoir ; la conclusion était la même :

> *Quæ lactat mater magisquam quæ genuit.*

Le Père Du Cerceau a fait de cet apologue un pastiche assez
heureux :

> Un pauvre agneau, par un sort déplorable,
> De sa mère en naissant se vit abandonné :
>   Mais une chèvre charitable
> Recueillit, allaita le pauvre infortuné,
>   Comme si d'elle il était né.
> L'agneau reconnaissant, aux champs comme à l'étable,
> La suivait avec soin. « Tu te méprends, Thibault, »
> Lui dit un chien ; « prends garde au poil, et considère :
> La chèvre que tu suis ne fut jamais ta mère. »
>   — Je sais ce que je fais, répondit-il tout haut.
> Et n'examinons point comment ma mère est faite ;
> Ma véritable mère est celle qui m'allaite. »

(1) VERDIER. *Discours sur l'allaitement*, 1804.

De nos jours, en Occident, on comble les nourrices d'égards
et de prévenances ; mais l'on ne va pas encore jusqu'à orner leur
précieuse poitrine du ruban de la Légion d'honneur.

Le gouvernement ottoman n'a pas reculé devant une distinction de
ce genre, envers celles qui ont charge de conserver des héritiers à
leur noble famille. On a pu lire, en effet, dans la dernière promotion
de l'ordre de Chapakat, décoration réservée exclusivement au beau
sexe, que l'intendante du harem de la princesse, femme de S. A. I.
Vahideddin effendi, et la nourrice de la fille de Son Altesse ont été
décorées, la première de la 2ᵉ classe et la seconde de la 3ᵉ classe (1).

Épitaphe apocryphe. — On cite souvent une épitaphe
gravée sur la tombe d'une nourrice sèche, dans le cimetière de
Besançon : « Ci-gît Mᵐᵉ X... qui a élevé, avec succès, plus de
soixante enfants au biberon. »

Or, pareille inscription n'existe dans aucun cimetière de cette
ville ; voici sans doute l'origine de cette fausse épitaphe : aux
Chaprais, dans la banlieue de Besançon, rue de Belfort, 78, vit
encore une Vᵉ Gillet, âgée d'environ 75 ans, qui a élevé jusqu'à ce jour 51 enfants, dont 6 au sein et 45 au biberon ; sur ces
51 enfants, quatre seulement sont morts (2). Cette dame Gillet
exercera sans doute assez longtemps pour mériter l'épitaphe
anticipée ci-dessus. Ce sera un cas unique en son genre,
tandis qu'elles sont innombrables les tombes d'enfants sur lesquelles on pourrait écrire : « Enlevé par une biberonite aiguë. »

Reines nourrices. — Peu de reines ont allaité leurs enfants.
Les légendes mythologiques citent Junon qui allaita Vulcain ;
Hécube qui nourrit Hector ; Andromaque, Astyanax ; Pénélope,
Télémaque. Cyrus fut élevé par sa mère, et très vieux lui était
encore soumis : à l'âge de soixante ans, au dire de Xénophon, il
entreprit le voyage de Perse pour demander à sa mère l'autorisation d'épouser la fille du roi des Mèdes.

Verdier-Heurtin raconte, dans son *Essai sur l'allaitement*,
qu'à la mort de Thomiste, septième roi de Sparte, les Lacédémo-

____

(1) Le *Correspondant médical*.
(2) Note communiquée par M. Joras, conservateur des cimetières de Besançon, le
2 juillet 1896.

niens élurent pour son héritier au trône le cadet de ses fils, parce qu'il avait été allaité par sa mère; l'aîné, disaient-ils, élevé par une nourrice, n'avait pu hériter des vertus de ses pères. Mais cet auteur doit faire confusion, car aucun roi de Sparte n'a porté le nom de Thomiste, qui n'est pas un nom grec.

Justin rapporte que la reine Thessalonice, sur le point d'être sacrifiée par Antipater, son fils, tâcha de le détourner du parricide en lui présentant ses mamelles. *Ab Antipatre filio, qum vitam, etiam per ubera materna, deprecaretur...* Ne voulait-elle pas rappeler à son indigne fils que c'était elle qui l'avait allaité ?(1).

On connaît le subterfuge employé par les Spartiates pour découvrir l'aîné des deux jumeaux qu'Egine avait mis au monde et qui devait être roi. Leur mère, voulant les voir tous les deux sur le trône, refusa de répondre. Mais on considéra comme l'aîné celui qu'Egine avait l'habitude d'allaiter le premier. Les anciens pensaient, en effet, que cette préférence s'observait même chez les femelles des animaux ; Elien la signale chez la truie.

A Rome, l'épouse d'Auguste nourrit elle-même ses enfants; de même Flaccilla, femme de Théodose, donne le sein à Honorius, son fils.

Au moyen âge, nous voyons, en France, la reine Blanche jalouse de donner le sein à saint Louis :

La reine Blanche, écrit Antoine Varillas, voulut être la nourrice de son fils, et comme il est bien malaisé de s'exempter d'être jaloux de ce que l'on aime beaucoup, elle ne put souffrir que saint Louis prît d'autre lait que le sien. Un jour que la reine était dans la plus grande ardeur d'un accès de fièvre qui dura extraordinairement, une dame de qualité qui, pour lui plaire ou pour l'imiter, nourrissait aussi son fils, voyant le petit Louis pleurer de soif, s'ingéra de lui donner la mamelle. La reine, au sortir de son accès, demanda son fils et lui présenta la sienne ; mais le petit Louis n'en voulut pas, soit qu'il fût pleinement rassasié, soit que le lait brûlé le rebutât, après en avoir pris autant de frais qu'il lui en fallait. Il n'était pas difficile d'en deviner la cause ; et la reine la soupçonna d'abord. Elle feignit d'être en peine de remercier la personne à qui elle était redevable du bon office rendu à son fils durant son mal, et la dame, croyant faire sa cour, avoua que les larmes du petit Louis l'avaient si sensiblement touchée

(1) Sue. *Loc. cit.*

qu'elle n'avait pu s'empêcher d'y mettre remède. Mais la reine, au lieu de repartir, la regarda d'un air dédaigneux, et, entrant avec force son doigt dans la bouche de l'enfant, le contraignit à vomir le lait qu'il avait pris. Cette violence donna de l'étonnement à ceux qui le virent ; la reine, pour le faire cesser, dit : « Je ne puis endurer qu'une autre femme ait droit de me disputer la qualité de mère. »

On cite aussi Philippe, duc d'Orléans, régent de France, qui fut allaité par sa mère, Charlotte-Élisabeth de Bavière. L'impératrice Marie-Thérèse, mère de Marie-Antoinette, allaitait elle-même ses enfants, au milieu de toutes ses préoccupations politiques et militaires.

Elle paraît à Presbourg, au milieu des quatre ordres de l'État, tenant entre ses bras son fils aîné encore à la mamelle (fig. 25) ; elle

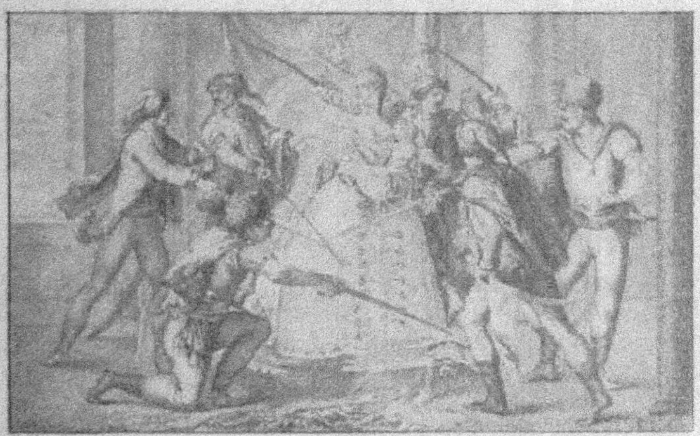
FIG. 25. — D'après la gravure de Moreau le jeune.

le soulève aux yeux de l'assemblée, le fait passer de rang en rang ; *Je mets, dit-elle, entre vos mains la fille et le fils de vos rois, qui attendent de vous leur salut.* Tous les Palatins hongrois attendris tirent leur sabre en s'écriant : *Moriamur pro rege nostro Maria-Theresia.* Ce qui rendait cette scène plus touchante, c'est que cette princesse était encore enceinte ; et il n'y avait pas longtemps qu'elle avait écrit à la duchesse de Lorraine, sa belle-mère : *J'ignore s'il me restera une ville pour y faire mes couches* (1).

Autres exemples remarquables. La reine de Danemark, fille et sœur des rois d'Angleterre, en 1771, allaita avec succès la princesse qu'elle venait de mettre au monde, et « bien loin que ses soins maternels aient altéré sa santé, dit l'auteur des *Éphémérides*, cette grande reine a pu se lever le troisième jour après son accouchement et se promener le huitième dans les jardins, ce qui était fort imprudent et d'un très mauvais exemple ».

La reine Victoria fut aussi allaitée par sa mère, et voici dans quelles circonstances. Son père, le duc de Kent, qui s'était réfugié en Allemagne dans le but de se soustraire aux poursuites de ses créanciers, ne réussit pas sans peine à emprunter l'argent nécessaire pour que sa femme, dont la grossesse touchait à son terme, pût se rendre en Angleterre afin que l'enfant à naître vît le jour sur le territoire du Royaume-Uni. Après la naissance de la future héritière de la couronne, les ressources du ménage princier étaient si complétement épuisées que, faute de pouvoir payer les frais d'une nourrice, la duchesse de Kent fut obligée d'allaiter elle-même sa fille. A quelque chose malheur est bon.

En 1895, l'impératrice de Russie, Alexandra Féodorovna, prend soin de sa fille, la grande-duchesse Olga (2), et donne ainsi aux mères de toutes les classes de la société un exemple à suivre. Le *Figaro* a rapporté sur cet événement quelques détails intéressants :

... Le lendemain de l'heureuse délivrance de l'Impératrice, une des sages-femmes du service du docteur Ott amena au palais de Tzarskoë plusieurs nourrices à choisir pour la grande-duchesse nouveau-née. Ces bonnes femmes étaient tout étonnées de l'air familial et simple de la demeure impériale, des couturières occupées dans un coin de

(1) *Vie privée de Louis XV*, t. II.
(2) Après son sevrage, la petite princesse fut nourrie au lait de vache, et comme les enfants ne doivent jamais changer de lait, l'animal qui le lui fournit l'a accompagnée dans le voyage que fit en France la famille impériale, en 1896. On avait eu soin de se munir de deux autres vaches de même race et de même âge que la première, dans le cas où celle-ci tomberait malade.

la chambre à confectionner la layette, des domestiques courant à droite
et à gauche, vaquant à leurs affaires. Aucun luxe, l'intérieur des
gens aisés, pas davantage. Tout à coup, un domestique chuchota aux
bonnes femmes :

— L'Empereur ! Levez-vous !

L'Empereur rentra fatigué, après les tribulations de la veille, mais
gai et heureux, une aimable bonté répandue sur son visage. S'adressant à une des nourrices, il demanda :

— Qui êtes-vous ?

— Femme de soldat, Majesté, répondit pour elle la sage-femme.

— Pas du tout, madame, fit l'autre, très vexée, mon mari est sous-
officier. Amusé de cette nuance hiérarchique d'un nouveau genre,
l'Empereur sourit ; il fut cependant obligé de démentir les espérances
de ces femmes du peuple. Sorti pour voir si l'Impératrice était réveillée,
il revint aussitôt, annonçant que l'Impératrice allaiterait elle-même.

Privilège des nourrices royales. — D'après un usage
arabe introduit en France au moyen âge, la nourrice de nos rois
jouissait d'un privilège attaché naguère dans les régences de
Barbarie aux fonctions de cuisinier du Divan : sa rencontre
sauvait le criminel qu'on traînait au supplice (1)

Coutume des Chaitakis. — Ce peuple habite les rivages
de la mer Caspienne. Sue raconte que si le prince a un fils, on
fait téter à celui-ci, dans chaque village, toutes les femmes qui
allaitent, pour qu'il ait partout des frères de lait, obligés de le
défendre jusqu'à la dernière goutte de leur sang.

Enfants illustres nourris par des animaux. — Jupiter,
Esculape (2) et Egisthe (3) furent allaités par une chèvre ;
Pélias, roi d'Iolchos, fils de Neptune, par une jument ; Hiéron
et Platon, par des abeilles ; Midas, par des fourmis ; Sémiramis,
par des colombes (4) ; Cyrus, par une chienne ; Rémus et

(1) Dreuxsoro. *Recueil d'adages et de pensées détachées.*
(2) Le dieu de la médecine a été représenté tétant un biberon rempli du lait de
la chèvre Amalthée, la nourrice de Jupiter, dont l'une des cornes devint la corne
d'abondance.
(3) Αἴξ, αἰγος, bouc, chèvre, d'où son nom.
(4) Cette reine légendaire d'Assyrie, en réalité la Vénus de la mythologie
assyrienne, était fille d'une déesse qu'on adorait à Ascalon, en Syrie, et qui avait,

Romulus, par une louve (1) ; Orion, fils légendaire de Bélissant, par une ourse ; Télèphe, fils d'Hercule, le roi Habis et le fils de Geneviève de Brabant, par une biche, comme le relate une vieille complainte sur l'air : *la Bergère que je sers* :

> Son sein n'ayant plus de lait,
> Par faute de nourriture,
> Sur le champ, Dieu donne à son fils
> D'une biche le doux pis.
> La biche, deux fois le jour,
> Vient aux pieds de la comtesse
> Et la sainte, par retour,
> La mignarde et la caresse.

Prison pour les mois de nourrice. — L'arrêt du Parlement du 19 juin 1737, ordonnant que les condamnations prononcées pour mois de nourriture d'enfants seraient exécutoires « par la capture des débiteurs dans leurs propres maisons », fut remplacé par une loi du 2 septembre 1792 (2) qui mettait en liberté tous les prisonniers pour mois de nourrice, et qui supprima la contrainte par corps pour défaut de paiement de cette dette. Une estampe allégorique de l'époque (fig. 26), intitulée : *L'allaitement maternel encouragé*, perpétue le souvenir de cette loi libérale ; elle est accompagnée de l'explication suivante : « Un

disait-on, la tête d'une femme sur un corps de poisson. Sa mère, après l'avoir mise au monde, l'avait exposée dans un désert au milieu des rochers. Les colombes, qui nichaient autour de cet endroit, prirent soin de la petite fille abandonnée ; elles la réchauffaient en la couvrant de leurs ailes, la nourrissaient en allant chercher, dans les bergeries, du lait qu'elles prenaient dans leur bec et faisaient couler goutte à goutte sur ses lèvres ; plus tard elles dérobèrent les fromages pour les lui apporter. Les bergers s'en aperçurent, suivirent les colombes et découvrirent une petite fille, admirablement belle. Ils l'apportèrent à l'intendant des domaines de Ninus qui l'adopta et l'appela Sémiramis, nom qui en syrien signifie *colombe*. (*Histoire de l'art dans l'antiquité*, Hachette, édit.)

(1) On sait que cette louve n'était autre que Laurentia, femme de Faustulus, intendant des bergers du roi ; on l'appelait *Lupa* en raison de ses débauches. Cette légende est calquée sur celle de Cyrus : « L'Astyage d'Hérodote, écrit Michelet, craignait que sa fille Mandane ne lui donnât un fils. L'Amulius de Tite-Live craint que sa mère Ilia ne lui donne un arrière-neveu. Tous deux sont également trompés. Romulus est nourri par une louve, Cyrus par une chienne. »

(2) Comme corollaire de ce décret, la Convention nationale en vota un second le 20 janvier 1793, l'an II de la République, relatif au paiement d'une somme de 67,102 francs due au Bureau des nourrices par seize cent soixante-quatre pères de famille.

philosophe sensible indique à la Bienfaisance les objets sur lesquels elle doit verser ses dons. La Comédie, sous la figure de
Figaro, tient des gros sacs ; elle en répand un aux pieds de plusieurs mères qui donnent le sein à leurs enfants; au-dessus du

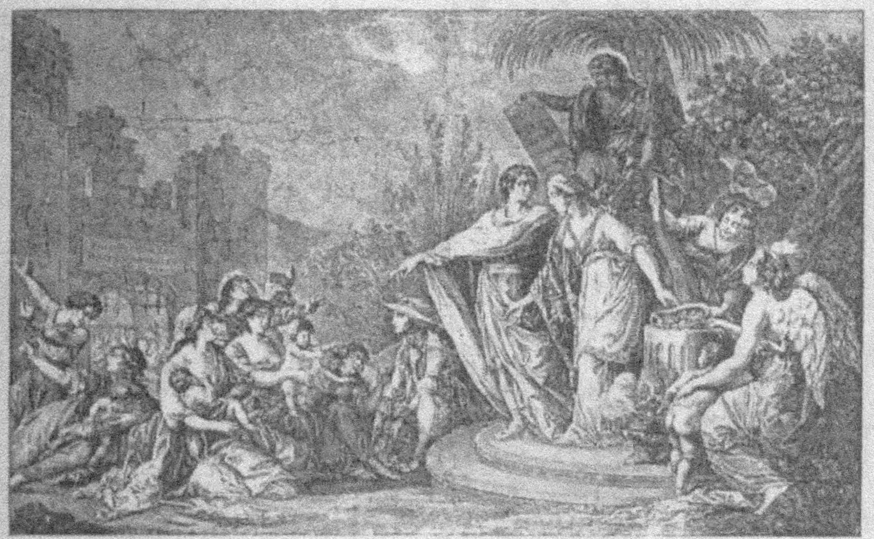

Fig. 26

philosophe est la statue de l'Humanité, portant ces mots : *Secours
pour les mères nourrices.* »

En l'an II, la Convention s'occupe encore de l'allaitement et
rend en faveur des filles-mères un décret dont voici le principal
considérant :

Il importe à la régénération des mœurs, à la propagation des vertus et à l'intérêt public d'encourager les mères à remplir elles-mêmes
le devoir sacré d'allaiter et de soigner leurs enfants, etc... Toute fille
qui déclarerait vouloir allaiter son enfant et qui aurait besoin de
secours, aura droit d'en réclamer.

Nos législateurs contemporains ont aussi montré leur sollici-

tude pour les enfants à la mamelle, d'abord en décidant, par la
loi Roussel (1), que les mois de nourrice, dus par les parents,
doivent faire partie des créances privilégiées. Cette loi bienfai-
sante place les nourrices sous la surveillance de médecins et de
personnes notables, chargés d'inspecter les enfants de moins de
deux ans. Avant son application, la mortalité des nourrissons
était effrayante, surtout chez les enfants trouvés, nés en province et conduits à Paris dans des boîtes matelassées tenant
trois nourrissons et portées à dos d'homme. « Quand on ouvrait
leur boîte, dit C. Berthe, on en trouvait souvent un de mort ;
tant pis, les porteurs achevaient leur voyage avec les deux
autres, impatients de se débarrasser de leur dépôt. »

Bureaux de nourrices. — Les bureaux de nourrices remon-
tent au XIVe siècle ; leurs tenancières s'appelaient *Recom-*

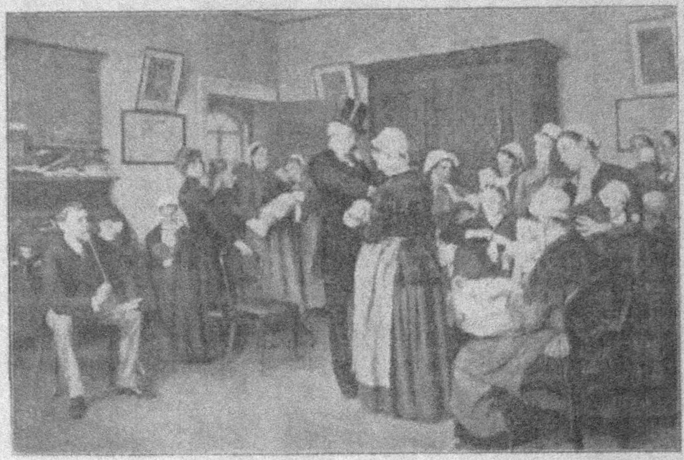

Fig. 27. — Un bureau de nourrices à Paris, d'après le tableau de Frappa (2).

mandaresses. Une ordonnance du roi Jean (30 janvier 1350)

(1) 23 décembre 1874.
(2) Photographie Braun et Cⁱᵉ.

fixe le salaire et les devoirs respectifs des nourrices et de leurs
intermédiaires : entre autres peines, on punissait du fouet
la femme convaincue d'avoir nourri deux enfants à la fois.
Louis XIV maintint cette peine, et sous Louis XV, une sen-
tence de police de 1757 défend, « sous peine de fouet et de
cinquante livres d'amende, de prendre des nourrissons étant
enceinte ».

Aujourd'hui, on choisit une nourrice dans des bureaux spéciaux
(fig. 27), trop renommés par leurs abus. « Il n'existe pas, dit
Lorain, de branche d'industrie humaine où la tromperie soit
plus fréquente. » Aussi les docteurs Amette et Toussaint — un
nom prédestiné — ont-ils proposé la suppression de l'industrie
nourricière. Ils ont obtenu l'autorisation de mettre les nourrices
directement en rapport avec les familles, en créant l'*Office cen-
tral de renseignements, pour faciliter le recrutement des nourrices sur lieu et le placement à la campagne des nourrissons
parisiens.*

Nous ne nous étendrons pas davantage sur cette question,
dans la crainte de nous répéter; on trouvera ailleurs (1) de
nombreux documents sur ce sujet. Notons seulement une particularité curieuse, qui avait naguère son importance, pour le
choix d'une nourrice : on inspectait attentivement ses bras pour
voir si elle avait été saignée souvent, ce qui annonçait une santé
délicate.

Lactomanie. — En France, au XVIIIᵉ siècle, toutes les mères
voulurent suivre les conseils de Rousseau et donnèrent le sein
à leurs enfants.

La femme, écrit de Goncourt, commence à s'affranchir de la mode,
de l'usage. Elle passe, comme Mᵐᵉ d'Epinay, par-dessus l'étonnement que fait dans la société, dans sa famille, sa résolution de nourrir son enfant. Les craintes de sa mère, la singularité qu'elle va se
donner, les ridicules que le monde lui prêtera si elle est obligée de
renoncer à une entreprise au-dessus de ses forces, rien ne l'arrête (2):
hier, malgré toutes les représentations, toutes les menaces des mé-

(1) Voir notre *Histoire des accouchements chez tous les peuples.*
(2) *Mémoires de Mᵐᵉ d'Epinay,* vol. I.

decins, elle eût, pour ne pas nourrir, compromis sa santé (1), en portant au cou quelque poudre de Lecrom ou de quelque autre charlatan
privilégié du roi, qui lui promettait de lui faire passer son lait en deux
fois 24 heures (2) ; aujourd'hui, il lui semblerait n'être qu'à moitié
mère si elle ne nourrissait pas.

Les artistes s'unirent aux philosophes, aux littérateurs et

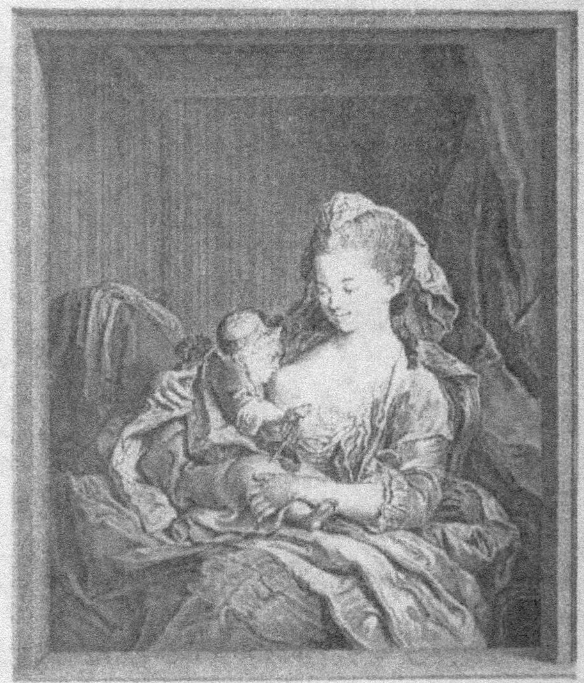

FIG. 28.

aux médecins, pour encourager les mères à remplir leurs

(1) *Dissertation sur ce qu'il convient de faire pour faire diminuer le lait des
femmes de Paris*, 1763.
(2) *Mercure de France*, janvier 1720.

devoirs. De là les gracieuses compositions de Saint-Aubin : la
Tendresse maternelle et l'*Heureuse mère* ; de là ces nombreux
portraits de mères allaitant leur enfant, tels que *l'Amour maternel* de de Peters (fig. 28) et *La plus belle des mères*, de Van

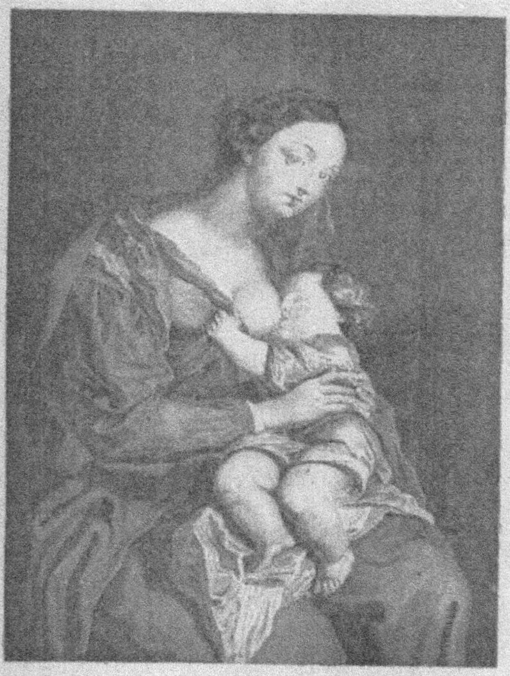

Fig. 29.

Dick (fig. 29). La gravure de ce dernier tableau, par Massard,
porte ce distique :

> *Suam fugiendo matrem,*
> *Maternum fugit amorem* (1).

(1) En fuyant sa mère, l'enfant fuit l'amour maternel.

Le premier, gravé par Corbutt, est accompagné de ce huitain, dans la note rococo de l'époque :

> Au cœur de ton enfant, tu n'as pas droit de plaire
> Si tu bornes tes soins à lui donner le jour.
> Veux-tu donc aspirer au bonheur d'être mère ?
> Nourris-le de ton sang : c'est le parfait amour.
> Oh ! des vertus la vertu la plus belle,
>   Tendre sœur de l'humanité,
> Fais aujourd'hui que cet heureux modèle
>   Puisse à jamais être unité.

Malheureusement, comme le constate l'auteur des *Contemporaines*, l'allaitement par les Parisiennes n'eut pas tout le succès que s'en étaient promis les partisans de Rousseau :

Les femmes ne prenant que le plus aisé de leur rôle de nourrices, il arrivait qu'un grand nombre d'enfants, nourris avec un sang âcre et échauffé, périssaient, et que les médecins étaient obligés de défendre aux femmes de nourrir.

Mamelles de reptiles. — La féconde imagination et l'imperturbable aplomb d'Alexandre Dumas père lui firent découvrir des mamelles à certains reptiles exotiques. Voici ce qu'il écrit dans ses *Quinze jours au Sinaï* :

Tout le long de la route, nous apercevions des serpents qui, à notre approche, rentraient dans les fentes des rochers, et de gros lézards qui, se dressant sur leurs pattes, s'appuyaient sur leurs queues et nous regardaient passer, témoignant plutôt le désir de nous attaquer que l'intention de fuir. Ces reptiles sont étrangement hideux ; leur corps a la transparence du verre et à leur poitrine pendent deux mamelles de sphinx. On dirait un de ces animaux fabuleux dont les races ont disparu de nos jours.

Il est vrai que, dans un travail récent sur l'évolutionisme, M. Quinton fait descendre les mammifères des reptiles par une série de transformations dont il donne le mécanisme ; mais nous sommes ici dans le domaine de l'hypothèse scientifique.

Anesses nourrices — Malgré l'indocilité de l'ânesse et la grosseur de ses mamelons, il est possible de pratiquer l'al-

laitement direct, comme pour la chèvre. L'expérience en a été
faite avec succès à l'hospice des Enfants-Assistés de la rue de
Sèvres (fig. 30). Dans cet établissement, le regretté professeur
Parrot a fait installer une écurie d'ânesses, destinées à nourrir

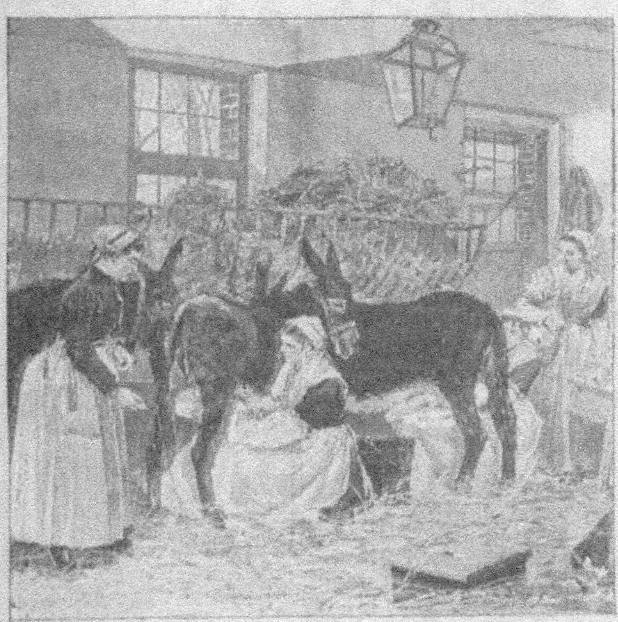

Fig. 30. — Allaitement des nourrissons par les ânesses à l'hospice des Enfants
malades. — Dessin d'après nature, par M. de Homen. (Figure tirée de l'*Illustration*.)

les enfants syphilitiques. Chaque ânesse peut servir durant un
an, à raison de trois nourrissons par jour. Autrefois, l'enfant
contaminé était allaité au pis de la chèvre, qui partage avec
l'ânesse le privilège d'être réfractaire à la syphilis ; mais la
composition du lait de chèvre est trop éloignée de celle du lait
de femme, c'est pourquoi on leur a substitué les ânesses.

Le Conseil municipal de Paris, dans sa séance du 25 mars
1880, avait émis un vœu pour qu'une expérience d'alimentation

artificielle fût faite par les soins de l'Assistance publique, à l'aide des vaches, des juments, des chèvres et des chiennes. L'Académie de médecine, consultée, rejeta ce projet, alléguant qu'il serait monstrueux d'organiser des expériences en grand pour l'allaitement artificiel. L'Assistance publique installa néanmoins, le 24 juin 1881, la nourricerie dont nous venons de parler, et les bons résultats obtenus l'engagèrent à installer une autre étable d'ânesses nourrices, pour les enfants syphilitiques, à l'hospice des Enfants-Assistés, rue Denfert-Rochereau.

II. — FAITS PARTICULIERS

Conséquences d'un ulcère du sein (600 ans avant J.-C.). — Le Dr Sue raconte, dans ses *Anecdotes sur la médecine*, comment un ulcère au sein d'une femme fut cause d'une guerre injuste et funeste à celui qui l'entreprit :

Atossa, fille du grand Cyrus, femme de Darius, roi de Perse, avait depuis quelque temps un ulcère au sein, que la pudeur l'empêchait de montrer ; elle n'osait même se plaindre. La violence des douleurs fit enfin taire le scrupule : elle consulta Démocides, médecin de son père, et lui montra son sein. Il lui promit de la guérir et lui demanda, pour prix du service qu'il se flattait de lui rendre, qu'elle engageât le roi à faire la guerre aux Grecs, espérant par là trouver l'occasion de retourner dans sa patrie, qu'il n'avait quittée qu'à regret.

Il tint parole à la reine et la guérit. Elle la lui tint aussi et détermina Darius à lever une armée de sept cent mille hommes et à équiper une flotte de six cents vaisseaux qu'il envoya contre les Grecs. C'est dans cette guerre que fut donnée la célèbre bataille de Marathon, où les Perses furent mis en déroute. Quant à Démocides, ayant été envoyé comme espion dans la Grèce, il y fut à peine arrivé, qu'il s'enfuit à Crotone où il épousa une fille du fameux lutteur Milon, vers l'an 520 avant Jésus-Christ.

Dégustateur de lait. — On sait que certaines personnes ont le goût et l'odorat si développés qu'elles peuvent reconnaître le cru et l'année de la récolte d'un vin ; Démocrite (500 av. J.-C.), grâce à la subtilité de ses sens, dégustait le lait :

Ce philosophe, raconte Guy Patin, était un homme admirable pour bien choisir les nourrices, car il se connaissait excellemment au lait. Pour le prouver, on dit qu'un jour s'étant fait apporter du lait, il devina, en présence d'Hippocrate, qu'il était d'une chèvre noire, laquelle n'avait fait qu'un chevreau.

Galanterie impériale. — Brantôme, dans ses *Vies des dames galantes*, rapporte une réflexion impériale digne de Barbe-Bleue :

Nous lisons de l'empereur Caligula (37-41), de toutes ses femmes qu'il eut, il aima Cezonnia… néantmoins, avec tout ce grand amour qu'il lui portoit, bien souvent, quand il l'embrassoit et touschoit à sa belle gorge, il ne se pouvoit empescher de luy dire, tant il estoit sanglant : « Voilà une belle gorge, mais aussi il est en mon pouvoir de la faire couper. »

Pluie de lait. — Tite-Live (1), qui, comme Pline, se fait trop souvent l'écho complaisant de la crédulité publique, écrit qu'à Sinuessa, il était né un enfant d'un sexe douteux ; qu'un autre était venu au monde avec une tête d'éléphant et qu'enfin il était tombé une pluie de lait. On crut à propos d'expier ces prodiges avant le départ des consuls.

Piété filiale. — Valère Maxime nous a laissé le récit d'un trait de dévouement filial, souvent reproduit dans les recueils de morale en action :

Une femme de condition libre, raconte cet historien latin (2), convaincue de crime capital au tribunal du préteur, fut renvoyée par celui-ci au triumvir pour être mise en prison et y subir le supplice de la faim. Le geôlier, touché de compassion, n'exécuta pas aussitôt l'ordre qu'il avait reçu ; il permit même à la fille de cette femme l'entrée de la prison après l'avoir soigneusement fouillée, de peur qu'elle n'apportât quelque nourriture ; il se persuadait que l'infortunée ne tarderait pas à expirer de besoin. Voyant que plusieurs jours s'étaient déjà écoulés, il cherchait en lui-même ce qui pouvait soutenir si longtemps cette femme. A force d'observer la fille, il la

(1) T. XXVII, 11.
(2) V, IV, 7.

surprit le sein découvert, allaitant sa mère et lui adoucissant ainsi les horreurs de la faim. La nouvelle d'un fait si surprenant, si admirable, parvint du geôlier au triumvir, du triumvir au préteur, du préteur au conseil des juges, qui fit grâce à la mère en considération de la fille. Est-il rien de si rare, de si extraordinaire que de voir une mère alimentée du lait de sa fille ? Cette action paraîtrait contre nature, si la première loi de la nature n'était d'aimer les auteurs de nos jours.

Pline ajoute les détails suivants :

Saisis d'admiration, les magistrats accordèrent le salut de la mère à la piété de la fille ; ils allouèrent des aliments à l'une et à l'autre leur vie durant ; et le lieu où la scène s'était passée fut consacré à la déesse *Piété*, à laquelle, sous le consulat de C. Quinctius et de Manius Acilius (an de Rome 604), un temple fut érigé sur l'emplacement de la prison.

Un fait analogue a encore été rapporté par Valère Maxime (1), mais il s'agit d'un père nourri par sa fille :

Nous devons, dit-il, les mêmes éloges à Péro, également pénétrée d'amour pour Cimon, son père, qui était fort âgé et qu'un destin semblable avait pareillement jeté en prison ; elle le nourrit en lui présentant son sein comme à un enfant.

Les artistes et les littérateurs ont donné la préférence à cette dernière version historico-légendaire (fig. 31) ; ils ont complètement négligé la mère allaitée par sa fille. Cependant une Moralité, consignée dans l'*Ancien Théâtre français* (2), en a perpétué le souvenir, sous ce titre : « Histoire rommaine d'une femme qui avoit voulu trahir la cité de Romme, et comment la fille la nourrist six sepmaines de son lait en prison. — *A cinq personnaiges, c'est à savoir* : Oracius, Valerius, le Sergent, la Mère, la Fille. »

Voici une des nombreuses pièces littéraires qui font allusion au Père Cimon ; il s'agit d'une *Énigme*, sous forme de sonnet, tirée des *Facétieuses nuits de Straparole* :

(1) V. iv, 1.
(2) T. III.

Je suis encores jeune, en la fleur de mes ans,
Toutefois je suis mère à qui m'a donné vie,
A mon père grison, dont la teste enviellye,
Tresbuche à chasque pas sur ses genoux tremblans.

Et du laict nourrissier qui de mes tetins blancs
Enfle mollettement la voulte arrondie,
Je nourris un enfant qui jeune m'a nourrie,
Et espousa ma mère, il y a jà longtemps.

Dont trois ou quatre fois heureuse et fortunée
Soit l'heure et le moment et l'heureuse journée
Que première je vy la lumière des cieux,

Puys qu'il falloit qu'ainsi je fusse fille et mère,
Et que de ma mammelle, ô grand honte des dieux !
J'allaictasse l'enfant qui vieillard est mon père.

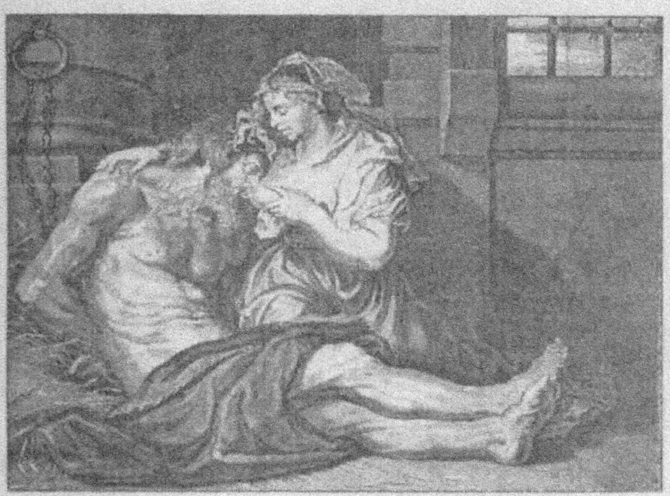

Fig. 31. — D'après Rubens.

Léonor ayant proposé son énigme, qui fut loué de toute l'assistance, un de la trouppe se leva, pensans bien l'entendre ; mais son exposition fut vaine et plus qu'assez éloignée de la vérité ; parquoy la damoiselle, se prenant à rire, l'interpréta en ceste sorte : « Il estoit

un bon vieillard innocent, qui, contre tout droit et équité, avoit esté
condamné à une perpetuelle prison, où l'on ne luy distribuoit
aucuns vivres, à fin qu'il mourust de faim ; sa fille, sachant ce jugement, alloit tous les jours visiter ce bon homme, lequel elle nourris-
soit du laict de sa mammelle, l'allaictant comme un petit enfant. Ainsi
estant fille elle devint mère, nourrissant celuy qui l'avoit engendrée.

Jean Ziska. — L'un des plus grands capitaines du moyen
âge, Jean Ziska (1380-1424), général des Hussites, voulut
qu'après sa mort on fabriquât un tambour de sa peau, pour continuer à chasser les ennemis devant lui. Un côté de ce tambour

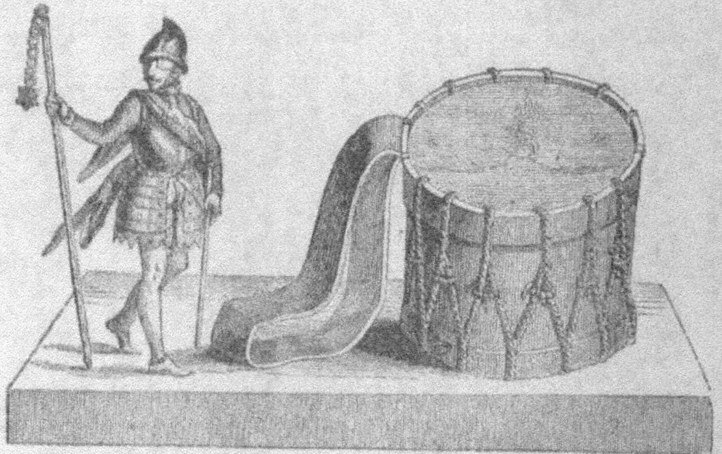

Fig. 32. — Massue ou Fléau de Ziska. — Tambour fait avec la peau de Ziska. —
D'après Bruckmann (1).

macabre a été confectionné avec la peau du dos, et l'autre, le
principal, celui qui reçoit le choc des baguettes, avec la peau de
ses seins (fig. 32).

Préservatif contre le viol. — Peignot, dans ses *Predicatoriana*, a tiré de l'*Histoire de Lombardie* ce trait curieux :

(1) Empruntée au *Magasin Pittoresque*.

Dans un sermon sur les devoirs des femmes, Pierre Marini (1), religieux Augustin, un des confesseurs du roi René d'Anjou, comte de Provence, à l'occasion des femmes qui ont préféré l'honneur à la vie, rapporte l'exemple d'une dame de la maison de Grimaldi, qui, à la prise d'une ville, craignant qu'on ne fît violence à ses filles, leur couvrit le sein de morceaux de viande fétide.

De même, en l'an 869, des religieuses de Marseille, au nombre de quarante, ayant sainte Eusébie pour supérieure, se coupèrent le nez et se déchirèrent le visage et les seins, espérant échapper ainsi aux insultes des Sarrasins. Ce sacrifice ne leur épargna pas la honte de la souillure (2).

Cancer simulé. — Pierre Pigray (1532-1613), médecin de Henri IV, empêcha, un jour, la puissance royale, qui guérissait les maladies par attouchement, de profiter de la cure merveilleuse d'un prétendu cancer du sein. Voici ce qu'il raconte dans son *Epitomé de chirurgie* :

J'ai vu une femme qui se présenta au feu Roi pour estre touchée avec les malades, qui sembloit avoir un chancre au tetin fort grand et de mauvais aspect, le mieux simulé et contrefait qui se puisse voir. Mais quand j'eus considéré la femme estre jeune, assez belle et bien formée, de bonne habitude et non cacochyme, je pensai qu'il y avoit quelque simulation et tromperie dans son faict, sachant bien qu'un tel mal ne pouvoit loger en un corps de telle nature ; ce voyant, je touche le mal assez difficile à recognoistre ; enfin je trouve que c'estoit un morceau de rate renversée et collée par le côté poli sur le tetin, qui rendoit une matière séreuse et rougeâtre comme font les chancres. Je lui otai le chancre, puis le tetin demeura beau, blanc et bien sain.

Secte des Mammillaires. — Cette secte a pris naissance à Harlem, chez les Mennonites (1523). Bayle explique ainsi son origine :

Je ne sais pas bien le tems où le nouveau schisme se forma, mais on donne la ville de Haerlem pour le lieu natal de cette substitution. Elle doit son origine à la liberté qu'un jeune homme se donna de

(1) Fut évêque de Glandève, en 1447 ; il mourut en 1467.
(2) Dr BERENGER-FERAUD. *Traditions de la Provence.*

mettre la main au sein d'une jeune fille qu'il aimoit et qu'il vouloit épouser. Cet atouchement parvint à la connoissance de l'Église, et là dessus on délibéra sur les peines que le déliquant devoit souffrir : les uns soutinrent qu'il devoit être excommunié, les autres dirent que sa faute méritoit grâce. La dispute s'échauffa de telle sorte qu'il se forma une rupture totale entre les tenans. Ceux qui avoient témoigné de l'indulgence pour le jeune homme furent nommés *Mammillaires*.

La même dénomination a été appliquée en Italie, vers 1743, à certains apologistes du vice qui avaient pour chef le jésuite Bensi ou Benci. Cet « impudique », comme l'appelle Diderot, était professeur de théologie à Venise ; il soutenait, entre autres doctrines bizarres, « que toucher les jones et le sein des vierges, consacrées à Dieu, ne constitue qu'un péché véniel ».

Le duc d'Albe et ses nourrices (1). — « Le célèbre duc d'Albe, dit Réveillé-Parise, dans une note des *Lettres de Guy Patin*, cet homme au cœur de bronze, étant vieux et malade, avait deux nourrices, dont il suçait le lait matin et soir. »

Il est évident que la vue et le contact d'une jolie mamelle, en dehors du lait qu'elle procure, ne peuvent être que favorables à la régénération d'une vieillesse décrépite. Ce procédé, en tout cas, nous paraît plus naturel que le conseil donné par un médecin juif à Frédéric Barberousse, de coucher avec de jeunes garçons et de les mettre sur sa poitrine. « Mais, fait remarquer Voltaire, qui prend la responsabilité du fait, on ne peut toute la nuit tenir sur sa poitrine un jeune garçon. On emploie de petits chiens au même usage. »

Les exemples de régime lacté par l'intermédiaire d'une nourrice ne sont pas rares. Galien a dit que les médecins grecs avaient reconnu l'avantage, dans le traitement de l'amour, de faire téter aux malades une nourrice jeune et saine.

Cappivaccius, nous apprend Cabanis, conserva l'héritier d'une grande maison d'Italie, tombé dans le marasme, en le faisant coucher entre deux filles jeunes et fortes. Forestus rapporte qu'un jeune Polonais fut retiré du même état, en passant les jours et les nuits auprès d'une nourrice de vingt ans, et l'effet du remède fut si prompt

(1) 1508-1582.

que bientôt on eut à craindre de voir le convalescent perdre de nouveau ses forces avec la personne qui les lui avait rendues. Boerhaave racontait souvent à ses disciples qu'il avait guéri un prince allemand par le même moyen qui réussit à Cappivaccius.

Le maréchal de Castellane conte, dans ses *Mémoires*, un fait du même genre, mais où les rôles sont intervertis : c'est non plus la mamelle d'une femme qui exerce une influence favorable sur la santé d'un vieillard, mais la chaleur du corps d'un homme qui régénère une femme âgée, et, circonstance plus curieuse, c'est un médecin qui se prête, entre temps, à ce rôle de calorifère :

La marquise de Talaru a plus de 50 ans ; elle croit avoir besoin pour sa santé d'avoir un homme couché à côté d'elle ; en conséquence, quand M. Talaru est absent, elle fait mettre dans un sac M. de Courtivron, son parent, ou M. de Chavagnac, un de ses amis, et elle les fait porter dans son lit, en ayant soin de faire constater le lendemain, par ses gens ou par sa femme de chambre, que le sac n'a pas été décousu. Actuellement MM. de Chavagnac et de Courtivron sont à Madrid, attachés à l'ambassade de M. de Talaru, et c'est M. Boirot, médecin des eaux de Néris, qui exerce pour le quart d'heure l'honneur de cette charge. Ceci n'est, en aucune façon, une plaisanterie ; mon secrétaire est parent du docteur qui, positivement, est enfermé dans le sac tous les jours.

Le *Fort inexpugnable de l'honneur du sexe féminin*, attribué à Billon, cite des cas analogues :

Les médecins ne peuvent céler que la mignonne chaleur de la mamelle d'une jeune femme, jointe à l'estomac d'un personnage vieil, ne luy puisse vivifier le chaud naturel de la vie, et qu'elle ne l'entretienne et augmente. Chose aussy qui n'étoit pas incognue au prophète royal David, lequel élut la belle dame Sunamite, pour, en cette manière, luy échauffer la froideur de sa vieillesse. Et, à l'exemple de quoy, est vraysemblable, le père grant du roy de Navarre, dernier décédé, nommé monsieur d'Albret, avoir, en l'âge de six vingts ans, entretenu deux belles jeunes femmes à cet effet : du lait desquelles il vescut longuement sans autre substance quelconque, luy couchant au milieu d'elles, qui pour cela étoient aussi honorées que princesses en sa maison.

Autre exemple relaté par Saint-Foix, dans son *Histoire de l'ordre du Saint-Esprit* :

Henri de Bourbon, duc de Montpensier, avait reçu au siège de
Dreux, en 1593, un coup de mousquet dans la mâchoire inférieure.
On avait d'abord désespéré de sa vie ; cependant par les soins des
chirurgiens il en échappa ; mais cette blessure lui avait causé, dans
la suite, de fréquentes maladies. Il y avait deux ans qu'il ne vivait que
de lait de femme, lorsqu'il mourut le 27 février 1608, âgé de 35 ans.

Lors d'une grave maladie que fit don Barthélemi de Las Casas,
évêque de Chiapa, protecteur des Indiens, ce vénérable prélat
ne pouvait supporter aucune nourriture ; il dut la vie au lait
qu'une Indienne lui fit prendre à sa mamelle. Ce trait de dévoue-

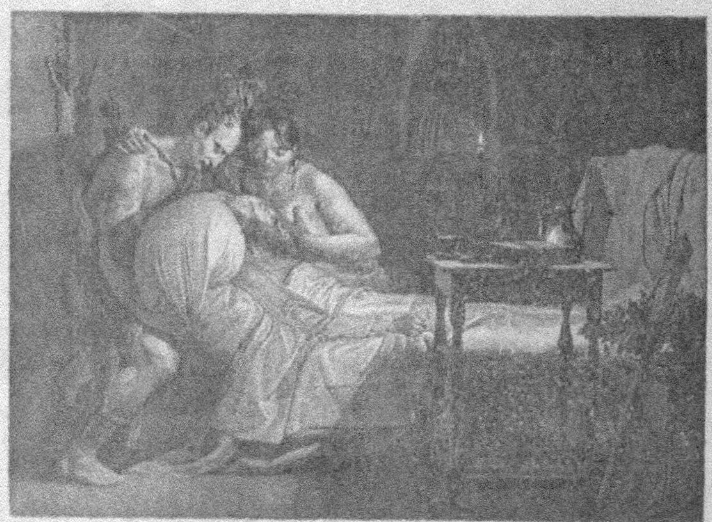

FIG. 33.

ment a été fixé sur la toile par Hersent et gravé par Adam Pierre
(fig. 33).

Relevons enfin une observation de M. Brieux, dans l'*Intermédiaire des chercheurs et des curieux* :

Il est mort à Paris, vers 1840, un vieillard qui, pendant plusieurs semaines, avait été, pour je ne sais quelle maladie, soumis au régime de l'allaitement féminin. Comme il était très pudibond, sa nourrice se mettait d'un côté d'un rideau percé d'un trou, et lui, qui était au lit, suçait ce singulier biberon de l'autre côté du rideau. Les initiales de son nom sont B. d'A.

Repartie peu galante. — Béroalde de Verville, dans le *Moyen de parvenir*, donne comme véridique cette anecdote graveleuse :

Monsieur le feu premier médecin (1) ayant tâtonné l'estomac d'une belle demoiselle couchée et un peu malade, coule sa main plus bas, et, venant à l'intersection du corps, s'y avançoit quand elle lui dit : « Hé, monsieur, que pensez-vous faire ? » — « Mademoiselle, je croyois que vous fussiez comme les vaches de notre pays ; que vous eussiez les tétins entre les jambes. »

Lait de truie. — Nous tirons du *Dictionnaire infernal*, de Collin de Plancy, cette vieille légende allemande, empruntée à Camérarius :

Dans une ville d'Allemagne, un Juif malade étant venu chez une vieille femme, et lui ayant demandé du lait de femme, qu'il croyait propre à le guérir, la sorcière s'avisa de traire une truie qui allaitait, et en porta le lait au Juif, qui le but. Ce lait commençant à opérer, le Juif s'aperçut qu'il grognait, et devina la ruse de la sorcière, qui voulait sans doute lui faire subir la métamorphose des compagnons d'Ulysse. Il jeta le reste du lait sans le boire, et incontinent tous les cochons du voisinage moururent.

Araignée-canard. — Autre fable tirée des *Anecdotes historiques sur la médecine*, de Sue :

La femme d'un officier de la petite écurie du roi était attaquée depuis très longtemps d'un mal au sein, que l'on regardait comme un cancer. On lui avait conseillé l'opération, à laquelle elle ne voulut jamais se soumettre. Un jour, elle ressentit tout à coup une douleur si vive, qu'elle fit un cri des plus aigus, et dans le même moment son sein s'ouvrit et il en sortit une araignée d'une grosseur monstrueuse.

(1) André du Laurens, premier médecin de la reine Marie de Médicis et premier médecin du roi ; mort le 6 août 1609.

L'auteur du *Journal encyclopédique* qui rapporte ce fait (1) ajoute que l'Académie royale des sciences et la Faculté de médecine de Paris sont occupées à rechercher la cause de ce singulier accident. Depuis à peu près douze ans que ce phénomène est arrivé, ils n'en ont pas encore trouvé la cause ; il y a apparence qu'ils la chercheront encore longtemps, si toutefois ils ont assez de temps à perdre pour une telle recherche.

Corruption des médecins par les nourrices. — Il serait difficile à Léon Daudet, malgré ses excellentes dispositions, d'ajouter le grief suivant à la liste, déjà longue, de ceux qu'il prête, avec tant de générosité, aux « Morticoles » contemporains :

Marie de Médicis étant devenue grosse, il fallut chercher une nourrice pour le dauphin ou la princesse futur. La Rivière, alors premier médecin, homme fort intéressé et vilain, en produisit une qui lui avoit fait présent d'une tapisserie de quatre cents écus. Le roi en fut informé ; il témoigna que cette nourrice ne lui plaisoit pas, et il inclinoit pour une autre, qui prouvoit, par diverses attestations de plusieurs médecins, que son lait étoit excellent ; mais La Rivière dit au roi : « Sire, malgré toutes ces attestations, elle ne vaut pas mieux que l'autre ; j'en ferai faire autant, pour une couple d'écus, à tel médecin de Paris que je voudrai.

Le roi lui répliqua : Pourquoi ne prendroient-ils pas bien deux écus pour celle-là ? Vous avez bien reçu, pour celle que vous me présentez, une tapisserie de quatre cents écus.

Je ne sais si La Rivière eut la force de répondre ; mais ce qu'il y a de certain, c'est que la nourrice fut renvoyée et qu'il garda la tapisserie (2).

C'est sans doute le souvenir de cette anecdote qui poussa J.-J. Rousseau à renouveler la même accusation contre les accoucheurs de son époque :

S'agit-il de chercher une nourrice, écrit-il, on la fait choisir par l'accoucheur ; qu'arrive-t-il de là ? Que la meilleure est toujours celle qui l'a le mieux payé. Je n'irai donc pas consulter un accoucheur pour celle d'Émile : j'aurai soin de la choisir moi-même ; je ne raisonnerai peut-être pas là-dessus si disertement qu'un chirurgien, mais

(1) Septembre 1772.
(2) SUE. *Essais sur l'art des accouchements.*

à coup sûr je serai de meilleure foi et mon zèle me trompera moins que son avarice.

Grossière impolitesse de Louis XIII. — Les faits ne sont pas toujours d'accord avec certains propos attribués à Louis XIII (1610-1643). Cette réflexion, par exemple, est-elle bien d'un ennemi du décolletage ?

— Pour moi, disait Louis XIII à Bassompierre, les femmes sont chastes jusqu'à la ceinture.

A quoi le maréchal répondit :

— Il fallait donc la leur faire porter aux genoux.

Voici, d'autre part, une anecdote, racontée par Touchard-Lafosse, qui indique chez Louis XIII une extrême pudibonderie à la vue d'un corsage trop échancré ; mais peut-être ne s'agit-il que d'une espièglerie du dernier mauvais goût :

Au passage de Sa Majesté à Poitiers, il y eut un grand couvert ; on recherchait avidement alors ces exhibitions de souverain, comparables à celles des ménageries, sauf l'argent donné à la porte. Une jeune spectatrice de l'appétit royal avait le sein découvert. Louis XIII, ayant arrêté un moment sa vue sur cette indignité, enfonça son chapeau sur ses yeux et les tint baissés pendant tout le reste du dîner. Jusque-là ce n'était que de la chasteté, voici quelque chose de plus. La dernière fois que le prince pudibond but, il retint une gorgée de vin dans sa bouche, puis, visant en chasseur habile, lança cette réserve sur les appas indiscrètement exposés. La pauvre fille, dégouttante du liquide projeté, sortit toute confuse, et s'évanouit dans la pièce voisine. Un écrivain jésuite, le Père Barri, en rapportant cette anecdote, assure que cette « gorge découverte méritait bien cette *gorgée* » : jeu de mots pitoyable qui ne persuadera point qu'un souverain, encore même que ce ne soit pas tout à fait un homme, puisse se conduire de la sorte avec une femme (1).

Les pincettes et Mademoiselle de Hautefort. — Autre fait, rapporté de bien des façons, qui semble démontrer à quel point Louis XIII était l'ennemi du genre de beauté qu'on admirait le plus de son temps ; il justifie le jugement de l'Étoile sur ce prince « qui n'avait, disait-il, rien d'un amoureux que la

(1) Voy. dans les *Lettres de Paulin et d'Alexis pour des sujets bien importants* (Lyon, Borde, 1658, in-8), la deuxième *Sur la nudité de la gorge*.

jalousie ». Un écrivain de l'époque n'assure-t-il pas aussi que ce prince n'était amoureux que depuis la ceinture jusqu'en haut, et que ses amours étaient vierges.

Un jour, raconte Tallemant des Réaux, Mlle d'Hautefort tenoit un billet. Il voulut le voir ; elle ne le voulut pas. Enfin, il fit un effort pour l'avoir ; elle qui le connoissoit bien se le mit dans le sein et lui dit : « Si vous le voulez, vous le prendrez donc là ? » Savez-vous bien ce qu'il fit ? Il prit les pincettes (1) de la cheminée, de peur de toucher à la gorge de cette belle fille. Montglat rapporte le fait dans ses *Mémoires*, mais il ne parle pas de pincettes. Suivant lui, le roi, mécontent de Mlle de Hautefort, la menaçait de la vengeance du cardinal de Richelieu ; il alla écrire une lettre dans son cabinet et revint, cette lettre à la main, en disant : « Voilà votre sauce que je fais à M. le cardinal. » Mais la fille d'honneur lui enleva la lettre et tenta de s'enfuir. Le prince, dit Montglat, la retint par le bras pour la lui ôter, elle résista et la fourra sous son mouchoir de cou, pour la mettre en sûreté, et ouvrant les bras, lui dit : « Prenez-la tant que vous voudrez à cette heure ! » car elle le connoissoit trop bien pour croire qu'il voulût toucher en ce lieu-là. Elle ne se trompa point, car il retira ses mains comme du feu, et rencontrant le duc d'Angoulême, il lui conta, tout en colère, ce qui s'étoit passé. Sur quoi, le duc lui donna le conseil qu'il auroit pris pour lui, en disant qu'il avoit tort de n'avoir pas mis la main dans son sein pour reprendre la lettre ; mais il n'étoit pas capable de recevoir une pareille instruction.

Dreux du Radier, dans ses *Mémoires sur les reines et régentes de France*, donne une autre physionomie à cette anecdote, qu'il présente comme un témoignage de l'innocence du commerce de Louis XIII et de Mlle de Hautefort.

Il prétend, dit Pierre Dufour, que la reine, ayant reçu une lettre de Buckingham et la lisant, fut surprise par le roi, qui voulut savoir quelle était cette lettre. Anne d'Autriche la passa précipitamment à sa fille d'honneur et lui ordonna de la mettre en lieu de sûreté. Mlle de Hautefort, en glissant cette lettre dans le corsage de sa robe, n'imaginait pas de cassette qui fût plus à l'abri de l'indiscrétion du roi. Louis XIII, en effet, n'osa point y toucher et ne demanda plus même à voir la lettre.

(1) Victor Cousin, dans *Madame de Hautefort*, met entre les mains du roi des pincettes en argent ; sur quel témoignage s'appuie-t-il pour opérer semblable transmutation ?

Autre version de Touchard-Lafosse :

Après cet entretien, qui venait de lui causer un véritable effroi, Louis XIII se hâta de redemander à Marguerite la promesse qu'il lui avait donnée. Mademoiselle d'Hautefort, avertie que Marie de Médicis se proposait de rompre prochainement la glace, parut, durant plusieurs jours, avoir oublié cette demande du roi. Pressé par le cardinal, il la renouvela ; mais diverses défaites, remises ou recherches prétendues, firent encore gagner du temps à la fille d'honneur. Enfin le maître l'ayant poursuivie un matin jusque dans la chambre d'Anne d'Autriche, elle fut sommée de rendre à l'instant l'écrit à son auteur.

— Sire, répondit-elle avec fermeté, ma désobéissance est dans le bien de votre service ; je ne vous remettrai point ce papier.

— Marguerite, reprit vivement le roi, je vois avec grand chagrin que vous vous séparez du bon naturel que je me plaisais à reconnaître en votre personne.

— Je résiste parce que ce ne sont ni vos pensées ni votre volonté que vous suivez en ce moment.

— N'est-ce donc pas moi qui vous ordonne ?

— De la même manière que Votre Majesté a le malheur de régner, Sire, par les inspirations du cardinal.

— Mademoiselle d'Hautefort, dit Louis XIII avec colère, retenez la légèreté de votre langue ; vous manquez à notre personne royale.

— Je l'éclaire.

— Pour la dernière fois, remettez cet écrit en nos mains.

— Tenez, Sire, s'écria la fille d'honneur en découvrant à demi une gorge admirable, le papier est dans mon sein ; venez le prendre en ce lieu si vous voulez l'avoir.

Le chaste prince recula de deux pas à l'aspect du trésor entr'ouvert que tant de regards avides eussent recherché ; puis, ayant pris les pincettes tout près d'un foyer ardent, il s'avança vers sa favorite en criant de toutes ses forces :

— Par saint Louis ! je parviendrai avec l'aide de cet instrument à vous arracher ce que je demande en vain.

— Non vraiment, repartit l'obstinée demoiselle en se retranchant derrière la reine, Votre Majesté fait mine de se livrer à des attouchements par trop brûlants ?

Le roi sortit irrité au delà de toute expression, et le soir même Mlle d'Hautefort fut exilée.

Tamizey de Larroque observe, non sans raison, dans

l'*Intermédiaire des curieux*, que c'est bien à tort qu'on place à Chambord une pareille scène :

Marie de Hautefort, étant née en 1616, n'avait que dix ans, et, quelque précocité qu'on lui suppose, elle ne cachait sans doute pas encore de billets sous sa collerette, quand Louis XIII donna le château de Chambord à Gaston d'Orléans, en juillet 1626. Depuis cette époque, Louis XIII n'alla jamais visiter son frère dans le palais dont il lui avait fait cadeau, et c'est là un nouveau motif pour que les futurs historiens ne touchent plus aux fameuses pincettes.

Le volant dans le corsage. — E. Fournier proteste, de son côté, contre l'authenticité des anecdotes qu'on raconte de Louis XIII.

Les seuls *mots*, dit-il, qu'on répète de lui sont odieux. Par bonheur pour sa mémoire, il n'est pas bien difficile de prouver que les uns et les autres sont inventés. L'aventure du billet que Mlle de Hautefort cache dans son sein et que la main pudique du roi n'ose aller y prendre, est un conte fabriqué par l'auteur du mauvais livre : *Intrigues galantes de la cour*, dans lequel il se trouve pour la première fois.

L'anecdote du volant qui va se nicher à la même charmante place, et que le roi n'ose reprendre qu'avec des pincettes et en fermant les yeux, n'est pas certainement plus vraie (1) : c'est une invention du prédicateur qui, faisant l'oraison funèbre de Louis XIII, ne crut pouvoir trouver mieux pour exalter la vertu la plus célèbre de ce chaste roi. On s'en est bien moqué dans le *Segraisiana* (2).

Un prédicateur, y est-il dit, faisoit le panégyrique de Louis XIII, et en le louant de sa chasteté, il en rapportoit cet exemple avec une grande exagération : « Ce prince, disoit-il, jouant un jour au volant « avec une dame de sa cour, et le volant étant tombé dans le sein de « la dame, la dame voulut qu'il vint l'y prendre. Que fit ce chaste « prince pour éviter le piège qu'on lui tendoit ? Il alla prendre les « pincettes au coin de la cheminée, etc. » Cela seroit bon à mettre dans un *Asiniana*. C'est se moquer, d'amuser un grand auditoire de ces bagatelles ; aussi un gentilhomme se leva et cria hautement : « Il auroit bien mieux fait de ne me pas mettre à la taxe », ce qui fit rire toute la grande assemblée.

Quel était le prédicateur ? peut-être le P. Joseph, peut-être saint

(1) Elle se trouve dans la *Biog. univers.*, 1re édit., t. XLI, p. 223-224.
(2) P. 174-175.

Vincent de Paul, qui, sur ce point-là surtout, servaient, par la colère de leurs sermons, la pudeur chatouilleuse du roi. Blot, dans ses *Rêveries*, *Rébus*, etc., dont Lancelot possédait le manuscrit, après avoir fait une très spirituelle dissertation sur le *beau téton* (1), parle de l'horreur qu'en avait Louis XIII, « qui le regardoit comme damnation, et lui faisoit même des avanies », ce qui faisoit, ajoute-t-il, que le P. Joseph et Vincent de Paul ne tarissoient pas en invectives sur cette partie de l'ornement des belles.

Abbé galant. — L'abbé de Bois-Robert, qui ne partageait pas les antipathies du roi contre les belles gorges, fit ce quatrain sur une perle tombée dans le corset de M⁽ˡˡᵉ⁾ de Hautefort :

> Ne te plains pas du piège où je te vois tombée
> Riche perle qui fais le plaisir de nos yeux,
> La gorge qui l'a dérobée
> Fait des larcins plus précieux.

Familiarité danoise. — Touchard-Lafosse, dans ses *Chroniques de l'œil-de-bœuf*, parle d'une ambassadrice qui eût pu disputer à la maréchale Lefebvre le surnom de Mᵐᵉ Sans-Gêne.

Au temps où la beauté de la reine (2) brillait de tout son éclat, l'épouse d'un ambassadeur de Danemark lui fut présentée. Dans le nord de l'Europe, la liberté des femmes entre elles est quelquefois portée très loin ; l'ambassadrice, jeune et sans expérience de nos mœurs, crut qu'il en était de même à la cour de France. Après avoir salué la reine, elle lui prit les mains, les baisa plusieurs fois, et en fit l'éloge le plus exagéré. L'examen n'en resta pas à ce point : la jeune Danoise souleva le mouchoir de Sa Majesté, regarda avec attention sa gorge, y porta même les lèvres, et déclara qu'elle n'avait rien vu de plus beau. Loin de trouver cette familiarité déplacée, Anne d'Autriche en rit beaucoup ; elle parla toute la journée de l'aimable Danoise, qu'elle reçut depuis avec un sourire tout à fait bienveillant chaque fois qu'elle se présentait au Louvre.

Une mission délicate. — Autre racontage de la même source et qui se concilie difficilement avec les scènes de la gorgée de vin, des pincettes et du volant.

(1) Citée d'après le ms. que lui avait prêté Lancelot, par JAMET, dans ses *Stromates*, t. II, p. 1914.
(2) Anne d'Autriche (1602-1666).

— Je suis heureux de l'inutilité de mes recherches, madame, dit Séguier en s'avançant avec timidité vers la reine, mais par malheur pour moi, elles ne sont pas finies ; il m'en reste une partie bien malplaisante à entreprendre.

— Ne laissez pas d'obéir au roi, monsieur.

— Je dois, madame...

— Me fouiller, peut-être ?

— Ah ! que Votre Majesté me soulage en m'épargnant au moins ce mot !

— Monsieur, répliqua la reine d'un air imposant, Louis XIII seul recevra l'humiliation par l'effet !... L'histoire le regarde... Eh bien ! qu'attendez-vous ? Visitez mes poches.

— Ce n'est pas tout, ajouta Séguier après un profond soupir.

— Comment, monsieur le chancelier ?

— Vraiment, madame, continua le magistrat d'une voix tremblante, je ne sais comment vous dire que le roi veut que je porte la main...

— Eh ! monsieur, où donc ?

— Sous la collerette de Votre Majesté...

— Ciel ! et je ne serai pas vengée !...

— Je me retire...

— Non... il faut que la mesure soit comblée ! cria Anne d'Autriche avec l'accent de la rage ; insultez votre reine à l'égal d'une coureuse des armées, pour satisfaire au commandement du roi... Monsieur, cette page de sa vie sera belle !

— Pardon, ma souveraine, pardon ! dit Séguier pourpre de honte après avoir profané le sein royal.

— Puis-je espérer, monsieur, que votre recherche soit venue à sa fin ? reprit froidement la reine.

— Cette odieuse tâche serait depuis longtemps finie, si le plus pénible des devoirs ne m'eût forcé d'obéir sans aucune réserve.

— Vous pouvez vous flatter d'avoir été fidèle à votre mission...

Cet historiographe, plein de ressources fantaisistes, revivra deux siècles plus tard dans son émule, notre fécond Alexandre Dumas père.

Un cancer royal (1). — Le 2 janvier 1665, Gui Patin, ancien doyen de la Faculté de médecine de Paris, écrivait à son ami Falconet, docteur de Lyon, les détails suivants sur Anne d'Autriche, mère de Louis XIV :

(1) Dr FÉLIX BRÉMOND. *Revue de littérature médicale.*

La reine-mère n'est pas bien. On dit qu'elle a un cancer à la mamelle gauche, où les empiriques de la cour ont perdu leur escrime. On a envoyé quérir un prêtre nommé Gendron (1), près d'Orléans, qui l'a traitée. Une certaine femme en promettait la guérison, mais elle en a quitté l'entreprise. On parle d'un moine de province, et d'un autre charlatan que l'on veut faire venir de Hollande; de quel côté qu'il vienne, il m'importe fort peu, mais je ne pense pas qu'ils la guérissent. Mon Dieu! qu'il y a de sottes gens au monde, et particulièrement chez les grands seigneurs, de croire que telles buses puissent guérir les maladies que les médecins n'ont pas pu guérir!

Le 13 février, Gui Patin dit dans une nouvelle lettre :

La reine-mère maigrit, ce qui est un signe comminatoire et de fâcheux pronostic. Je serais bien fâché qu'elle mourût, car elle est bien intentionnée; elle a bien permis du mal en sa vie, mais elle ne le faisoit pas faire; Mazarin abusoit rudement de sa facilité. Je prie Dieu qu'elle vive encore longtemps. La reine a de cuisantes douleurs, le cancer est fort ouvert, il en coule du pus abondamment. On a fait venir un médecin de Bar-le-Duc, nommé Alliot, qui est un grand charlatan et disciple de Van Helmont.

Le 28 février, Gui Patin écrit encore :

On dit que la reine d'Angleterre la mère est fort malade à Londres; nôtre reine-mère empire aussi de ça.

Extrait d'une lettre du 28 avril :

La reine fut, hier, saignée à Saint-Germain, pour diminuer la douleur et la fluxion de sa mamelle.

Les mois suivants, Gui Patin note dans sa correspondance le détail que voici :

J'ai appris aujourd'hui, 6 mai, que la reine empire.
On parle d'une grande consultation qui doit se faire à Saint-Germain pour la reine-mère, savoir si on lui ouvrira la mamelle, pour en tirer du pus et de la sérosité maligne qui en consume la substance

---

(1) L'abbé François Gendron, curé de Vaves (Eure-et-Loir), procéda à la cure de lui à endurcir son sein à ce point de le rendre dur comme une pierre. En récompense de ses soins inutiles, le roi lui octroya les bénéfices de l'abbaye de Maizières, en Bourgogne. Son onguent se composait de belladone et d'une poudre de pierre grise de la Beauce, calcinée.

de jour à autre. On parle aussi d'un certain médecin nommé Chatelain que M. de Besons, intendant de justice, a ici envoyé de Frontignan; on prétend qu'il guérit ces sortes de maladies, et qu'il a de beaux secrets contre les maladies incurables. S'il ne promettoit rien, on ne le feroit pas venir de si loin. Ce sont des impostures. Le cancer ne se guérit point et ne se guérira jamais; mais le monde veut être trompé (22 mai 1665).

Le roi a fait faire à Saint-Germain une nouvelle consultation pour la reine-mère par quelques médecins de la cour, qui ont conclu qu'il n'y avoit rien à faire qu'à la purger, en attendant que le mal fut plus découvert..., la reine-mère est empirée; il est survenu des érysipèles à ses deux mamelles, avec de grandes douleurs et de mauvaises nuits, à cause de quoi elle a été saignée des bras et des pieds. J'appréhende qu'il ne s'y mette bientôt la gangrène, qui lui ouvrira le ciel pour l'éternité. On dit aujourd'hui qu'elle est encore plus mal et qu'elle a reçu l'extrême-onction. Cette nouvelle sent le sapin et le plomb (9 juin).

La reine-mère empire. On dit qu'elle veut revenir au Val-de-Grâce où l'on croit qu'elle veut mourir... on a fait une ouverture à la mamelle; la nuit suivante la malade s'est trouvée si mal, qu'il fallut lui donner à minuit l'extrême-onction... la reine-mère se porte un peu mieux depuis l'ouverture de son abcès, duquel on tire beaucoup de boue; mais c'est de la mamelle droite, et non pas la gauche, qui est ulcérée du cancer (4 août).

On dit que la reine-mère a fait son testament que le roi même a signé. On dit qu'autour de ses mamelles il y a force glandules douloureuses... elle mangeait trop et se purgeait trop peu... elle a une nouvelle tumeur dans son épaule gauche... on dit aussi qu'elle a une pustule maligne à la jambe (18 août).

On fait courir le bruit que la reine-mère se porte mieux, mais j'en doute, car elle toussait si fort avant-hier qu'on fut obligé de lui donner de l'opium, dont elle se trouva fort mal (4 septembre).

On dit que la reine-mère est mieux et qu'elle a moins de douleurs. Mais c'est par le moyen des narcotiques, que je considère là comme des venins, qui étoufferont le peu de chaleur qui lui reste à un âge si avancé (13 octobre).

Je viens d'une consultation avec un médecin qui m'a dit savoir de bonne part que la reine-mère empire fort (13 novembre).

La reine-mère a eu cinq mauvaises nuits, toutes de suite; il ne faut pas s'étonner que ses forces diminuent et suis fâché qu'elles ne reviendront jamais (28 décembre).

Nous voici au commencement de l'année 1666, et la reine-mère « qui sentait le sapin » n'est pas morte. Gui Patin aura encore à parler d'elle dans sa correspondance.

Le 8 janvier, il écrit :

La reine-mère est extrêmement exténuée ; de grasse qu'elle était elle n'est qu'un squelette.

On est fort mal content de ce M. Alliot, et même on dit qu'il n'y fait plus rien ; on n'a pas trouvé contre ses douleurs de meilleur remède que les petits grains de ces messieurs les archiatres, qui ne sont faits, à ce que disent nos secrétistes, que d'opium préparé avec la rosée de mai.

Le 19 il note :

La reine a reçu la nuit passée Notre-Seigneur... on dit que ses plaies sont sèches, et qu'il y a un très grand danger de la gangrène prochaine. L'ambassadeur d'Espagne a dit que la reine n'en avoit plus que pour huit jours.

Le pronostic de l'ambassadeur n'était pas exact. Le lendemain du jour où Gui Patin notait son propos, l'amie de Mazarin rendit sa belle âme à Dieu.

Morte le 20 janvier 1666, à six heures et demie du matin, Anne d'Autriche fut embaumée le jour même, son cœur porté au Val-de-Grâce et son corps à Saint-Denis. Gui Patin, qui avait si souvent parlé d'elle, lui consacra ces lignes dans sa lettre du 20 février :

Elle n'a pu nous laisser en repos durant sa vie ; je prie Dieu qu'elle y soit en l'autre monde.

Maigre épitaphe pour une aussi grande dame !
Sic transit gloria...

Louis XIV et ses nourrices. — On sait que Louis XIV est venu au monde avec des dents (1) ; ce qui était fort incommode pour ses nourrices, qu'il mordait jusqu'au sang. L'ambassadeur de Suède, Grotius, ignorait sans doute cette particularité ou faisait œuvre de courtisan lorsqu'il écrivait à Oxenstiern, quelques

____

(1) V. notre *Génération humaine*.

jours après la naissance du jeune prince : « Le Dauphin a déjà changé trois fois de nourrice, car non seulement il tarit leur sein, mais encore il le déchire. Que les voisins de France prennent garde à une si précoce rapacité. »

Dans les *Mémoires de Brienne* (1), nous trouvons des détails intéressants sur l'affection de Louis XIV pour sa dernière nourrice :

Quand tout ce qu'il y avait d'illustré et de puissant dans le royaume se pressait encore à la porte du Roi, avant le grand-chambellan, avant cette foule de seigneurs, princes, cardinaux, maréchaux, ministres, qui attendaient respectueusement l'instant du réveil, tous les jours, une femme entrait dans la chambre du Roi, et courait l'embrasser dans son lit. Cette femme... c'était sa nourrice ! Jamais, dans aucune circonstance, elle ne perdit ce privilège auprès de celui que son sein avait allaité. C'était bien mieux qu'un usage, c'était un souvenir doux, naturel et touchant. Louis XIV, dans les bras de sa nourrice, cède un moment du moins aux affections du cœur : il est homme. On ouvre : la foule entre ; il est roi.

La nourrice du roi se nommait *dame Amelin* ; elle était première femme de chambre de la reine Marie-Thérèse d'Autriche, et partageait cet emploi avec la signora dona Maria Molina. Un règlement du mois d'octobre 1660 détermina leurs attributions et leurs prérogatives.

Il paraît que cette nourrice était d'ailleurs une excellente femme, car, pendant la campagne de 1657, la reine-mère ayant fait établir à Stenay un hôpital pour les soldats blessés au siège de Montmédy, Anne d'Autriche y envoya la nourrice du roi *pour y avoir l'œil et faire que rien ne manquât* (2).

Aventure de Lulli. — Un exemple curieux d'impuissance morale, causée par un vif sentiment de répugnance, est celui de Lulli (1633-1687).

Au temps de ses folies, il devint éperdument amoureux d'une jeune Vénitienne, appelée Éléonore, qui se trouvait à Palma. Dédaigneuse et froide au début, l'étrangère, après un siège incessant, s'at-

<hr>

(1) T. I, 1824. *Essais sur les mœurs et usages du dix-septième siècle.*
(2) Montglat, t. III, p. 52.

tendrit et laissa échapper le secret de son amour. « Mais ne me demandez rien de plus, ajouta-t-elle, car vous n'obtiendrez de moi en vie que les joies ineffables de l'âme et du cœur. » Le jeune Lulli parut satisfait et fit mille protestations de discrétion qu'il oublia successivement. Enfin, désespéré devant l'inutilité de ses fougueuses supplices, de ses larmes ardentes, et même de ses menaces pour vaincre l'inflexiblité d'Éléonore, il tenta un effort suprême. Armé d'un poignard, il se présenta, un jour, à elle, en lui déclarant qu'il allait se tuer. La tremblante Éléonore, arrêtant le bras de Lulli et s'abandonnant à ses caresses, s'écria : « Ah ! Raymond, puisses-tu ne pas te repentir ! » et aussitôt Lulli, en se reculant, pâlit, et ses organes restèrent soudainement comme frappés de paralysie; en découvrant le sein d'Éléonore, un cancer ulcéré était apparu. Cette aventure mit fin à toutes les extravagances de Lulli, qui, sous l'habit de franciscain, commença dès lors à étonner le monde par son talent et ses vertus (1).

Excès de pudibonderie. — L'*Intermédiaire des chercheurs* donne de curieux détails sur le rigorisme pudibond du mari d'Hortense Mancini, rigorisme qui décida la duchesse de Mazarin (1642-1662) à déserter le domicile conjugal.

Il voulut faire arracher les dents de devant à ses filles, qui étaient belles comme leur mère, pour qu'elles fissent naître moins de tentations. Il défendait aux villageoises de traire les vaches, dans l'intérêt de leur chasteté, et aux nourrices de donner à téter aux petits enfants, le vendredi et le samedi. Il enseignait aux femmes dans quelle posture pudique elles devaient battre le beurre ou filer... Il avait la passion des règlements, il en fit un des plus burlesques sur les règles à observer par les garçons apothicaires, pour concilier la décence avec leurs fonctions. (Voir l'ouvrage d'Amédée Renée, *les Nièces de Mazarin*, p. 338.)

Le duc de la Meilleraye était fils du maréchal de ce nom, guerrier célèbre sous Louis XIII. Il épousa la fameuse Hortense Mancini, nièce du cardinal Mazarin, dont il prit le nom et les armes. On l'appelait *le Pieux.*

Recette de la Voisin. — Un dernier écho du trop crédule et prolixe Touchard-Lafosse :

La duchesse de Foix avait été arrêtée sur la déposition d'un simple

(1) Dr GARNIER. *Le mariage.*

billet d'elle trouvé chez la *Voisin* (1), et dont le sens était plus obscur que propre à baser une accusation. Louis XIV, ne voulant pas que, sur un indice si léger, une dame de haute distinction fût emprisonnée, se réserva de l'interroger lui-même dans ses cabinets, où elle

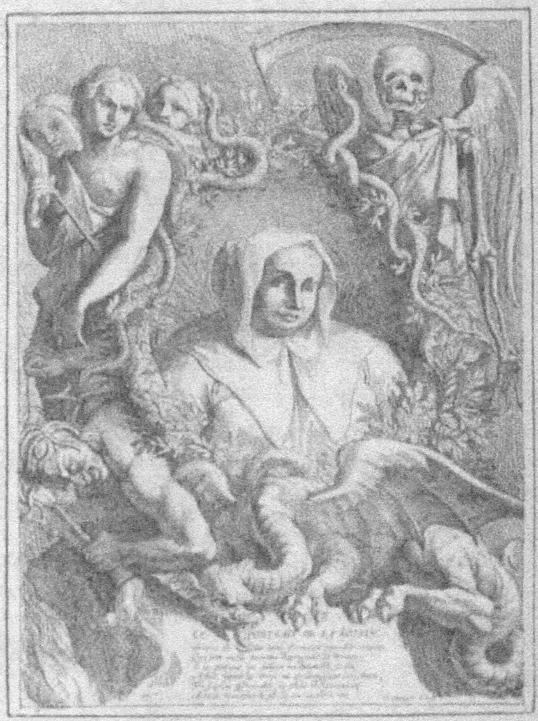

Fig. 31. — La Voisin, par Coypel.

fut conduite avec son propre carrosse par le capitaine des gardes en quartier.

— Reconnaissez-vous ce billet, madame la duchesse? lui dit Sa Majesté d'un ton sévère, mais doux.

— Sire, il est de ma main ; je ne puis ni ne veux le nier.

(1) Brûlée en 1680.

— A merveille ! Maintenant, dites-moi, je vous prie, avec la même franchise, ce que signifient ces mots : *Plus je frotte, moins ils poussent.*

— Oh ! Sire, s'écria la duchesse en se jetant aux pieds du roi, daignez m'épargner un tel aveu.

— Je ne le puis, madame, songez que je vous appelle devant moi pour vous sauver un affront public ; ce motif me donne tous les droits à votre confiance, et dans l'intérêt de votre honneur je vous ordonne de parler.

— J'obéirai, Sire ! reprit en tremblant madame de Foix, rouge jusqu'aux yeux... Depuis deux ou trois ans, je vois que mon mari me néglige après m'avoir souvent reproché un défaut... non, jamais je n'oserai achever...

— Continuez, duchesse...

— Il est des charmes, reprit l'accusée, dont la nature se montre prodigue envers des femmes, avare envers d'autres...

— Poursuivez, je vous prie.

— Eh bien ! Sire, mon mari n'aime que les dames auxquelles la nature a prodigué...

— Prodigué quoi ?

— Ce qui excède les belles proportions dans madame de Montespan et manque à madame de la Vallière... comme à moi, Sire...

— Ah ! m'y voici ! s'écria Louis XIV, en s'excusant d'un défaut trop prolongé de pénétration... Et je vois, poursuivit le monarque interrogateur, que vous avez demandé à la Voisin...

— Une pommade dont elle disait des merveilles, ajouta madame de Foix en baissant les yeux.

— Cependant *plus vous frottiez, moins ils poussaient.*

— Hélas ! oui.

— C'était un malheur ; mais ce n'était pas un crime, et je suis enchanté, duchesse, de vous avoir épargné la honte d'un tel aveu devant la *chambre ardente.* Je vous rends le malheureux billet qui vous causa deux heures d'inquiétude ; retournez tranquillement à votre hôtel. Je ne vois de coupable ici que l'époux qui délaisse une femme aussi jolie que vous ; je veux en toucher quelques mots au duc. Il est un moyen plus heureux que celui dont vous avez fait l'essai pour obtenir de la nature elle-même ce que vous recherchiez par artifice ; nous en causerons avec votre mari, et j'espère qu'il l'emploiera.

Les charmes de Mlle de Fontanges. — La belle gorge n'était pas aux yeux de Louis XIV un agrément de premier

ordre, si l'on en croit l'épigramme — entre autres traits satiriques
— lancée par Mme de Montespan contre Mme de la Vallière :

> Soyez boiteuse, ayez quinze ans,
> *Point de gorge*, fort peu de sens,
> Des parents, Dieu le sait ! Faites, en fille neuve,
> Dans l'antichambre vos enfants,
> Sur ma foi ! vous aurez le premier des amants,
> Et La Vallière en est la preuve.

Cependant, d'après le récit de Saint-Edme (1), ce prince prisait
fort les charmes pectoraux de Mlle de Fontanges :

Dans une partie de chasse, madame de Montespan aperçut la jeune
Fontanges, qui avait suivi Madame ; elle l'appela, la présenta au roi,
se répandant en éloges sur les attraits de sa protégée. « Qu'on se
figure, dit Dreux du Radier, d'un côté l'air, le ton et les expressions
d'une femme qui se supposait encore dans le plus haut crédit, et qui
savait parfaitement la cour ; et de l'autre une jeune personne qui y arrivait, qui en ignorait le langage et les manières et qui en devenait le
spectacle, et l'on concevra aisément qu'avec beaucoup d'esprit, elle
pouvait être fort embarrassée. » Pour ajouter encore à cet embarras
qui l'amusait, madame de Montespan enleva le mouchoir qui couvrait
la gorge de mademoiselle de Fontanges, en disant au roi : *Voyez, Sire,
que cela est beau.* A cette indécente exclamation, la fille d'honneur
perdit contenance, rougit et ne répondit que par toutes les marques
d'une confusion qui ajouta encore à ses charmes. Louis en vit plus
d'un coup d'œil que son imprudente maîtresse n'affectait d'en montrer ; l'*idole de marbre* devint celle de son cœur, et le coup fut trop
prompt et trop vif pour que l'esprit pût au moins combattre la séduction des sens.

Les glandes de Madame de la Popelinière. — La
maîtresse du duc de Richelieu (1696-1788) écrivait à son
amant :

Mes glandes ne vont pas bien, elles grossissent du double et j'en ai
de nouvelles, je commence un peu à m'inquiéter.

Ces glandes nous semblent être des adénomes ou des nodo-
sités de mammite, que l'on confondait avec le cancer, et dont la

____

(1) *Amours et galanteries des rois de France.*

guérison naturelle faisait la réputation de certains onguents des charlatans de l'époque (1).

Ces guérisons, disait Balot, en 1748, parlant de la guérison du cancer de Mme de la Popelinière, sont assez communes ; j'ai connu des femmes qui avaient des glandes, enfin qui avaient le sein comme un sac de cavagnole.

Flatterie du duc de Richelieu. — Une marquise, renommée pour la blancheur de sa peau, se plaignait au duc de Richelieu d'avoir reçu des boules de neige en traversant la cour du château de Versailles.

— Comment, chère belle, lui fut-il répondu, vous dites que vous avez les boules de neige en horreur... on ne le peut pas croire en voyant votre corsage.

Galanterie de financiers. — Sous Louis XIV, les petits pois étaient très recherchés, et nombre de friands auraient volontiers vendu leur droit d'aînesse pour un plat de ce légume. Voici ce qu'écrit Mme de Maintenon en 1696 :

« Le chapitre des pois dure toujours, l'impatience d'en manger, le plaisir d'en avoir mangé et la joie d'en manger encore, sont les trois points que nos princes traitent depuis trois jours. Il y a des dames qui, après avoir soupé avec le roi, et bien soupé, trouvent des pois chez elles pour en manger avant de se coucher, au risque d'une indigestion. C'est une mode, une fureur. »

Cette mode, cette fureur, fait observer le Dr Monin, contrairement aux modes et aux fureurs parisiennes, dura nombre d'années sans se ralentir ou s'apaiser.

A la fin du règne de Louis XV, le *mange-tout* jouissait toujours d'une vogue considérable, et le bon ton était d'en goûter dès février ; mais à quel prix !

Il fallait être fermier général, c'est-à-dire plusieurs fois millionnaire, pour en tâter.

Une anecdote à ce propos. Bouret, un gros financier d'alors, invite un jour une fort jolie dame à l'un de ses splendides dîners.

La dame refuse, à la vive surprise du *Traitant*, et elle lui expli-

(1) « Métra nous apprend, disent les Goncourt, que le médecin à la mode pour les maladies du sein des femmes était le bourreau de Paris. » Brrr !

que qu'atteinte de quelque maladie à la mode, son docteur l'a mise au lait, et qu'il lui serait très pénible, ne buvant que du lait, de voir ses convives dévorer des pois *mange-tout*, qu'il leur offrira certainement, malgré l'hiver, pois qu'elle adore et dont il lui faut se priver.

— Faites-moi l'honneur de venir tout de même chez moi, répond le financier. Vous ne boirez que du lait.

Elle y consent, après bien des soupirs, et le jour du festin, quand elle descend de son carrosse, elle aperçoit dans le vestibule de l'hôtel de Bouret une jolie vache admirablement soignée, en train de se nourrir dans une crèche d'argent.

— Voilà la bête qui aura l'honneur de vous offrir son lait, madame. Regardez-la.

La dame daigna regarder et constata que la jolie vache broutait dans la crèche d'argent un gros monceau de pois *mange-tout*.

On était en mars, et la galanterie de Bouret, qui satisfaisait ainsi aux goûts de la dame et aux prescriptions de son docteur, devait lui coûter une somme folle.

Remarque de Franklin. — Benjamin Franklin (1706-1790) était un grand partisan de l'allaitement maternel : il eut l'idée généreuse et humanitaire de faire offrir par Fortuné Ricard, dans son testament, une prime de deux milliards en faveur de ce devoir civique.

Un chirurgien excusait les femmes de Paris, en présence de Franklin, de ce qu'elles n'allaitaient point leurs enfants, en alléguant l'impossibilité où elles sont de donner à téter ; car, ajouta-t-il sérieusement, elles *n'ont point de tétons*. Il assura que c'était un fait, et engagea le docteur à observer combien leur poitrine était plate, n'y ayant rien de plus que sur le dos de sa main. J'ai pensé depuis, disait Franklin à ce sujet, qu'il pouvait y avoir quelque chose de vrai dans les remarques de ce chirurgien, et qu'il était possible que la nature, voyant qu'elles ne faisaient point usage de leur gorge, avait cessé de leur en donner (1).

Seins timbales (2) — Nous détachons de la *Correspondance* de Madame la duchesse d'Orléans, à la date du 26 avril 1719, ce portrait peu flatté de la maîtresse du premier Dauphin:

(1) *Encyclopédiana*.
(2) Instrument de musique formé d'un demi-globe de cuivre, avec une peau tendue sur laquelle on frappe.

Il avait suivi l'exemple de son père, et pris une vilaine et puante créature, qui avait été fille d'honneur auprès de la grande princesse de Conti; elle s'appelait Mlle Chouin; elle vit encore à Paris. On a pensé qu'il l'avait épousée clandestinement; je jurerais que cela n'a pas eu lieu. Elle avait l'air d'un carlin. Elle était petite; elle avait de petites jambes, un visage rond, un nez court et relevé, une grande bouche remplie de dents pourries qui avaient une puanteur telle qu'on pouvait la sentir à l'autre bout de la chambre. Elle avait une gorge horriblement grosse (1), cela charmait Monseigneur, car il frappait dessus *comme sur des timbales*. Mais cette créature courte et grosse avait beaucoup d'esprit. Je crois que le Dauphin s'était habitué au tabac pour ne pas sentir l'horrible odeur des dents pourries de la Chouin.

Mission du marquis de la Fare. — Cette mission nous semble faire double emploi avec celle qui a déjà été attribuée au chancelier Séguier par Touchard-Lafosse.

Louis XV (1715-1774) avait envoyé le marquis de la Fare au-devant de sa belle-fille, la princesse de Saxe; celui-ci, de retour de sa mission, vint en rendre compte au roi.

— Et ma belle-fille, demanda Louis XV, comment est-elle?

— Sire, j'ai trouvé Son Altesse fort bien; elle a de grandes manières, un air fort distingué, de très belles mains, des...

— Ta, ta, ta, interrompit le roi brusquement; est-ce là ce que je vous demande? A-t-elle de la gorge?

— Oh! Sire, reprit La Fare en balbutiant, je n'aurais jamais osé porter mes regards jusque-là.

— Eh bien, monsieur le marquis, répliqua Louis XV, vous êtes un nigaud; la gorge est la première chose que l'on doit regarder chez une femme! (2).

Voleurs volés. — Tallemant des Réaux, dans ses *Historiettes*, se fait l'écho d'un fait divers amusant :

Les voleurs attaquèrent un soir madame Cornuel. L'un d'eux, entrant dans son carrosse, commença par lui mettre la main sur la gorge; mais elle lui repoussa le bras sans s'effrayer, lui disant : « Vous n'avez que faire là, mon ami; je n'ai ni perles ni tétons. »

---

(1) On eût pu dire d'elle, comme d'une actrice des Folies-Dramatiques, Blanche d'A... « Quand elle se déshabille, elle fait un tas. »
(2) LAROUSSE. *Dictionnaire encyclopédique*.

Pudeur d'une grande dame. — Autre historiette de la même source :

Un jour que Miossens alla chez madame de Rohan, elle mit vite une coiffe sur ses tétons ; il sort, et Roquelaure, son amant, entre avec une dame. Elle ôte cette coiffe en disant : « J'avois mis cela, car je crains ces Gascons. — Hé ! lui dit cette dame, est-ce que celui-ci ne l'est pas ? — Non, répondit-elle, il n'est point Gascon pour moi.

Repartie d'une honnête femme. — Sous Louis XV, quelques femmes — oh ! bien peu — eurent la réputation d'être assez prudes.

L'une d'elles, raconte encore l'écrivain des *Historiettes*, très jolie et fort spirituelle, était la femme d'un fournisseur des armées. Un soir, à une réception où elle était en grande toilette de bal, les œillades plongeantes du ministre de la guerre lui firent regretter de s'être un peu trop décolletée.

Le ministre se rapprochait cependant ; et à un moment, il obséda tellement la dame qu'elle lui dit :

— Je vous en prie, monsieur le ministre !... vous savez que nous autres, fournisseurs, nous n'aimons pas qu'on y regarde de trop près !

Franchise de Voltaire. — Un soir, dans un salon, le châtelain de Ferney regardait avec indifférence le corsage d'une vieille coquette.

— Eh, dit la dame à l'immortel railleur, est-ce que M. de Voltaire songe encore à ces petits coquins ?

— Petits coquins, riposte le malin vieillard, dites donc ces grands pendards.

Cette repartie peu courtoise, mais bien méritée, a été versifiée de diverses manières.

Voici le huitain de Mayeur de Saint-Paul :

> Au milieu d'un cercle choisi,
> Le sublime auteur de Zaïre,
> Placé près de la vieille Emire,
> Par hasard, sur son sein flétri,
> Laissoit tomber ses yeux : Quoi ! dit la minaudière
> Ces *petits fripons*-là captivent vos regards ?
> — Petits fripons ! s'écrie alors Voltaire,
> Oh ! ce sont bien de *grands pendards !*

Le rimeur Deguerle l'a délayée de la sorte :

> Dans certain cercle assez galant,
> Certaine dame fort coquette
> Allait chantant,
> Papillonnant,
> En débitant
> Mainte sornette.
> L'espiègle, comme une autre, avait été jeunette
> Un demi-siècle auparavant.
> Vieille, laide et coquette ! autant
> Vaudrait, ma foi, singe en cornette.
> Un gros chanoine, aux yeux dévots.
> Du vénérable sein de la Vénus antique,
> Lorgnait en tapinois les vieux débris jumeaux,
> Qu'agitait avec art un soupir méthodique,
> Sous la gaze trop véridique,
> — Fripon, dit l'éternelle, où vont donc vos regards ?
> Ces petits coquins-ci feront damner votre âme,
> Voltaire l'entendit : — Petits coquins, madame,
> Dites plutôt de grands pendards.

Autre variante anonyme :

> Gertrude à vingt ans fut jolie ;
> Elle avoit deux petits tettons
> Qu'Ariste aimoit à la folie
> Et nommoit ses petits frippons.
> Ariste fit un long voyage,
> Et revint après vingt-cinq ans.
> Je laisse à penser quel ravage
> Chez Gertrude avoit fait le temps.
> Sur les frippons, par habitude,
> Ariste jeta ses regards ;
> — Ah ! mes petits frippons, Gertrude,
> Sont devenus de grands pendards.

Réponse peu courtoise du maréchal de Saxe. — On prête à Maurice de Saxe, renommé par sa valeur et par son ardeur à courtiser le beau sexe, une réponse peu flatteuse qui rappelle celle de Voltaire.

Appuyé sur un fauteuil, dans lequel se tenait assise une femme qui n'était plus de la première jeunesse, le maréchal de Saxe arrêtait ses yeux sur une poitrine étriquée qu'une toilette de bal laissait presque découverte. — Que faites-vous donc là, monseigneur ? lui dit-on, en affectant de se dérober par toutes sortes de minauderies à ce que l'on croyait être de l'admiration. — Madame, répondit brusquement le vainqueur de Laufeld, je regarde ce qui se passe (1).

Riposte à un compliment ironique. — Anecdote tirée des *Mémoires* de Mme de Rièux :

Le jeune marquis de P..., qui n'a que treize ans, vint me voir hier matin. Quoique je fusse encore à ma toilette, je le fis entrer. Nous causâmes tout d'abord, mais bientôt, voyant qu'il me regardait avec beaucoup d'attention, je lui dis : — A quoi pensez-vous donc, mon petit ami ? vous ne me dites plus rien. — C'est, madame, me répondit-il, que je faisais une remarque. — Et laquelle, monsieur ? — Je crois, madame, reprit-il avec beaucoup d'assurance, que si vous aviez moins de gorge, elle serait admirable. — Ah! monsieur le marquis, lui dis-je en souriant de sa naïveté, c'est que vous avez les mains encore trop petites et les yeux trop grands.

Causes et effets de la fièvre puerpérale au XVIIIe siècle. — Longtemps le lait des animaux fut considéré comme funeste aux femmes enceintes et aux nourrices, *le lait chasse le lait*, disait-on. On l'accusait encore de donner la fièvre puerpérale : les médecins, trompés par les apparences, prenaient le pus qui baignait les organes du bassin des nouvelles accouchées, mortes des suites de couches, pour du lait épanché.

En 1774, après avoir fait l'autopsie d'un grand nombre de ces malades, lesdits médecins jugent que ce mal est causé « par l'épanchement du lait dans la capacité du bas-ventre, au lieu de monter au sein. Ce lait s'aigrit en peu d'heures. Les intestins sont gonflés et couverts d'un rouge inflammatoire, et le lait épanché se trouve tourner en fromage, à la quantité de deux fois plein la forme d'un chapeau au moins ».

Voici la singulière étiologie que les médecins de l'Hôtel-Dieu assignaient, en 1778, à la fièvre puerpérale :

S'étant occupés des causes de ce désordre et des moyens de le prévenir, ils se croient fondés à l'attribuer « à l'excès de nourriture auquel ces femmes sont à même de se livrer pendant leur grossesse,

(1) A. Richard.

et à la qualité des aliments qu'elles reçoivent dans les différents offices où elles vont travailler, dans la maison où on leur donne, outre la nourriture ordinaire, du gâteau dont elles mangent sans discrétion et sans rien diminuer des aliments ordinaires qui leur sont distribués dans leur salle, lorsqu'elles sont de retour, qu'elles ont la liberté d'y achepter du lait, qu'on est même dans l'usage de leur laisser prendre une forte soupe au lait en sortant de leur accouchement, usage le plus pernicieux et le plus funeste pour leur situation... Ils attribuent aussi le mal à leur indocilité pour le régime préparatoire qu'ils leur veulent prescrire à l'approche de l'accouchement, refusant également les saignées et les purgations, quoique les médecins les jugent nécessaires. Enfin, comme cette salle est fort basse, il seroit à souhaiter qu'on y pût procurer le renouvellement de l'air. »

Les médecins s'étant alors retirés, la Compagnie arrêta les mesures suivantes qui découlaient nécessairement des notions étiologiques ci-dessus énoncées.

« 1° Déffences seront faites des demain à la laitière qui s'est introduite et placée à la porte de la salle Saint-Joseph depuis plusieurs années, contre les règlements de la maison, de s'y présenter à l'avenir, et elle sera consignée aux portes. Les mères d'offices seront engagées à ne donner, ny laisser prendre du lait aux femmes grosses qui vont travailler chez elles, et de faire en sorte qu'elles ne se livrent point à des excès de nourriture quels qu'ils soient.

4° Les gardes feront fréquemment leurs rondes vers la porte de la salle Saint-Joseph, pour reconnoître si on n'y introduit pas du lait ou des aliments de quelque espèce que ce soit, et au cas qu'il en soit besoin, il y sera posé une sentinelle (1). »

Le baiser sur le sein à la cour de France. — Y eut-il vraiment à la cour de France un usage qui autorisait le roi à baiser sur le sein les nouvelles mariées ? La chose est très douteuse, quoiqu'elle soit affirmée par Mme la baronne Double, connue sous le pseudonyme littéraire d'Étincelle.

On sait, dit Étincelle (Carnet d'un mondain, *Figaro* du 12 sept. 1881), qu'à la cérémonie de la présentation à la cour, les nouvelles mariées recevaient du roi un baiser sur le sein. Il était même recommandé de se décolleter un peu plus d'un côté que de l'autre. Le vertueux Louis XVI (1774-1793) supprima cette galanterie par trop

(1) HENRIETTE CARRIER, *Origines de la Maternité de Paris*.

féodale. Quand la ravissante princesse de Lamballe arriva, rougissante et troublée, devant le souverain, il lui prit la main qu'il effleura respectueusement de ses lèvres.

L'*Intermédiaire des chercheurs et des curieux* a contesté l'exactitude de ce renseignement :

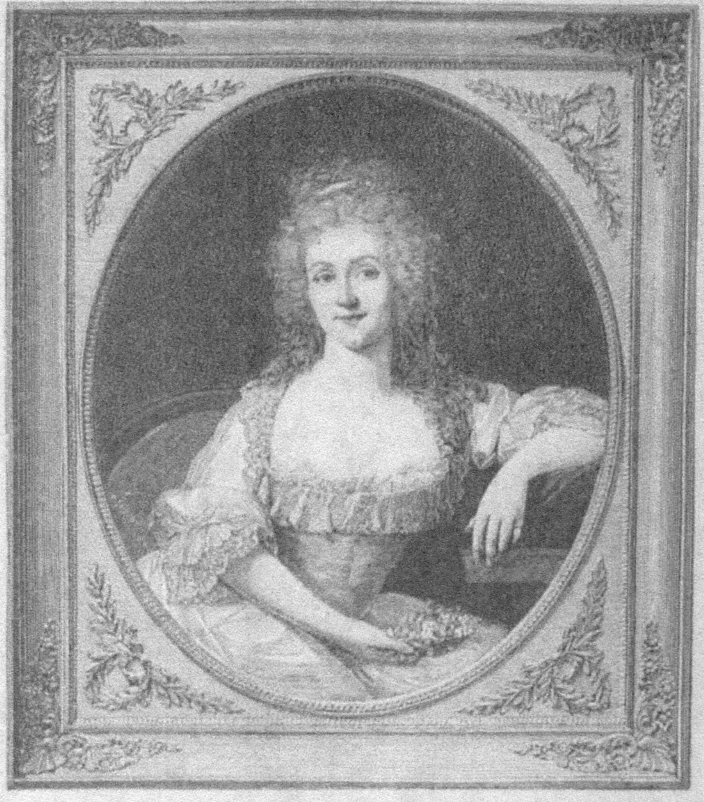

Fig. 85.

Ouf! voilà un nouveau droit féodal (le *jus mammale*); il vient un peu

tard, mais cela ne fait rien pour les besoins de la cause... Louis XVI
« le vertueux » ne monta sur le trône qu'en 1774, et Louise de Savoie-
Carignan était veuve de son *Sans balles* dès 1768. Il y a donc une petite erreur, ô Étincelle ! On voit au musée de la ville de Metz (nº 70) un
beau portrait ovale de la princesse, par Duplessis (fig. 35) ; elle n'est
plus jeune ; cela ne l'empêche pas de montrer par trop ses seins nus ;
les *papillæ* sont entièrement à découvert. Le fard seul la fait rougir ;
il est vrai qu'elle en avait tant vu, pendant ses quelques mois de mariage !

Pudeur de Charlotte Corday. — Alphonse Esquiros raconte sur cette héroïne un trait des plus touchants :

... L'accusée avait les mains liées étroitement.

Chabot, qui promenait depuis quelques instants sur elle un regard
cynique, avança la main vers la gorge de cette femme ; croyant voir
dans ce geste un horrible outrage, Charlotte Corday se retire vivement, un nuage de pudeur offensée monte à ses joues vierges et
un éclair terrible s'allume dans ses yeux ; mais dans le premier mouvement d'alarme, elle avait jeté avec tant de fureur ses épaules en arrière, que les cordons, les épingles et les boutons qui retenaient son
corsage se rompirent brusquement ; elle se trouva tout à fait découverte devant les regards curieux des assistants (*historique*).

Par un instinct charmant de femme surprise dans ses mystères,
elle abaissa sur ses deux genoux ses seins effarouchés, et forma, gracieusement accroupie à terre, une statue de Vénus pudique.

Les trésors que ce mouvement subit avaient mis à nu et que Charlotte Corday s'efforçait en vain de cacher entre ses genoux, étaient
d'une beauté parfaite ; mais la figure de la patiente semblait si alarmée,
la rose de la pudeur colorait si saintement son front, ses grands yeux
abaissés regardaient par-dessus l'épaule avec tant de dignité, que
nul des hommes peu délicats qui assistaient à cette scène ne se permit un geste, un sourire.

Charlotte Corday avait les mains attachées ; elle demanda, en les
présentant à ses bourreaux, qu'on les lui déliât, pour qu'elle pût se
rhabiller ; il n'y avait point là de femme, son embarras était extrême :
celui qui remplit ce devoir était si près d'elle.

Ce fut Harmand (de la Meuse) qui lui rendit ce service ; moins
pudibond, en la circonstance, que le La Hire d'une tragédie de Félix
Hilaire, sur Jeanne d'Arc. Cet auteur représente la jeune héroïne

blessée au sein. Elle appelle La Hire à son secours et lui dit :

> Arrache-moi ce fer qui me fait tant souffrir.

La Hire, pris d'un accès de pudeur, s'écrie :

> La blessure est profonde et la flèche est fixée
> Dans sa gorge. Grand Dieu ! sa vie est menacée !

Le sang de la Pucelle coule, ses souffrances augmentent ; elle répète : « *Arrache-moi ce fer !* » et le benoît La Hire répond :

> Jeanne, je n'ose pas, je n'oserai jamais.

Les nourrices de Buonaparte. — Parmi les souvenirs dictés à Rome par Madame, nous relevons de curieux détails sur l'enfance de Napoléon :

Maria Letizia Buonaparte, craignant de ne pouvoir suffire à l'allaitement de son nouveau-né si débile, la donna voulut se faire seconder dans ce devoir, par une nourrice auxiliaire qui s'appelait Camille Ilari, diminutif ou adjectif d'*ilarita*, signifiant, par une singulière coïncidence, comme le nom de Letizia, joie, hilarité, allégresse, afin d'égayer son nourrisson, par le signe de joie communicative du rire... Telle avait été, anciennement, la tâche de la reine de Castille, mère de saint Louis, celle que l'histoire appela de ce seul nom : *la Mère*. Ce fut aussi le nom donné en Corse, par sa famille, à madame Letizia, *la Mère*, avant d'être appelée officiellement, sous l'Empire, *Madame Mère* (1).

Voici sur le même sujet les réflexions de Mme Campan :

Les noms de ses nourrices, Letizia et Ilari, ne semblent pas plus que leur lait, avoir exercé une influence heureuse sur le caractère du nourrisson, qui resta sérieux et peu enjoué toute sa vie. Ayant prêché d'exemple, il voulait que les enfants fussent nourris par leur mère. Un jour, il interrompit madame de Staël dans une discussion de haute politique, pour lui demander si elle avait nourri ses enfants (2).

Sein blessé et guéri par Talma. — Talma jouait, un soir, la tragédie avec la célèbre Caroline Van Hove ; soudain, emporté

---

(1) Baron LARREY. *Madame Mère*.
(2) *Journal anecdotique*.

par l'ardeur de son jeu, il fait un geste déclamatoire et violemment heurte l'actrice. Celle-ci pousse un cri et s'affaisse. Immédiatement portée dans sa loge, elle reste évanouie. Le médecin du théâtre arrive, examine la malade : « Que quelqu'un de bonne volonté se présente pour sucer la plaie, s'écrie-t-il, il peut y avoir danger de mort ! »

Or voici ce qui s'était passé : dans un geste violent, Talma avait rencontré le sein de l'actrice, et une épingle de cuivre doré, qui servait à fixer la tunique de cette dernière, avait traversé les chairs et pénétré profondément dans la mamelle. Au moment où le médecin prononçait ces paroles, Talma, qui venait de terminer son rôle, entrait dans la loge de M⁽ˡˡᵉ⁾ Van Hove. Anxieux, il interroge ; on lui montre l'actrice toujours sans connaissance ; on lui répète les paroles du docteur. — « J'ai fait le mal, je tâcherai de le réparer », réplique-t-il. Et aussitôt il se met en devoir d'aspirer par la succion le sang figé qui pouvait occasionner un dépôt mortel. La blessée fut sauvée, grâce au dévouement de Talma. Quelque temps après, le grand tragédien épousait M⁽ˡˡᵉ⁾ Caroline Van Hove qui devint célèbre sous le nom de M⁽ᵐᵉ⁾ Talma. On sait que l'éminente actrice a laissé sous ce dernier nom un ouvrage intitulé : *l'Art théâtral*, qui encore aujourd'hui fait autorité.

Bon mot de Sophie Arnould. — Un amoureux de M⁽ˡˡᵉ⁾ Duraney, le jour de sa fête, présenta à cette actrice un bouquet qu'il voulut lui placer sur le sein. Comme la demoiselle s'y opposait, l'amoureux lui enleva son fichu. M⁽ˡˡᵉ⁾ Duraney fit mine de se fâcher.

— Calme-toi, lui dit Sophie Arnould, qui entrait au moment de ce petit débat : ne sais-tu pas que les jours de fête on découvre les saints.

Actrice courageuse. — M⁽ˡˡᵉ⁾ Contat prit sa retraite de la Comédie-Française, le 6 mars 1809. Atteinte d'une maladie qui ne pardonne pas, d'un cancer au sein, elle apprit par le plus funeste des hasards qu'elle était condamnée : son médecin, le docteur Dubois, avait écrit à un de ses confrères que la malade était perdue, et qu'il était inutile de tenter une opération

douloureuse ; par mégarde, il laissa la lettre chez Mlle Contat,
qui s'évanouit en la lisant. Revenue à elle, la courageuse femme
ne montra plus aucune faiblesse ; elle souffrit cruellement jusqu'à sa mort, qui arriva le 9 mars 1813.

Procès interminable. — Veut-on se faire une idée du
temps que durent les procès en Russie ? Qu'on en juge par cet
échantillon judiciaire.

Une grande dame russe se met en quête d'une nourrice
pour son fils qui vient de naître. Un seigneur de sa connaissance
lui propose une jeune moujicke serve ; l'offre est acceptée, et le
bébé est confié à cette femme.

Elle l'allaitait depuis quinze à vingt jours, quand tout à coup
le seigneur en question déclare qu'il est obligé de lui reprendre
la moujicke. Protestations de la dame, qui voit les jours de son
fils en danger si on lui retire sa nourrice ; persistance du
seigneur dans sa résolution, et enfin procès intenté à lui par la
dame.

Un jour, l'empereur Nicolas passait une revue. Un individu
porteur d'un pli cacheté demande à parler à un colonel des
chevaliers-gardes, qu'il nomme. On le lui indique, et il remet à
cet officier le pli en question. Le colonel l'ouvre : c'était un
jugement récemment rendu, et condamnant le maître de la
nourrice à laisser à celle-ci son nourrisson jusqu'à ce qu'il fût
complètement sevré.

Or le nourrisson, c'était le colonel des chevaliers-gardes, à
qui l'on apportait le résultat du procès gagné par sa mère,
depuis longtemps décédée.

Ce procès avait duré trente ans (1).

Repartie de Taylor. — C'était en 1826, le baron Taylor,
jeune et pimpant, fréquentait le salon politique de Mme de X...,
qui avait un défaut, ou une qualité, comme on voudra, celui ou
celle de se décolleter outre mesure. Dans la conversation, le
baron émit une opinion qui scandalisa fort la maîtresse de la
maison.

(1) *Encyclopédiana*.

Et, comme il insistait :

— Tenez, lui dit M™° de X..., vous me faites hausser les épaules.

— Encore! se contenta de répliquer le baron.

Une aiguille indiscrète. — A peine le Théâtre-Français avait-il eu le loisir d'apprécier l'intelligence et le mérite d'Augustine Brohan, qu'il fut tout à coup menacé de la perdre. Une maladie étrange, inexplicable, vint arracher la jeune artiste à l'étude de ses rôles.

Les plus célèbres médecins, consultés tour à tour, déclarent qu'Augustine a un commencement de cancer au sein droit. On parle d'une opération terrible. Heureusement, nos opérateurs ont l'idée de réclamer l'assistance de Ricord, qui les traite d'ignares, et d'un simple revers de bistouri, fait sortir une aiguille du sein de la malade en disant :

— Vous avez eu tort, chère belle, de prendre ceci pour une pelote. Ne commettez plus de semblables erreurs (1).

Fromage de femme. — Le D' Félix Brémond va nous faire, de sa plume alerte, le récit d'un incident gastronomique qui termina un dîner offert par M. Paul Bert, au mois de septembre 1879 :

Quelques députés étaient réunis à la table de l'illustre physiologiste ; la chère était exquise et le régal allait finir, lorsque le maître de la maison servit lui-même un minuscule fromage, en le recommandant spécialement à l'attention des invités. Tous le trouvaient excellent, quand l'un d'eux demanda le nom de l'animal dont il provenait.

— Devinez, se contenta de répondre l'amphitryon.

— Ce fromage exquis, dit le questionneur, doit avoir été fait avec du lait de brebis. Le maître de la maison hocha la tête négativement. — Avec du lait de chèvre, reprit un deuxième convive. Même négation. — Serait-ce avec du vulgaire lait de vache, alors ? hasarda un troisième. M. Paul Bert eut un sourire qui voulait dire : Cherchez mieux.

Les invités nommèrent successivement les femelles des animaux les plus surprenants. La classe entière des mammifères fut passée en revue

(1) Eugène de Mirecourt.

sans avoir donné le mot de l'énigme. — Messieurs, dit alors gravement le médecin-député, le fromage que je vous ai servi a été fait avec du lait de femme !

A cette déclaration, les mines s'allongèrent, au dire du journaliste lyonnais de qui nous tenons l'histoire caséeuse qui précède.

Qu'on me permette de le déclarer, avec la rude franchise d'un vieil... ennemi de tous les fromages, les grimaces des convives de M. Paul Bert m'étonnent profondément.

Ce n'est pas que je trouve qu'il faille encourager l'industrie naissante créée par le successeur de Claude Bernard, ni que j'aie la moindre sympathie pour le commerce du lait de femme à la tasse, qui se fait sur quelques marchés d'Amérique. Il me paraît tout simplement étrange que des gens d'esprit, dinant chez un savant, n'aient pas compris la signification réelle du plat anormal qui leur était servi. A leur place, après avoir beurré mon pain d'un caséum venu des glandes mammaires d'une femme, j'aurais demandé à édulcorer mon café avec du sucre élaboré par le foie d'un homme glycogénique, et la physiologie expérimentale eût tout bonnement enregistré un essai de plus.

L'homme aux épingles. — Le 12 août 1891, comparut devant la 10e chambre un des plus riches négociants en diamants de Paris, Michel B... L'accusé avait 55 ans ; sans être un vieillard épuisé, il s'adonnait en dilettante au sadisme, à « l'amour cruel », chez une proxénète de la rue Blanche, où les pensionnaires l'appelaient le *Loufoc*, le fou, le maniaque, ou bien « l'homme qui pique ».

Au dire de Claudine Buron, une gigolette qui la connaît dans les coins, le prévenu se serait enfermé avec elle et deux de ses compagnes. L'une d'elles, Marie Lys, s'était munie d'une boîte d'épingles, d'un mouchoir et d'un martinet. Une fois en présence de ces trois filles, qui étaient complètement dévêtues, B... aurait enfoncé des épingles par centaines dans la gorge de Claudine Buron. Cette malheureuse, malgré les tortures qu'elle endurait, avait reçu la consigne de lui sourire.

Après cette scène abominable, B... aurait attaché le mouchoir avec des épingles à la poitrine de la fille Buron, puis l'aurait arraché violemment, en faisant jaillir le sang ! Il prenait également plaisir à l'épiler et à la fustiger avec un martinet.

La PRÉVENUE. — Je le nie !

Mêmes dénégations de la part de M. B...

Les témoins sont entendus. D'abord l'accusatrice, Claudine Buron, 18 ans. La scène de débauche se renouvela trois ou quatre fois ; chaque « séance » lui rapportait 40 francs ; certaines se prolongeaient pendant cinq ou six heures.

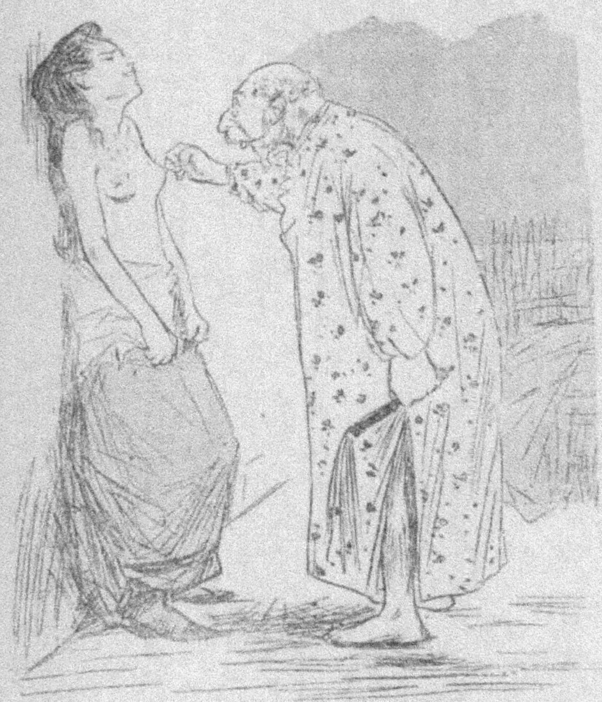

FIG. 36. — L'homme qui pique.

Le docteur VIBERT, médecin légiste, déclare que Mlle Buron porte des centaines de petits points rouges sur les seins, qui peuvent provenir de coups d'épingles et qu'on s'explique difficilement d'une autre façon.

— Ce qui me surprend, ajoute-t-il, c'est que cette jeune fille prétende n'avoir presque pas saigné! Si les épingles avaient été enfoncées aussi profondément qu'elle le dit, le sang aurait dû couler abondamment. D'autre part, des coups d'épingle superficiels n'auraient laissé aucune trace au bout de quelques jours.

M⁰ Léon Renault. — Et au moment où l'affaire a éclaté il y avait des mois que la fille Buron n'avait revu M. B...; cela donnerait à penser qu'elle s'est fait ou qu'on lui a fait des piqûres nouvelles, pour tromper la religion du médecin légiste.

Le tribunal partagea l'avis de l'avocat et déclara que la fille Buron avait exagéré et que jamais B... ne lui avait enfoncé les épingles en aussi grand nombre et aussi profondément qu'elle le prétendait, mais qu'elle avait été incontestablement piquée au sein et sur d'autres parties charnues de sa personne; en conséquence, le prévenu fut condamné à six mois de prison, 200 francs d'amende et 1,000 francs de dommages-intérêts. (Mˡˡᵉ Buron, maîtresse chanteuse, réclamait la modeste somme de 50,000 francs) (1).

Nous reproduisons ci-contre (fig. 36) le dessin de Forain, paru dans le *Courrier français*, avec cette légende : *Le vieux Loufoc :* — N'est-ce pas qu'ça t'amuse, p'tite gourmande !

Grève de seins. — La ville de Vienne, en 1893, a été menacée d'une grève d'un genre nouveau. Les nourrices, constituées en syndicat, avaient décidé d'abandonner leurs nourrissons si les concessions suivantes ne leur étaient faites : salaire minimum de 15 florins par mois; affranchissement de tout travail qui ne correspondrait pas exactement à leur situation; gratification de sortie s'élevant à trente florins, au minimum.

Elles exigeaient, en outre, que la note fournie par le patron à la police leur donnât la qualification de nourrice, puisqu'elles n'acceptent pas celle de servante. — A quand la grève des nourrissons protestant contre les entraves du maillot?

Cette révolte des nounous autrichiennes a fait l'objet d'une des plus spirituelles boutades de Henri Second, dans le *Journal amusant;* elle se termine par cette conclusion :

Espérons qu'on le leur accordera bien vite, et qu'on étouffera ainsi

(1) D'après le compte rendu de Ch. Bataille, dans le *Figaro*.

dans le germe, une grève qui, en se généralisant, pourrait avoir des conséquences redoutables.

D'ailleurs, et ici je m'adresse particulièrement aux nourrices françaises, qu'elles y regardent à deux fois avant d'entrer dans un tel mouvement.

Les coalitions de ce genre sont toujours fatales, en définitive, à l'industrie nationale. Le producteur finit toujours par en souffrir encore plus que le consommateur.

Voyons, mesdames, songez-y. Si vous vous mettiez à refuser, en masse, la petite goutte à vos nourrissons, que ferez-vous de votre lait ?

Vous n'auriez même pas la ressource d'en fabriquer du fromage.

Et vous vous apercevriez bien vite, mais encore trop tard, hélas ! qu'en boudant contre votre... sein, vous auriez travaillé pour les marchands de biberons.

Téteuse patentée. — Le docteur Léo, de Bonn, a rendu compte d'un intéressant procès intenté, en 1895, à une sage-femme qui, à défaut de petits chiens, et suivant une très ancienne coutume, avait employé une vieille femme édentée comme « téteuse patentée ».

Quand une accouchée avait les seins trop gonflés et que l'enfant ne parvenait pas à les vider, cette spécialiste débarrassait elle-même la nourrice du lait en excès. Malheureusement, en 1884 et en 1885, quatre femmes furent atteintes de syphilis après que la vieille eut sucé leur lait, et l'on aurait constaté alors qu'elle avait mal à la bouche ; bientôt la maladie atteignit deux des maris ainsi que plusieurs nouveau-nés et causa certainement la mort de l'un de ceux-ci.

Dès que ces faits furent connus des autorités, la sage-femme fut poursuivie pour blessures corporelles par négligence. Quant à la téteuse, elle ne fut pas inquiétée.

Le collège médical rhénan consulté fut d'avis que la sage-femme devait connaître le danger qu'il peut y avoir à faire téter une femme par une autre personne, et qu'il y avait eu imprudence de sa part. Dans le manuel à l'usage des sages-femmes, il serait recommandé de se servir en pareil cas d'un bout de sein en verre. Le tribunal, en conséquence, condamna la sage-femme à six mois de prison.

Celle-ci interjeta appel. La cour ordonna alors une nouvelle enquête, sous prétexte qu'il n'était pas démontré : 1° que l'inculpée eût eu connaissance de l'état de la bouche de la téteuse, et 2° que, même avec une attention suffisante, il eût été possible de reconnaître l'existence d'accidents contagieux.

L'inculpée fut acquittée pour ce motif que la syphilis des lèvres est une maladie assez rare pour que l'idée d'un danger d'infection par cette voie puisse ne pas venir à l'idée d'une sage-femme. D'ailleurs, dans les anciens manuels mis entre les mains des sages-femmes, le procédé en question serait formellement recommandé ; dans les nouveaux, il ne serait pas expressément défendu (1).

Palpeur de seins et d'espèces. — Le *Voltaire* nous a conté l'histoire d'un ingénieux filou qui avait imaginé de se créer des revenus en essayant les nourrices ! Il se présentait, grave et digne, chez les sages-femmes comme médecin de la préfecture, et, à ce titre officiel, se faisait indiquer des adresses de nounous en disponibilité. Il se rendait au domicile de ces jeunes laitières, et, sous prétexte de constater l'abondance de leur sécrétion, leur palpait et repalpait consciencieusement les seins.

Quand il les avait suffisamment pressés, il se déclarait satisfait et exigeait deux francs pour frais de visite. C'était encore une façon de les prendre à la gorge.

Une enquête a établi qu'il pressait en moyenne dix-huit paires de seins par jour, sans excepter les jours fériés.

Il paraît même qu'en certains cas il étendait le champ de ses investigations ; mais alors il réclamait deux francs cinquante...

C'était canaille, mais ingénieux.

Manœuvre frauduleuse à l'aide des seins. — Les seins peuvent-ils servir à des manœuvres frauduleuses ? Mon Dieu, oui, s'il faut en croire le *Gaulois*, dans son Courrier du Palais. Une jeune actrice des Nouveautés commande quelques riches costumes à sa couturière, et, comme celle-ci craint qu'elle ne soit pas majeure, pour la convaincre, l'actrice exhibe une magnifique paire de tétons. La couturière est convaincue et accepte des billets. Or, la coupable était mineure, et, lors du paiement, excipa de sa minorité. — « Je n'aurais jamais cru mademoiselle sur parole, mais quand j'ai vu... C'est ça qui m'a trompée », gémissait la couturière, dans son assignation. Ces sortes de causes amusent toujours les magistrats.

(1) *Zeit. f. med.* et *Union médicale.*

Tatouage curieux. — Extrait du *Praticien* :

Aujourd'hui, l'on peut dire que le tatouage est le vêtement des sauvages et des criminels. Chez les prostituées il manque rarement, et la prison Saint-Lazare possède un album photographique qui ferait la joie de plus d'un *dilettante*. Notre maître et ami le docteur Chéron possède actuellement dans son service une malade ayant, sur chacun des seins, le portrait *équestre* d'un garde municipal orné de ce simple mot, éloquent dans sa simplicité : « OCTAVE ! »

Le D' Chéron, à qui nous avons demandé la communication du document, nous a confirmé le fait, mais il n'a pu retrouver la photographie de cette Livie moderne.

Le mangeur de seins sur le plat. — Aurélien Scholl a raconté dans le *Journal* cette anecdote véridique, sinon vraisemblable :

On accusait le colonel Dupin de se faire servir le matin, à son premier repas, une poitrine de jeune fille *sur le plat*. Ce bruit était si répandu qu'un matin, à Mexico, en présence de MM. de Galliffet, d'Espeuilles et de Massa, Mlle Young, jeune Américaine, se retirant d'une maison où elle était en visite, dit au colonel Dupin, en frappant sur sa poitrine... décolletée :
— Adieu, colonel, j'emporte votre déjeuner !

Accident préjudiciable au décolletage. — Mlle Cassive, des Folies-Dramatiques, pendant une partie de chevaux de bois à la fête de Neuilly, fit une chute malheureuse qui lui cassa une clavicule. L'artiste attaqua le directeur du manège en dommages-intérêts, à cause de la déformation laissée par cette blessure qui nuisait à la plastique de sa poitrine, quand elle se décolletait ; elle estimait ce préjudice esthétique à la somme de 30,000 francs, mais le tribunal, peu galant, débouta de sa plainte la charmante actrice et la condamna aux dépens.

Enseigne foraine. — Copiée au-dessus d'une baraque de la fête de Neuilly :

La belle argérienne
NOÉMIE !!!

Venez la voir. Elle a dix-huit ans !
Sa poitrine, de la dureté du roc africain.
Pèse dix-huit kilos et demi.

Venez voir les plus gros seins de la terre !
Les plus ronds !
Les plus beaux !

25 centimes les premières *(il n'y a pas de secondes, pour la commodité des premières).*

VISIBLE POUR LES HOMMES SEULEMENT

Les petits profits des médecins de théâtre. — On sait que, chaque soir, dans toutes les salles de spectacle, un fauteuil est réservé à un médecin de service. Cette honorable sinécure n'est pas rétribuée, mais outre un plaisir régulièrement renouvelé, elle offre, comme casuel, certains avantages qui ne sont pas à dédaigner. Une spectatrice perd-elle connaissance, incommodée par la chaleur et par son corset, elle est portée au foyer, étendue et délacée. Voici la recommandation pratique qu'un vieux titulaire fit, un soir, devant nous à son jeune interrinaire : « Si vous êtes appelé pour une dame en syncope — c'est l'indisposition la plus fréquente — deux cas peuvent se présenter : l'égrotante est jolie ou laide ; dans la première alternative, dégrafez vous-même le corsage ; ouvrez largement le corset ; donnez de l'air, beaucoup d'air à la poitrine et... mettez-y le temps ; autrement, confiez ce soin à l'ouvreuse. »

D'autres aubaines peuvent être récoltées de l'autre côté du rideau. Ainsi le D' B... est demandé en toute hâte auprès de deux figurantes qui s'étaient giflées et griffées jusqu'au sang, s'accusant l'une et l'autre de s'être donné la gale. Les combattantes pansées et calmées, notre confrère, en peaucier avisé, sachant que, chez la femme, le siège de prédilection des vésicules acariennes est, après les mains, le ventre et les seins, explique au directeur la nécessité d'examiner le buste de toute la troupe féminine, pour éliminer celles qui sont atteintes et empêcher la contagion de s'éterniser dans les loges. A l'entr'acte suivant, figurantes, choristes, dames de ballet, sont invitées à se rendre sur la scène. Étonnement d'abord, stupéfaction ensuite, quand le directeur leur enjoint de se dévêtir jusqu'aux hanches

et d'exhiber à nu, devant la Faculté, et ventre et tétons. L'opération terminée, elles se placent en demi-cercle sur un seul rang,
et le docteur B..., nouveau Napoléon, passe en revue, de son air
le plus grave, ce bataillon d'amazones improvisées, pressant le
pas devant les torses défraîchis et stationnant volontiers auprès
de ceux qui présentaient des saillies fermes et des contours cha-
toyants.

Après avoir découvert quelques seins contaminés, notre éminent praticien retourne à son fauteuil, avec la satisfaction du
devoir accompli, se félicitant, comme Titus, d'avoir bien rempli...
sa soirée.

CHAPITRE II

Anecdotes et curiosités religieuses.

I. — DÉESSES, SAINTES ET SAINTS

Divinités païennes nourricières. — Chez les Égyptiens, la
déesse Thouéris avait un corps d'hippopotame, à mamelles pen-

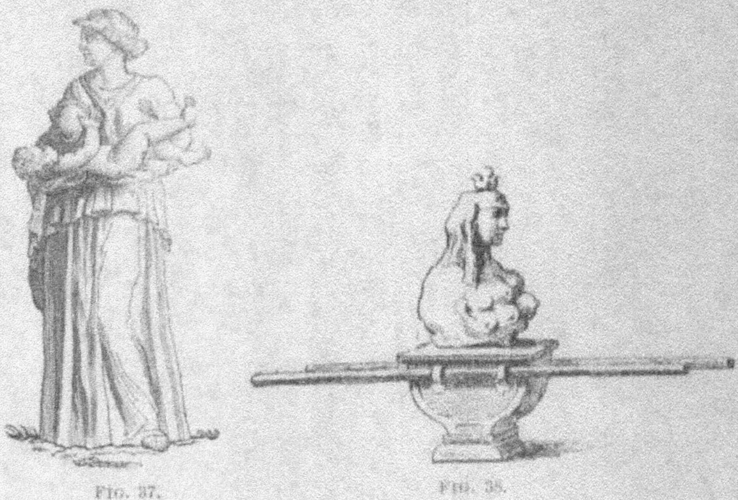

FIG. 37.   FIG. 38.

dantes (1), et présidait à l'allaitement ; de là son autre nom d'Apet
ou la *bonne nourrice*.

(1) LEPSIUS DENKMÆHLER, *Les Monuments de l'Égypte et de l'Éthiopie*, 1853-58.

A Rome, plusieurs déesses protégeaient les femmes en couches ; mais une seule, Rumina ou Rumilia (fig. 37), était la divinité de l'allaitement. Son nom vient de *Ruma*, qui anciennement voulait dire mamelle. On la représentait sous les traits d'une femme donnant le sein à un enfant. Il n'entrait pas de vin dans ses sacrifices, les libations ne s'y faisaient qu'avec du lait. « Cette

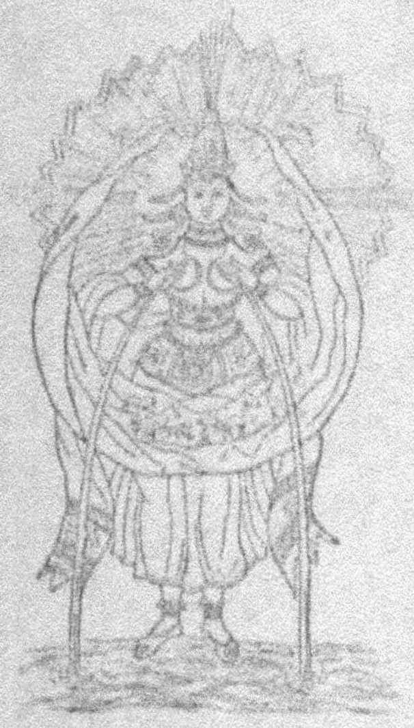

FIG. 39 (1).

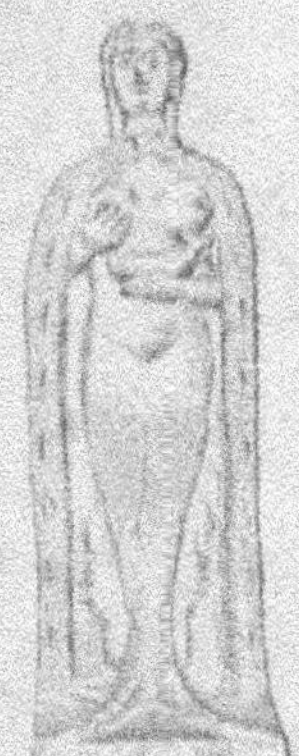

FIG. 40 (2).

déesse, dit Plutarque dans les *Questions romaines*, ne voulait pas qu'on lui offrît du vin, parce qu'il était pernicieux au nouveau-né. »

Nous pouvons rapprocher de ces divinités spéciales les déesses fécondes et nourricières, aux seins gonflés de lait, telles : l'Isis des Égyptiens (fig. 38) ; Maya, divinité indienne (fig. 39), d'où est sortie la mer de lait, matière première de toutes choses, qui

(1) D'après la *Mythologie dans l'art ancien et moderne*, de René Ménard (Delagrave, édit.).
(2) Collection du Dr Hamonic.

s'écoule de ses seins ; Adermagis (fig. 40) et Astarté (fig. 43), les
déesses mères de la Phénicie ; Istar (fig. 41), la Vénus chaldéo-
assyrienne et les divinités nourricières cypriotes (fig. 44), portant
les mains à la poitrine comme pour en faire jaillir le lait ; l'Aphrodite orientale (fig. 59), dans la même attitude, déesse de la fécondité que les peuples de l'Asie ont adorée sous divers noms : Zar-

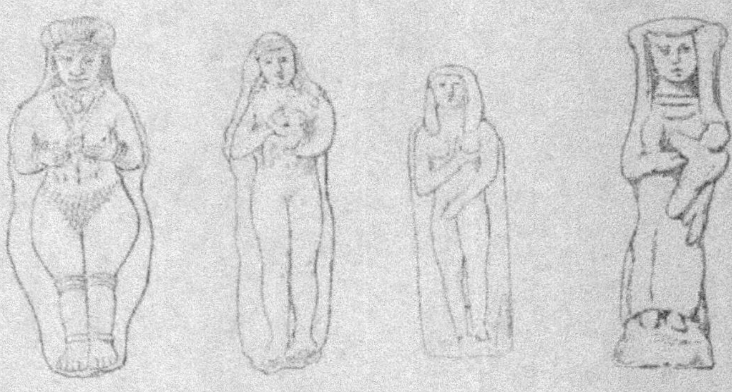

Fig. 41, 42, 43 (1), 44 (2).

panit, Myletta, Nana, Ashtoret, etc. ; enfin l'Artémise grecque
(fig. 45), descendante d'Anahit, dont le corps, couvert de
mamelles, personnifie à Éphèse, comme Cybèle à Smyrne, la
puissance créatrice de la Nature.

Les déesses mythiques donnaient aux mères l'exemple de l'allaitement : Isis est souvent figurée sur les monuments égyptiens
en train d'allaiter Horus (fig. 47). Héra, chez les Grecs, Junon,
chez les Romains, présentent aussi le sein à Arès ou à Mars
(fig. 46).

(1) Figurines en terre cuite du Musée du Louvre. V. *Manuel d'archéologie orientale*, de BABELON (A. Quantin, édit.).

(2) Cette déesse mère, de style gréco-égyptien, avec un enfant au sein, se rencontre souvent dans les tombes cypriotes. On trouve aussi, dans toutes les nécropoles
antiques, l'effigie de déesses mères et nourrices portant les mains à leur sein ou sur
le ventre. « On comprend, dit Heuzey, par quelle liaison d'idées on y est arrivé ;
en se faisant les hôtesses de la tombe et en s'y enfermant avec le mort, c'est comme
une promesse de vie et d'immortalité que lui apportent ces divinités qui président
à la naissance et à la croissance de tous les êtres, au renouvellement perpétuel de
la féconde et inépuisable nature. »

Saintes et Saints protecteurs des seins. — Saint Mamert, évêque de Vienne en Dauphiné, au V* siècle, par la vertu de son

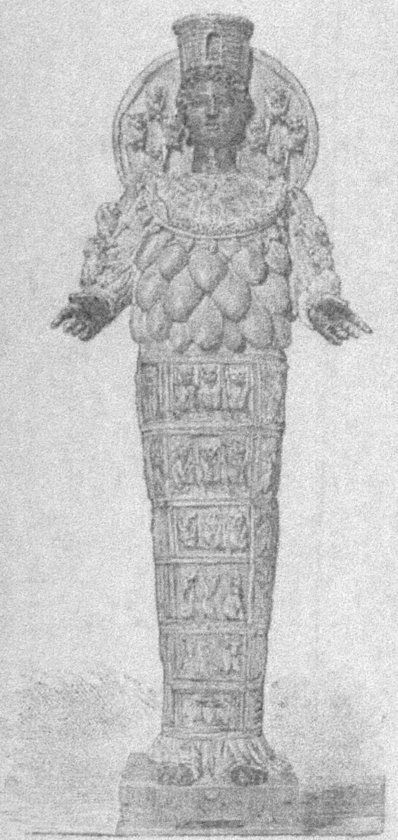

FIG. 45. — Artémise, Statue en albâtre du Musée de Naples.

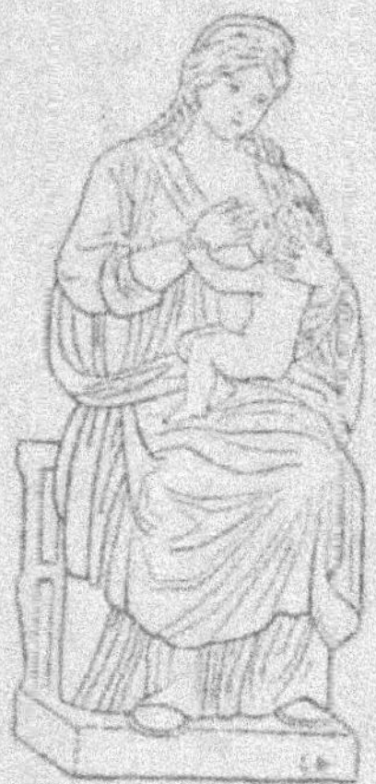

FIG. 46.

nom, guérit les maladies des seins; pour la même raison, saint Mammard mûrit les abcès mammaires. « Sa mère adoptive, dit H. Estienne, se nommait Ammia; à l'âge de deux ans, parce qu'il l'appelait *mamas* ou *maman*, on lui donna le nom de Mammès (1). »

Sainte Agathe, à cause de son supplice (2), est la grande spécialiste des affections de la mamelle. Sa concurrente, sainte Aldégonde, se réserve la guérison du cancer mammaire..., dont elle mourut. Sainte Blandine, qui fut brûlée sur un gril, est invoquée par

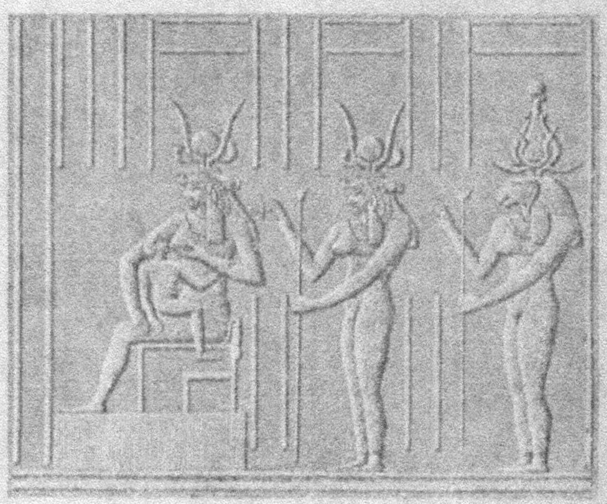

FIG. 47. — Isis dans le temple de Beni-Hassan.

les mères privées de lait. On a rapporté un cas de cécité (3) par le lait de sainte Célinie.

D'autres saintes remplissent l'emploi du *lait mamilla* et ne s'occupent que du développement des mamelles : telles sont sainte Honoré et sainte Catherine, en souvenir de leur martyre.

Dans l'église supprimée de Languengar, du Finistère, dit Cambry (3), on révérait sainte Honoré. Ses reliques, trempées dans l'eau

(1) Dans les légendes burlesques de Provence, il est question de saints grotesques dont le nom est en rapport avec les attributions, tels sont : sainte Bibiane qui mâchait le vin aux pauvres ; sainte Précaution, qui s'essuyait avant de se mouiller ; sainte Lipopetti, qui avait des mamelles de bois, etc. (Note communiquée par le Dr F. Brémond.)
(2) Voir page 105.
(3) *Voyage dans le Finistère.*

d'une fontaine voisine, faisaient opérer des merveilles. Les femmes en buvaient pour augmenter leur lait. Un jeune indiscret en prit, par dérision ; aussitôt ses seins se gonflent : il eût pu servir de nourrice ! Sa conversion, son repentir et ses offrandes dissipèrent pourtant cette incommode protubérance.

D'Aubigné, dans la *Confession catholique du sieur de Sancy*, raconte l'anecdote suivante :

A propos de relique, ce méchant comte de La Rochefoucaut, dinant un jour avec les filles de la reine, qui le picotaient par ordre exprès, et lui demandaient de ces belles reliques qu'il avait pillées à Tours, il dit s'en être défait comme de bagatelles. Enfin, étant importuné, il leur promit que si elles venaient toutes le baiser, il leur donnerait des brassières de sainte Catherine, qui leur feraient à toutes revenir les tétons aussi durs que quand elles étaient pucelles.

Notre-Dame de Montserrat cumule la protection des femmes enceintes et celle des enfants à la mamelle. « Un bonhomme de Bordeaux, dit Collin de Plancy, avait une petite fille de quinze mois, qui depuis huit jours ne voulait plus téter. Il la mit dans la confrérie de Notre-Dame de Monserrat, et incontinent la petite fille se jeta sur la mamelle de sa mère. »

Saint Dominique guérissait, sans opération, les affections les plus graves des seins, si l'on en croit le récit d'une de ses cures, rapporté par le *Rosier de Marie* :

Il y avait à Rome, auprès de la porte de Latran, une femme d'une grande sainteté, nommée Bonne. Elle souffrait d'une infirmité très grave : de sa poitrine et de ses seins sortaient une quantité innombrable de vers.

Cette femme supportait cette horrible maladie avec tant de patience et de « reconnaissance » que, quelquefois, quand il lui tombait des vers, elle les ramassait et les replaçait sur sa poitrine.

Saint Dominique lui dit un jour : « Je vous en prie, donnez-moi un de ces vers... » Elle ne consentit que sur la promesse qu'il lui fit de rendre le ver. Ayant reçu la promesse, elle prit un ver sur sa poitrine et le remit à saint Dominique. C'était un grand ver qui avait la tête noire. Le Père l'ayant pris, le ver se changea en une très belle pierre précieuse. La femme commença à pleurer et le supplia de lui rendre ce bijou. Le saint rendit la pierre ; la brave femme la replaça sur sa poitrine, où elle se changea de nouveau en ver. Alors Dominique la bénit avec le signe de la croix. Aussitôt ses seins tombèrent de sa poitrine ; les vers périrent et sa poitrine se consolida. Les seins se reformèrent peu à peu.

Saints et saintes martyrisés. — Le lait et les seins jouent un rôle important dans certains martyrologes dont nous ne garantissons pas l'authenticité.

Sainte Félicité marcha au supplice en allaitant son enfant.

On raconte que sainte Barbe, quoique vierge, ne saigna que du lait quand on lui coupa la tête (1) et dans plusieurs couvents, on possède des fioles remplies du lait de cette sainte (2).

Sainte Catherine subit le même supplice ; et à Rome, on montre aussi, dans l'église de Sainte-Catherine del Borgo, du lait qui jaillit du cou de la sainte (3).

Autres décapitations lactées : celles de saint Pantaléon, médecin, martyrisé à Nicomédie, au IV⁰ siècle, et de saint Paul. Le lait qui s'écoula de la tête de ce dernier se trouve à Rome, dans l'église de Saint-Alexis, et à l'Escurial. « Il n'est pas étonnant, écrit saint Ambroise, que saint Paul ait été plein de lait, puisqu'il était en quelque sorte la *mère nourrice* des Gentils. »

Notre confrère saint Antioche, médecin à Sébaste, eut aussi la tête tranchée, et, au moment où elle tombait, il jaillit un flot de lait ; le bourreau fut tellement impressionné qu'il se convertit au Christ et subit à son tour le martyre. Tout autre fut le résultat d'une transformation miraculeuse du lait dont fut victime sainte Radiana, servante en Souabe. Cette pauvre fille portait aux malheureux du lait dans un baquet ; mais son maître ne trouvant que de la lessive, exprima son mécontentement en rouant de coups sa servante.

Les saintes Febronia, Calliope, Christine à Bolsène, Maire à Reims, Martine à Rome, eurent les mamelles coupées ou arrachées avec des tenailles. Sainte Barbe, la patronne des artilleurs, subit le même sort avant d'être décollée. Mais sainte Agathe est la plus célèbre des martyrisées mammaires ; nous lui devons une mention toute spéciale.

(1) Henri Estienne. *Apologie pour Hérodote.*
(2) Collin de Plancy. *Loc. cit.*
(3) *Merveilles de Rome.*

Martyre de sainte Agathe — Sainte Agathe était Sicilienne. Palerme et Catane se disputent l'honneur de l'avoir vue naître. C'est dans la dernière de ces deux villes qu'elle souffrit le martyre, en 251, lors de la persécution suscitée contre les chrétiens par l'empereur Décius.

Cette sainte était d'une naissance illustre et d'une rare beauté. Quintien, gouverneur de Sicile, en devint amoureux ; mais n'ayant pu réussir à lui plaire, il la fit traduire devant son tribunal, et la condamna d'abord à passer quelque temps dans la maison d'une femme de mauvaise vie. La constance de la jeune chré-

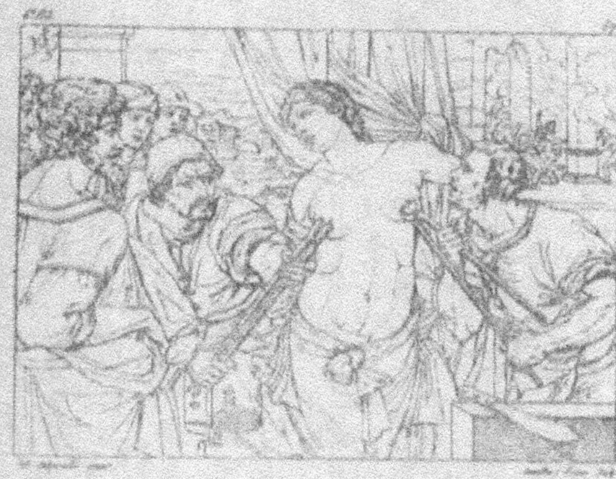

FIG. 48.

tienne triompha de toutes les séductions. Alors Quintien lui fit souffrir de cruels tourments, dont elle mourut lorsqu'on l'eut reconduite dans sa prison.

Pour se venger de la sainte, Quintien imagina, entre autres tortures, de lui faire tenailler les seins.

Sebastiano del Piombo a fait de ce supplice le sujet d'un tableau magistral qui était à Florence, dans le palais Pitti (fig. 48). Sainte Agathe est nue jusqu'à la ceinture. Deux bourreaux commencent à lui infliger le tourment ordonné par le gouverneur. Celui-ci, vu de profil, semble jouir des douleurs de sa victime. La sainte tourne la tête vers lui, sans doute pour lui adresser ces paroles qu'on a conservées : « Ne rougissez-vous pas de me faire cette injure, vous que le sein de votre mère a allaité. »

La légende veut que saint Pierre apparut à la vierge martyre dans sa prison et lui remit les seins coupés. Depuis le supplice de la sainte, ses mamelles se sont multipliées à l'infini. On en montre une partie à Rome, dans l'église de Saint-Étienne le Rond (1) ; une entière se trouve à l'église de Saint-Merry ; deux à Catane ; une autre était honorée à Rome, dans l'église de Saint-Dominique ; une cinquième à Siponto ; une sixième à Capoue, etc. (2). Quelques-unes sont perdues, espérons qu'on les retrouvera. Ces mamelles multiples donneraient à penser que sainte Agathe fut une nouvelle Diane d'Éphèse.

L'un des seins de sainte Agathe, raconte Larousse, est conservé dans une église de Palerme et exposé à la vénération des fidèles. Quand arrive un noble visiteur, on l'admet à l'honneur de le baiser. C'est ce qui fut fait pour le duc d'Ossuna, vice-roi de Naples, qui, avant d'accomplir ce pieux devoir, eut soin de se retourner vers sa femme et de lui dire : « Avec votre permission, madame. »

Sainte Casilda eut, paraît-il, le même sort que sainte Agathe. Voici la description donnée par Théophile Gautier d'un tableau représentant ce supplice et qu'il vit dans la cathédrale de Burgos.

Nous mentionnerons en passant, dit-il dans son *Voyage en Espagne*, quelques tableaux de fra Diego de Leyva, entre autres celui qui représente le martyre de sainte Casilda, à qui le bourreau vient de couper les deux seins : le sang jaillit à gros bouillons de deux plaques rouges laissées sur la poitrine par la chair amputée ; les deux demi-globes gisent à côté de la sainte, qui regarde, avec une expression d'extase fiévreuse et convulsive, un grand ange à figure rêveuse et mélancolique qui lui apporte une palme. Ces effrayants tableaux de martyres sont très nombreux en Espagne, où l'amour du réalisme et de la vérité dans l'art est poussé aux dernières limites. Le peintre ne vous fera pas grâce d'une seule goutte de sang ; il faut qu'on voie les nerfs coupés qui se retirent, les chairs vives qui tressaillent et dont

(1) *Merveilles et antiquités de Rome.*
(2) COLLIN DE PLANCY. *Loc. cit.*

la sombre pourpre contraste avec la blancheur exsangue et bleuâtre de la peau, les vertèbres tranchées par le cimeterre du bourreau, les marques violentes imprimées par les verges et les fouets des tourmenteurs, les plaies béantes qui vomissent l'eau et le sang par leur bouche livide. Tout est rendu avec une épouvantable vérité. Il y a vraiment de quoi dégoûter d'être martyr, et l'ange avec sa palme paraît une faible compensation pour de si atroces tourments.

Ce tableau avait sans doute très fortement impressionné Th. Gautier, car il l'a une seconde fois décrit en vers, dans un de ses sonnets (1) :

> A Burgos, dans un coin de l'église déserte,
> Un tableau me surprit par son effet puissant :
> Un ange, pâle et fier, d'un ciel fauve descend,
> A sainte Casilda portant la palme verte.
>
> Pour l'œuvre des bourreaux la vierge découverte
> Montre sur sa poitrine, albâtre éblouissant,
> A la place des seins, deux ronds couleur de sang,
> Distillant un rubis par chaque veine ouverte.
>
> Et les seins déjà morts, beaux lis coupés en fleur,
> Blancs comme les morceaux d'une Vénus de marbre,
> Dans un bassin d'argent gisent au pied d'un arbre.
>
> Mais la sainte en extase, oubliant sa douleur,
> Comme aux bras d'un amant de volupté se pâme,
> Car aux lèvres du Christ elle suspend son âme.

Celui qu'on a justement surnommé le *Benvenuto du style* en serait-il pour ses frais d'imagination ? Désireux de faire figurer ce tableau dans notre ouvrage, nous nous sommes adressé à un photographe de Burgos qui, en présence du délabrement de la toile, s'est vu dans l'impossibilité de la reproduire. « Ce n'est pas, nous écrit-il, du supplice de sainte Casilda qu'il s'agit, mais de deux sœurs qui subirent l'ablation des seins, l'une après l'autre ; l'une est sainte Centola et l'autre sainte Elène ». Auquel croire ?

Particularités sur l'allaitement des saints — Il paraît que saint Louis de Gonzague rougissait, comme Tartuffe, en regardant le sein nu de sa nourrice. Les uns voient dans ce fait

(1) *Poésies ; España.*

une preuve de pureté et de chasteté ; d'autres, une perversité précoce.

Saint Runsolde, racontent les *Offices propres des chanoines réguliers de l'ordre de Saint-Augustin*, fut pieusement doué dès le berceau : il s'abstenait trois fois par semaine de prendre le sein de sa mère, et il jeûna régulièrement le même nombre de jours jusqu'à sa mort.

De même saint Étienne, évêque de Die, fut, dès sa plus tendre enfance, épris d'un tel amour pour les mortifications que, le vendredi, il s'abstenait de téter sa mère.

Saint Nicolas commença à jeûner dès son berceau, car, au lieu de téter ordinairement plusieurs fois par jour, le mercredi et le vendredi, qui étaient les jours d'abstinence et de jeûne dans l'Église orientale, en l'honneur de la passion de Notre-Seigneur, il ne tétait jamais qu'une fois vers le soir ; et l'on dit même qu'il ne tétait pas la mamelle droite, dont le sang, comme plus éloigné du cœur, n'est pas estimé aussi bon que celui de la mamelle gauche (1).

Charles Nisard, dans l'*Histoire des livres populaires*, attribue la même délicatesse de conscience à Jean de la Mathe, fondateur de l'ordre des Trinitaires.

Saint Roch passe aussi pour avoir donné un pareil témoignage de mortification précoce, en s'abstenant de téter les jours de jeûne. Quant à saint Robert, il refusait le sein d'une nourrice vivant dans le désordre, mais prenait volontiers celui des honnêtes femmes. Ce n'est pas précisément ce que raconte Voltaire dans la *Pucelle* :

> Saint Robert qui se plut à coucher
> Entre les bras de deux nonnes fessues,
> A caresser quatre cuisses dodues,
> Quatre tétons, et le tout sans pécher.

Mais Voltaire est une mauvaise langue.

Saint Colomban haïssait tellement les femmes qu'il ne pouvait souffrir auprès de lui aucun animal du sexe qui donne la vie. Une vache le mettait en colère ; la vue d'une chèvre le couron-

(1) RIBADENEIRA, *Fleur des Vies des Saints*.

çait... Un tel homme méritait-il d'avoir une mère? demande Collin de Plancy.

D'autres saints suivirent bénévolement le régime lacté : tel l'abbé Gilles qui se réfugia dans une caverne, au fond d'une forêt du Languedoc. Une biche qui demeurait avec lui le nourrissait de son lait et ils allaient ensemble brouter l'herbe. Étant un jour sortie seule, elle fut percée d'une flèche et vint se réfugier auprès de son compagnon qu'elle fit découvrir.

Mammès, moine à Césarée, fut nourri par une biche dans les mêmes circonstances.

Le lait de la Vierge (1) — Calvin, dans son *Traité des reliques*, parle avec irrévérence de cette honteuse mais lucrative supercherie :

Il n'y a ni si petite villette, ni si méchant couvent, soit de moines, soit de nonnains, où l'on ne montre du lait de la Sainte Vierge, les uns plus, les autres moins. Tant il y a que si la Sainte Vierge eût été une vache, ou qu'elle eût été nourrice toute sa vie, à grande peine en eût-elle pu rendre une si grande quantité.

L'abbé Cerf, chanoine honoraire de l'église de Reims, qui a écrit une notice sur la *Relique du Saint-Laict conservée autrefois dans la cathédrale de Reims*, pense que cette relique, vénérée à Reims et ailleurs, n'est pas du lait véritable, mais une poudre blanche provenant de la *Grotte du lait* (fig. 51), située près de Bethléem.

Nous rappellerons, toujours d'après Collin de Plancy (2), qui a épuisé le sujet, les localités principales où le lait de la Vierge a été honoré.

On montrait solennellement à Gênes une fiole du lait de la Vierge qui guérissait les maux de seins et, assure Henri Estienne (3), avait beaucoup d'autres propriétés. Déjà du temps des croisades, les chevaliers, partant pour combattre les infidèles, emportaient une provision de cette sainte relique comme sauvegarde. Robert du Mont, narrant le combat livré en Terre-Sainte pendant la captivité de Baudouin II, s'exprime ainsi :

(1) Voir nos *Anecdotes et Curiosités historiques sur les Accouchements*.
(2) *Dictionnaire des reliques*.
(3) *Apologie pour Hérodote*.

Les infidèles enorgueillis s'assemblent au nombre de quarante mille pour chasser les chrétiens de leur territoire, et réunissent tous leurs bagages à Ascalon. Les chrétiens, n'espérant qu'en Dieu, commandent, à l'exemple des Ninivites, un jeûne aux deux sexes. On arrête le jour du combat. Les chrétiens s'avancent au nombre de trois mille au plus, tant cavaliers que piétons. Les princes marchent à leur tête. Le patriarche portait la croix du Christ pour étendard ; Ponce, qui avait été abbé de Cluny, tenait la lance qui perça le flanc du Seigneur. L'évêque de Bethléem avait en main un vase où était renfermé du lait de la Sainte Vierge : *Episcopus Bethleemi in pixide lac sanctæ Mariæ virginis* (1).

Revenons à l'énumération quelque peu fastidieuse des dépôts de lait privilégiés.

On garde à Rome une fiole de lait de la Vierge dans l'église de Saint-Nicolas *in carcere*. Cette église est l'ancien temple de la piété filiale, bâti à la place de la prison dans laquelle une femme sut nourrir son père de son lait. On sait l'histoire (2).

A Rome encore, on montre une fiole de ce lait dans l'Église de Sainte-Marie *in campitelli*, ainsi que dans les églises de Sainte-Marie du Peuple, de Saint-Alexis, de Saint-Clément, des Saints Côme et Damien et de Saint-Chrysogone ; à Assise, dans celles de Saint-Damien, de Sainte-Claire ; en Espagne, à Ouéte, à Tolède et au monastère de Saint-Emilian.

Une fiole de lait de la Vierge, à Venise, dans la chapelle ducale de Saint-Marc, donne du lait aux nourrices qui en demandent.

On montrait à Saint-Louis de Naples du lait de la Vierge qui devenait liquide à toutes les fêtes de Notre-Dame et qui se caillait le reste de l'année (3). Par contre, l'abbaye de Royaumont possédait du lait habituellement liquide, qui prenait la consistance du fromage à la pie aux fêtes de la Vierge. On honorait encore des fioles ou ampoules semblables à Guimaranès, en Portugal ; à Padoue, dans l'église de Saint-Antoine ; en la chapelle du château de Pavie ; en Belgique ; à Munich ; etc., etc.

Mais c'est surtout en France que le culte rendu aux reliques

(1) ROBERT DU MONT, continuateur de Sigebert, *ad annum* 1124.
(2) V. page 75.
(3) MISSON. T. II, p. 84.

du saint laict était le plus répandu. Il serait trop long d'énumé-
rer toutes les églises françaises qui ont pratiqué cette dévotion ;
nous ne citerons que celles qui offrent un intérêt particulier.

Les chanoines de la cathédrale de Rouen en demandèrent
une partie, en 1558, à l'abbaye de Corbie, en Picardie, et
l'obtinrent, grâce à la recommandation du roi Henri II et du
cardinal de Bourbon.

Dans l'église de Cadalen, à Albi, la statue de Marie a reçu le
nom de Notre-Dame du Lait. La tradition veut que de temps
immémorial les jeunes mariées, dans l'année, offraient à l'autel
de la Vierge une partie de leurs habits de noces : voiles, rubans,
bouquets, etc. ; ces offrandes étaient vendues aux enchères le
dimanche après Pâques, et le produit servait à embellir l'autel.
Leur intention était d'obtenir protection et bénédiction pour la
nouvelle famille. Mais cette fête, à l'origine, toute religieuse, fut
profanée par des divertissements peu édifiants, et, il y a environ
cinquante ans, on a supprimé vente et fêtes. Aujourd'hui il ne
reste que la dévotion privée des jeunes mères en détresse et
désireuses de nourrir elles-mêmes leurs enfants. « Nous
acquittons, nous écrit M. le curé de l'endroit, Ph. Béziés,
beaucoup de messes à cette intention, et de temps en temps,
quelque mère reconnaissante nous fait son offrande en actions
de grâces. »

Un des vitraux du sanctuaire de cette église (fig. 49), nous
montre une mère en détresse demandant protection à la mère de
Jésus.

On trouve encore ce précieux liquide chez les Célestins, à Avignon ; dans la cathédrale de Toulon ; dans la métropole d'Aix
et à Berre, en Provence ; à Paris, dans le trésor de la Sainte-
Chapelle (1) et à Notre-Dame (2) ; à Chartres, à Laon, où le lait
est conservé dans une colombe en cristal, avec quelques cheveux
de la Vierge. À Notre-Dame de Reims, existe un autel appelé
du *Saint-Laict* (fig. 50), où l'on vénérait une statue de la Vierge

---

(1) Elle fut donnée par Baudouin à saint Louis, comme l'attestent des lettres
patentes datées de Saint-Germain-en-Laye, l'an 1247. Mais de qui Baudouin tenait-il
cette précieuse relique ?

(2) « A costé droit du grand autel, sur l'autel de la Trinité, dict des Ardents, est
une chasse Nostre-Dame d'argent doré. En icelle, il y a du laict de la dite Vierge. »
JACQUES DU BREUL, en son *Théâtre des antiquités de Paris.*

tout en or, donnée par Blanche, comtesse de Champagne,
nièce de saint Louis. Cette statue, qui portait sur la tête une

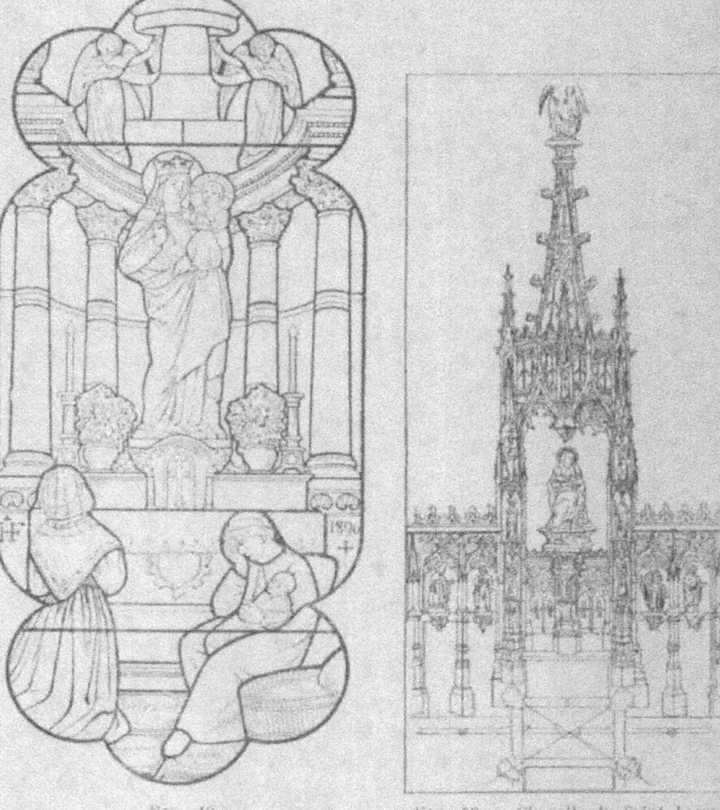

FIG. 49.
FIG. 50. — Chapelle du Saint-Laict,
à Reims.

couronne de plusieurs perles et diamants, enfermait une sandale
de Notre Seigneur, un morceau du suaire et de la robe de la
Sainte Vierge, enfin une relique du Saint-Laict, envoyée à l'église
de Reims par Adrien IV, ancien archidiacre de cette église.

Mais ce n'est pas fini ; l'abbé Cerf, déjà nommé, rapporte la légende suivante :

Dans l'histoire des évêques du Mans, on lit qu'en 648, un pèlerin arrivant de la Terre-Sainte s'assit de lassitude près de l'église fondée par saint Thuribe, sur le bord d'une fontaine que recouvrait une aubépine ; il suspend à l'arbre le coffret où était la relique, et s'endort. Pendant son sommeil, l'arbre grandit, il ne peut reprendre le précieux coffret. Il va trouver Hadouin, évêque du Mans. Celui-ci célèbre la messe au pied de l'arbre, la branche se courbe et dépose le reliquaire entre les mains du pontife. Le pèlerin en fait l'abandon. Hadouin élève une église sur l'emplacement de l'aubépine, fonde un monastère et y établit des Bénédictins du Mans. « Cette place, dit Lecorvaisier dans son *Histoire du Mans*, a été de tout temps renommée à cause des grâces extraordinaires qui s'y sont faites. » Faisons dans ce récit la part de la légende, il n'en reste pas moins certain qu'en 648, un pèlerin rapporte de la Terre-Sainte une relique du Saint-Laict, et que l'église où elle est déposée devient le pèlerinage de Notre-Dame d'Évron.

Un vitrail de la cathédrale du Mans reproduit cette histoire du pèlerin et de la relique et l'on voit derrière l'autel un arbre enlacé dans des branches d'épine ; du côté de l'épître existait la fontaine auprès de laquelle s'était reposé le pèlerin.

Le Saint-Lait d'Évron. — Consacrons un paragraphe spécial à cette relique et cédons, pour un instant, la plume à Paul Parfait qui a entrepris contre les superstitions modernes une si vigoureuse campagne, dans l'*Arsenal de la dévotion*, le *Dossier des pèlerinages* et la *Foire aux reliques*, d'où nous détachons cette longue et plaisante boutade :

Évron, au diocèse de Laval, est une des stations chères aux organisateurs de pèlerinages. Chaque fois qu'un train emporte les pèlerins vers Saint-Michel ou Auray, on n'a garde de leur laisser oublier qu'une insigne relique, « quelques gouttes du lait de la très Sainte Vierge », sollicite en ce lieu leurs hommages.

Qui ne serait curieux, d'ailleurs, de lier connaissance avec une relique aussi singulière que le lait de la Vierge, de savoir d'où elle vient, quand elle fut recueillie, et l'usage qu'on en peut faire.

Il n'est malheureusement pas aisé de répondre d'une manière également satisfaisante à ces diverses questions. Quant à l'origine de la relique, il faut se borner à apprendre qu'elle a été rapportée d'Orient, comme tant d'autres, par un ancien prisonnier des infidèles. Au sortir de sa captivité, ce chrétien l'aurait obtenue à grand'peine du « mécréant » son maître, qui, chose étrange, gardait ce lait comme un trésor et eut un mal énorme à s'en séparer. S'il vous plaisait à présent de savoir d'où le fils de Mahomet tenait une relique si chère, ne le demandez pas.

Le seul fait certain, c'est qu'au septième siècle, cette relique servit de prétexte à l'édification d'une abbaye qui s'enrichit bientôt par une suite ininterrompue de dons en rentes, terres, maisons, moulins, métairies, bois, vignes, eaux, prairies, pâturages.

« On savait apprécier leurs services, dit des moines d'Évron un de leurs historiens, et l'on trouvait tout naturel de leur prodiguer les trésors temporels en échange des biens spirituels dont ils étaient les dispensateurs. »

Il y avait donc un échange de bons procédés entre les propriétaires et les moines. A ceux-ci qui leur prodiguaient l'argent, ceux-là prodiguaient par réciprocité les miracles. Des légendes intelligentes devaient retirer aux donateurs toute idée de revenir sur les décisions prises. Telle, par exemple, la légende de Guy de Laval, reprenant aux moines, dans un mouvement de « basse cupidité », les biens qui leur avaient été donnés par ses aïeux, et frappé soudain d'un « violent torticolis » qui ne guérit que lorsqu'il eut fait promesse de tout rendre.

Cela peut se lire en détail dans la grosse brochure que M. le curé d'Évron a consacrée à chanter les gloires du Saint-Lait. Ce panégyriste a, pour démontrer l'authenticité de sa relique, une argumentation bien simple. On expose ailleurs, dit-il, des larmes, des gouttes de sang et de sueur de Jésus, toutes revêtues des approbations les plus respectables. Pourquoi n'aurions-nous pas des gouttes tout aussi authentiques du lait de sa mère ? Cette relique n'a du reste rien d'original.

« Certes, il n'est pas facile, remarque encore M. le curé d'Évron, d'expliquer ni de comprendre, humainement parlant, comment quelques gouttes de lait ont pu se conserver pendant plus de cinq siècles en passant par des mains et des lieux très peu sûrs. »

Humainement parlant, l'explication sans doute est peu facile ; mais admettez que Dieu l'ait voulu ainsi, et tout va de soi.

« Dieu a bien pu, sans être obligé à nous en donner des preuves patentes, opérer ce miracle de conservation pour la gloire de Marie et dans l'intérêt des âmes. »

M. le curé nous accordera que l'intérêt des moines y était bien aussi pour quelque chose. D'autant que M. le curé d'Évron a l'esprit très accommodant. Malgré le cantique local :

Un pèlerin de la Syrie
Jadis apporta dans ce lieu
Du lait dont la Vierge Marie
Nourrissait Jésus l'enfant Dieu...

Il n'affirmera pas que sa relique date précisément de l'époque où la Vierge nourrissait. Il daigne même expliquer, en prenant à témoin les autorités les plus graves, comment certains laits de la Vierge peuvent avoir une provenance plus moderne.

« C'est ainsi, dit-il, que saint Dominique, saint Fulbert de Chartres et saint Bernard, étant tombés malades, au dire de leurs historiens, reçurent la visite de la Sainte Vierge qui les guérit en exprimant sur leurs lèvres quelques gouttes de son lait maternel. »

Le savant abbé de Solesmes, dom Guéranger, ajoute qu'il peut y avoir d'autre part « du lait de la Sainte Vierge provenant de statues ou de tableaux miraculeux, comme il y a des larmes et des gouttes de sang de Notre-Seigneur, reliques moins frappantes sans doute aux yeux de la foi et de la piété, mais cependant dignes de notre respect ».

Cela fait déjà, si je compte bien, trois catégories de lait. A laquelle des trois appartient celui d'Évron ? M. le curé, qui n'est pas un homme de parti pris, évite de se prononcer. Il ajoute seulement :

« Les raisons et les autorités alléguées précédemment pourraient n'être pas du goût de tout le monde. »

En conséquence, pour ceux que ne satisferaient aucune des trois solutions, il en indique une quatrième « qui, en donnant satisfaction à la foi, dit-il, *ne laisse pas prise à la critique* ». A la bonne heure ! Et il commence : Sœur Catherine Emmerich raconte... »

Sœur Catherine Emmerich est cette hallucinée qui, dans ses extases, dicta tout un gros volume de prétendues révélations sur la vie de Notre-Seigneur. L'idée de désarmer la critique en lui opposant les racontars de cette somnambule ne saurait qu'être une application du dicton : « Tu ris, donc tu es désarmé. »

Les nourrices sont la principale clientèle d'Évron. « On ne saurait dire, écrit un vieil auteur, le nombre de miracles que la Sainte Vierge a opérés en ce lieu, notamment en faveur des mères nourrices qui, n'ayant point de lait pour substanter leurs

enfançons, en viennent continuellement demander à cette mère
de miséricorde. » Mais cette relique n'est pas exclusivement
réservée à la dévotion des nonnous ; elle opère des miracles de
toutes sortes, il n'y a qu'à réciter cette oraison :

Seigneur Jésus, qui, pour sauver le genre humain, avez daigné
naître de la Vierge Marie et vous nourrir de son lait béni ; vous qui,
pour augmenter la piété des fidèles, avez voulu qu'une partie de ce
lait fût réservée aux hommages de la terre, nous voici en prières
devant les doux et précieux restes de votre premier breuvage.

Grotte du lait de la Vierge. — Le baron d'Anglure,
Simon de Salébruche, lors de son voyage à Jérusalem en 1395,
dit avoir vu :

En la ville de Bethléem, à destre main, une église de Saint-Nicolas
en laquelle place la doulce Vierge Marie se cacha... quant elle s'en
volt (voulut) fuir en Egipte. En celle dite Eglise a un pillier de
marbre auquel elle se appuyait... Lequel pillier sue toujours depuis
cette heure qu'elle s'y appuya et quant on l'essuie, tantost reprant à
suer et par tous les lieux où son digne lait chey (tomba) et où il fut
espandu, la terre y est encore condée et blanche, comme lait prins et
en prend on qui veult par devocion. En celle digne place fut Nostre-
Dame une nuit avec son cher enfant cachée, par doubte des gens du
roy Hérodes.

Un voyageur contemporain, Mgr Mislin, qui a aussi visité
la grotte, nous renseigne sur la nature de la « terre blanche »
dont il vient d'être question :

La roche, dit-il, dans laquelle se trouve la grotte, est une craie extrêmement blanche et friable. On la réduit facilement en poudre, et
on en fait de petits pains qu'on envoie dans tous les pays. Les nourrices qui ont perdu leur lait en prennent dans les aliments. J'ignore
l'effet d'un tel remède ; mais on y a recours si fréquemment, que la
grotte qui était petite dans son origine, est déjà fort grande et s'agran-
dit encore chaque jour.

Donc la grotte de Bethléem renferme une certaine quantité
de craie qui, réduite en poudre et absorbée, jouit depuis longtemps (1) de la réputation — sinon de la propriété — de donner

(1) « Lorsque j'étais à Venise, dit Corneille le Bruyn dans son *Voyage au Levant*,

du lait aux nourrices, quelle que soit leur nationalité ou leur religion. « J'affirme, dit M. de Geramb, comme une chose certaine, qu'un très grand nombre de personnes en obtiennent l'effet qu'elles en attendent. » D'autre part, Collin de Plancy

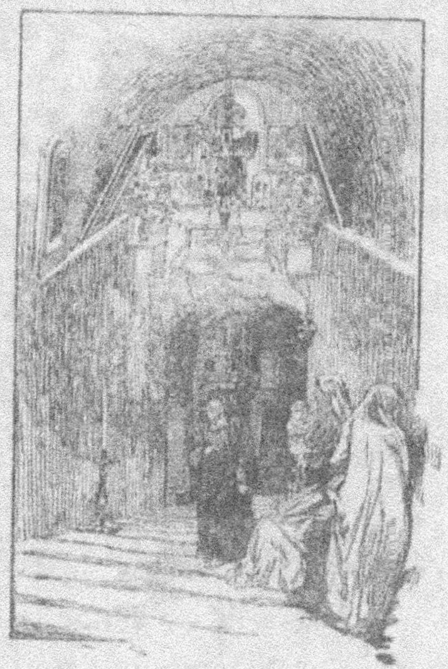

Fig. 51. — La grotte du lait, d'après l'*Illustration*.

renchérit encore sur les vertus de ce vulgaire carbonate de chaux pulvérisé; il assure — ironiquement sans doute — que si un homme avait l'imprudence de prendre quelques pincées de cette poudre, il lui pousserait incontinent des tétons pleins de lait.

un médecin de mes amis m'en demanda un morceau pour en faire prendre à une demoiselle. Je lui en donnai ; mais je n'ai point su si cela fit quelque effet ; en tout cas, ajoute-t-il, si quelqu'un le veut expérimenter, j'en ai encore au service de celles qui en voudront, et qui auront assez de foi pour en espérer du soulagement. »

Guérisons opérées par le lait de la Vierge. — De plus fort en plus fort, comme chez Nicolet. Nous venons de voir que la poudre de la grotte de Bethléem opérait de nombreux miracles sur les lieux mêmes de son origine ou après son exportation, sous la forme de la plupart des reliques dites du Saint Laict. Or des documents — aussi authentiques que les précédents — affirment que la Vierge a opéré des guérisons à l'aide de son propre lait miraculeusement épanché. Dachery, dans son commentaire de Guibert de Nogent, cite la guérison d'un moine, arrivée vers l'an 1100. Fulbert de Chartres aurait été guéri de la même façon. Cette cure est ainsi rapportée par Sablon, dans son *Histoire et description de la cathédrale de Chartres* :

Saint Fulbert, évêque et réparateur de cette église, étant visité de Dieu par un feu incurable qui lui brûlait et lui consumait la langue, et atteint d'une douleur insupportable qui lui ôtait le repos de la nuit, vit comme une dame illustre qui l'avertissait d'ouvrir sa bouche, à quoi ayant obéi, elle fit à l'instant jaillir de ses mamelles sacrées une ondée de lait céleste et savoureux, qui éteignit subitement ce feu et rendit sa langue plus saine qu'auparavant. Il en avait reçu quelques gouttes sur les joues qui furent recueillies ; on les mit ensuite dans une fiole que l'on garda dans le trésor.

Dans une autre circonstance, le lait de la Vierge joua le rôle d'un puissant anaphrodisiaque :

Le plus touchant miracle du moyen âge, dit Renan, est celui que Gauthier de Coinci nous raconte de ce pauvre diacre de Laon, qui souffrait le martyre pour tenir son vœu de chasteté. Un jour, obsédé de tentations, il s'endormit tout en larmes. La Vierge lui apparut durant son sommeil, mit ses seins à portée de ses lèvres et le laissa boire de son lait. Cette divine ambroisie le guérit pour toujours. Après un tel rêve de l'amour, il put, le reste de sa vie, se passer de la réalité.

Le miracle de Notre-Dame — Voici les détails de cette légende donnés par ce véridique Gauthier de Coincy :

Il y a longtemps déjà, vivait un moine qui aimait tendrement et tenait en grand respect la douce mère du Roi de gloire ; il chantait dévotement, travaillait de grand cœur, mais lorsqu'il avait beaucoup travaillé, beaucoup chanté, beaucoup veillé, cela ne l'empêchait pas de veiller encore plus longtemps que les autres et de rester tout seul dans une chapelle où se trouvait une belle image de Notre-Dame sainte Marie. Jour et nuit devant cette image il disait ses oraisons, ses litanies et ses heures. Il continua ainsi ses dévotions jusqu'au moment où il fut pris d'une maladie qui le travailla durement. Il était à peine couché de quelques jours, qu'il fut atteint d'un chancre qui le faisait beaucoup souffrir, et lui rongeait si cruellement la gorge qu'il ne pouvait prononcer une seule parole. Il pleurait souvent, soupirait souvent, se réclamait souvent de la Mère de Dieu, qu'il avait tant aimée. Il était hideux et laid comme un monstre ; tout son visage était couvert de taches, de boutons, de clous, et il avait tant de plaies qu'il sentait plus mauvais qu'une loutre. Il souffrait grande passion et chacun disait : « Il va trépasser, si la Mère de Dieu n'a pitié de lui et ne vient hâtivement à son secours. »

Les moines sont réunis autour de lui ; ils prient et chantent à haute voix et lui présentent la croix et l'eau bénite. « Son âme est partie », disent les uns. — « Non, elle y est encore », disent les autres. Ils lui donnent l'extrême-onction sans savoir s'il est mort ou vif. Son visage est tellement enflé, qu'on n'y distingue ni les yeux ni la bouche ; sa tête est remplie de tant de plaies, qu'il en sort une sorte de boue qui souille son lit. Les assistants se bouchent le nez ; ils commencent les litanies, les chants des obsèques, et lui rabattent le chaperon sur le visage.

Mais celle qui, charitable et tendre, est au-dessus de toute créature, la Mère du Roi de gloire, s'empresse de lui porter secours. Elle lui apparaît, blanche et plus fleurie que les fleurs sur lesquelles scintille la brillante rosée de mai. Elle se baisse sur lui ; elle passe sur ses plaies une toile plus blanche que la neige nouvellement tombée sur les branches des arbres ; elle pose doucement sa main sur son front et lui dit d'une voix affectueuse :

— Comment vas-tu, cher ami ?

— Dame de paradis, répond le moine qui l'avait bien reconnue, j'ai une maladie qui m'accable cruellement et je vais mourir si votre douceur ne prend pitié de moi.

— Cher ami, répond madame Sainte Marie, tu m'as toujours servie d'un cœur dévoué. Je ne veux pas que tu souffres plus longtemps et je vais te prouver combien tu m'es cher.

La douce dame tire de sa robe sa mamelle savoureuse qu'elle lui met dans la bouche et touche doucement ses plaies :

— Ne t'effraye pas, cher ami, tu seras bientôt guéri, et plus tard ton âme, en quittant ce monde, s'en ira en paradis pour y jouir de l'éternelle félicité.

À ces mots, la Mère de Jésus disparut. Les moines, qui déjà s'apprêtaient à ensevelir leur confrère et à le mettre dans le linceul, sont frappés d'étonnement quand ils le voient remuer et étendre les membres ; il se dresse sur ses jambes, fait le signe de la croix et s'étonne de ne plus voir Notre-Dame à côté de lui.

— Moines insensés, dit-il, gens malappris, la Mère du Roi qui gouverne tout, Notre-Dame Sainte Marie était auprès de moi ; vous l'avez chassée par votre bavardage, vous ne lui avez pas offert de s'asseoir quand vous la vîtes à côté de mon pauvre lit et elle s'en est allée parce que vous ne l'avez pas traitée avec le respect qui lui est dû. Hélas ! hélas ! j'en pleurerai toute ma vie, car je ne verrai jamais si belle chose que son visage, plus frais, plus brillant, plus vermeil que la rose et la fleur de l'églantier... Hélas ! je ne sais que faire, moi qui l'ai tant admirée ! Hélas ! elle est si pleine de beauté, que le paradis serait trop clair s'il n'y avait pour l'éclairer que la clarté de son visage.

Les moines restent émerveillés d'une pareille aventure ; quelques-uns prennent la fuite en disant :

— Est-il vivant ? est-il mort ? est-ce le diable qui l'a ressuscité ?

Les plus sages et les plus raisonnables restent auprès de son lit ; les uns se lamentent, les autres pleurent ; mais il leur raconte comment la Mère de Dieu l'a guéri avec son lait ; ils ne voulaient point le croire, mais ils y furent bien forcés, quand ils virent tomber les écailles de son visage. En le voyant plus beau et plus plaisant qu'il n'avait jamais été, ils firent sonner leurs cloches et rendirent grâce au ciel.

Le cas de saint Bernard. — L'apparition la plus célèbre est celle de la Vierge à saint Bernard, abbé de Clairvaux : pendant son sommeil, un jet de lait du sein de Marie arrosa ses lèvres et donna à sa parole la plus exquise douceur. Ce sujet religieux a tenté le pinceau de plusieurs peintres.

Un très beau tableau, qui est dans la cathédrale d'Arras, montre saint Bernard écrivant et trempant sa plume dans un écritoire, où la Vierge Marie fait jaillir le lait qui s'échappe de son sein.

Une peinture murale de Notre-Dame de Calais représente la

Vierge debout, tenant l'enfant Jésus. Un personnage agenouillé est nimbé et tient une crosse. C'est un saint et un abbé, sans doute saint Bernard. Il tend les mains vers Jésus, qui le bénit, et invoque la Vierge. Marie presse son sein et fait couler un ruisseau de lait dans la bouche de ce saint abbé en extase (1).

M. Didron, archéologue distingué, rapporte que le même épisode figure sur des vitraux de l'église de Laisnes-aux-Bois, près de Troyes. On y voit saint Bernard à genoux, en habit de son

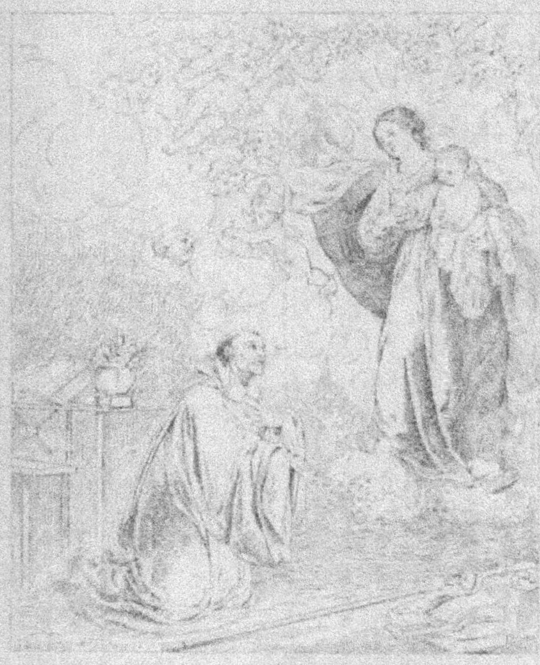

Fig. 52. — Apparition de la Vierge à saint Bernard, de Murillo.

ordre et la crosse adossée à l'épaule ; il reçoit dans la bouche un ruisseau de lait que la Vierge, assise, fait couler de son sein,

(1) *Curiosités de l'Archéologie et des Beaux-Arts.*

tandis que l'enfant Jésus, placé sur les genoux de sa mère, donne sa bénédiction à l'illustre orateur sacré. Au-dessus de la tête de Bernard, sur une banderole, on lit : *Monstra te esse matrem*, paroles du saint lui-même (1).

Nous reproduisons (fig. 52) le tableau de Murillo, exposé au Musée de Madrid, représentant saint Bernard aux pieds de la Vierge. Le passage suivant du *Voyage au Finistère* de Cambry fait sans doute allusion à ce tableau : « Dans une église d'Espagne, on vénérait une Vierge qui fait jaillir une ondée de son lait sur les lèvres de saint François d'Assise ; l'enfant Jésus en paraît fâché, et saint François le fait taire, en le menaçant de son cordon qu'il tient à la main » (2).

Rêve lubrique. — Dans leur amour mystique pour la Vierge Marie, les moines se laissaient parfois porter à des idées fort sensuelles, car mysticisme et sensualité se touchent de près :

Environ l'an 1470 sous le Pape Sixte IV, un nommé Alain de la Roche, Jacopin, forgea du psautier de la Vierge Marie ce qui a esté nommé *Rosarium*, et le prescha au lieu de l'évangile, et finalement en institua une confrairie. Laquelle fut approuvée par les bulles du dict pape, usant de grande largesse d'indulgences. Et outre ce Jaques Sprenget, provincial d'Alemaigne, forgea plusieurs miracles pour l'autoriser. Et qui est bien d'avantage, on n'eut point honte de publier un livre traittant de ceste confrairie, au commencement duquel il estoit récité qu'un jour la Vierge Marie estoit entrée en la chambrette dudict Alain, et luy avait faict un aneau de ses cheveux, avec lequel elle l'avait espousé. Item qu'elle l'avoit baisé, et lui avoit présenté ses tétins pour les manier et les tetter. En somme, qu'elle estoit aussi familière avec luy qu'une femme a coustume d'estre avec son mari (3).

(1) *Bulletin archéologique du Comité des arts et monuments.*

(2) *Les Miracles de Notre-Dame*, manuscrit en deux volumes de la Bibliothèque Nationale, contenant quarante moralités dont une, la 10e du 1er volume, est intitulée « Notre-Dame donne à un évêque du lait de ses mamelles dans un jouel. »

(3) *L'Introduction au Traité de la conformité des merveilles anciennes avec les modernes, ou Apologie pour Hérodote*, par HENRI ESTIENNE.

II. — FAITS DIVERS

Lait de la lune. — On voit près du lac de Pilate, dans le canton de Lucerne, une caverne profonde qu'on appelle le Trou de la Lune.

Le haut de cette caverne, dit Collin de Plancy (1), distille continuellement une certaine eau qui se convertit en une matière blanche comme le lait. Cette liqueur est d'abord légère et poreuse, mais elle se sèche et durcit au grand air. Elle est propre à la guérison de diverses maladies, et les gens du pays l'appellent le *lait de la lune*.

Il n'est pas bien décidé que cet objet tienne beaucoup aux reliques. Cependant les Suisses récitent certaines prières en employant le lait de la lune, comme si c'était le fruit d'un ancien miracle que nous ignorons.

Mamelles géologiques. — Les *Mamelles* de Civitella sont de hautes montagnes disposées en mamelons gigantesques où se déchirent en passant les nuées voyageuses accourues des Abruzzes.

Le nom de *Mamelles* est encore donné à deux îlots en forme de monticules boisés, faisant partie du groupe des îles de Remire, sur les côtes de la Guyane française. Les navigateurs les appellent aussi les *Deux filles*.

Un indice de la virginité. — On employait parfois, au moyen âge, un singulier moyen pour reconnaître la chasteté des filles. En 1251, Robert Grosse-Tête, évêque de Lincoln, inspectant les couvents des religieuses de son diocèse, « eut recours à un expédient que j'ai honte d'écrire, dit Mathieu Pâris. Il leur fit presser les mamelles, afin de s'assurer par là si elles avaient gardé leur virginité » (2).

En 1383, un enfant nouveau-né ayant été retiré vivant d'un abreuvoir, à Abbeville, on assembla toutes les filles de la ville, et « pour savoir et attaindre la vérité du cas, on leur fit sacquier

(1) *Dictionnaire des reliques.*
(2) *Curiosités des traditions.*

(mettre à nu) leurs mamelles ». La coupable fut ainsi découverte et brûlée vive (1).

Moyen de contrôler le recueillement dans les dévotions. — Un certain abbé Labadie, raconte l'auteur de l'*Éloge des seins*, avait un singulier moyen de s'assurer si ses ouailles étaient profondément recueillies dans leurs oraisons.

On dit qu'ayant marqué à l'une de ses dévotes un point de méditation, et lui ayant fort recommandé de s'appliquer tout entière pendant quelques heures à ce grand objet, il s'approcha d'elle lorsqu'il la crut la plus recueillie, et lui mit la main au sein. Elle le repoussa brusquement, et lui témoigna beaucoup de surprise de ce procédé, et se préparait à lui faire des censures, lorsqu'il la prévint : « Je vois bien, ma fille, lui dit-il sans se déconcerter, et avec un air dévot, que vous êtes encore bien éloignée de la perfection : reconnoissez humblement votre foiblesse ; demandez pardon à Dieu d'avoir été si peu attentive aux mystères que vous devez méditer. Si vous y aviez apporté toute l'attention nécessaire, vous ne vous fussiez pas aperçue de ce qu'on faisoit à votre gorge. »

Éloquence de tribune. — A propos des décrets « diaboliques » de l'Assemblée nationale sur les communautés et couvents, Lemaire haranguait « ces bégueules qui s'enveloppent la tête avec des crêpes » et leur disait « qu'elles n'avaient pas reçu deux jolies gourdes de la nature pour être éternellement ensevelies sous une guimpe, mais bien pour alimenter de petits poupons, mais pour être pressurées par de petites menottes bien tendres, mais pour humecter des lèvres innocentes couleur de rose, auxquelles il est bien doux d'apprendre à balbutier le beau nom de maman et de liberté » (2).

Dispenses de carême. — En 1553, une bulle du pape Jules III permettait aux Parisiens de boire du *lait*, de manger du beurre, du fromage et des œufs pendant le prochain carême. Henri II, plus papiste que le pape, cria au scandale, et, sur

(1) F. C. LOUANDRE, *Histoire d'Abbeville*, t. II, p. 251.
(2) *Histoire de la Société française pendant la Révolution*, DE GONCOURT ; d'après les *Lettres de Duchêne*.

l'ordre du garde des sceaux, le lieutenant criminel fit publier, par les carrefours, défense à tous libraires et imprimeurs de vendre cette bulle (7 février) ; mais on ne s'en tint pas là : sur arrêt du Parlement, la bulle elle-même fut brûlée, à la requête des gens du roi (1).

Plus tolérants seront, en République, nos Présidents et nos Chambres : ils se garderont bien de protester contre les mandements des évêques relatifs aux dispenses en carême. Voici, par exemple, un extrait du mandement de Mgr l'évêque de Versailles pour le carême de 1890 ; il est animé d'un certain souffle libéral :

Art. 3. — Prenant en considération les difficultés du temps, Nous permettons l'usage du lait, du beurre, du fromage, même à la collation, pour le temps du carême et les autres jours de jeûne de l'année.

Vu la cherté du beurre, Nous permettons l'usage de la graisse pour apprêter les aliments maigres tous les jours de jeûne et d'abstinence, à l'exception du Mercredi des Cendres et du Vendredi Saint.

A la condition, dit l'article 6, que :

Toutes les personnes qui usent de ces dispenses doivent, conformément aux prescriptions du Souverain Pontife, faire une aumône proportionnée à leurs facultés.

Il est avec le ciel des accommodements

Certaines églises, celle de Saint-Pierre de Montmartre, par exemple, ont deux troncs jumeaux pour les dispenses du carême — comme le malin saint Antoine de Padoue pour les objets perdus — : l'un est réservé aux offrandes de l'abstinence, l'autre aux dispenses de *lait* et de beurre. — Passe-moi la caisse, je te passerai le laitage.

Ces dispenses ne rapportent plus grand'chose à l'Église ; mais il n'en était pas de même autrefois. Dans certaines villes, à Bourges notamment, le nom de *Tours de Beurre* est resté à d'énormes tours de cathédrale, édifiées du produit de cet impôt ridicule.

(1) H. GOURDON DE GENOUILLAC, *Paris à travers les âges.*

III. — LITTÉRATURE ET ÉLOQUENCE RELIGIEUSES

Divers passages des livres saints font allusion aux mamelles, le plus souvent sous figures de rhétorique. Ainsi, dans le *Cantique des Cantiques*, nous relevons les versets suivants :

Chap. I, *verset 12*. — Mon bien-aimé est pour moi comme un bouquet de myrrhe ; il demeurera au milieu de mon sein.

Chap. II, *verset 5*. — Votre sein est comme deux petits jumeaux de la femelle d'un chevreuil qui paissent parmi les lis.

Verset 10. — Que vos formes sont belles, ma sœur, mon épouse, votre sein est plus beau que le vin, et l'odeur de vos parfums surpasse celle de tous les aromes.

Chap. VIII, *verset 10*. — Pour moi je suis comme un mur et mon sein est comme une tour, depuis que j'ai paru en présence de mon époux, comme ayant trouvé en lui ma paix.

L'Ancien Testament compare souvent les mamelles à des grappes de dattes ou de raisin.

Pour Job, la mère qui n'allaite pas son enfant est semblable à l'autruche déposant ses œufs dans le sable du désert, sans s'en soucier davantage.

En mourant, le patriarche Jacob appelait sur son bien-aimé fils Joseph « les bénédictions des seins et de la matrice ». D'autre part, le psalmiste déclare que « les enfants sont un héritage du Seigneur, et le fruit de la matrice est sa récompense ». Ailleurs, un prophète en courroux prononce la malédiction suivante sur les idolâtres : « Donnez-leur une matrice stérile et des mamelles sèches ! »

Remarques tirées du *Traité d'iconographie chrétienne* de Mgr Barbier de Montault :

L'allaitement, fréquent à partir du XIV° siècle, se base sur l'Évangile et la liturgie. Saint Luc (xi, 27) a écrit : « *Beatus venter qui te portavit et ubera quæ suxisti.* » Or la liturgie a ce répons à l'octave de Noël : « *Beata viscera Mariæ Virginis, quæ portaverunt æterni Patris Filium, et beata ubera quæ lactaverunt Christum Dominum.* »

Les prières du temps y conviaient également. On disait, au seizième
siècle, dans un livre d'heures gothique :

> Ma doulce nourrice pucelle,
> Qui de vostre tendre mamelle
> Vostre créateur alaictais
> Et vostre père enfantastes.

Dans les *Dévotes salutations aux membres sacrés de la
glorieuse Vierge Marie, mère de Dieu*, par le R. P. I. H.,
capucin (Paris, 1678), nous relevons les *Salutations* qui con-
cernent notre sujet :

A la poitrine :

Je vous salue, poitrine charitable de Marie, port assuré des nau-
fragés, retraite des exilés, temple de notre recours, cabinet des
célestes pensées, litière de l'enfant Jésus, hôpital des incurables,
hospice des pèlerins, trésor des délices de Dieu.

Aux mamelles :

Je vous salue, mamelles virginales de Marie, nourrices du Nourricier de l'Univers, aumônières de l'indigence et de la pauvreté de Dieu,
procuratrices des aliments de Jésus, vivandières célestes de ses inno-
cents appétits, vases de rosée du ciel, fontaines de manne coulantes,
nacre de perles liquides, sources de sucre et de lait.

Kotzebue (1) cite, d'après un livre qui se vendait à Naples, *la
Prière céleste de sainte Brigitte*, des oraisons adressées aux
divines parties du corps de la Vierge, dont un passage nous
intéresse :

Bénites soient tes mamelles, toutes saintes, plus douces que toutes
les fontaines de l'eau la plus douce. Béni soit ton ventre sacré, plus
productif que les champs les plus fertiles... (2).

Les *Cantiques de l'âme dévote* (1723) nous fourniront cet
édifiant couplet sur sainte Domine :

> Domine gémit toute seule
> Et verse des larmes d'amour,
> Attendant que de sa cellule
> Dieu l'appelle à l'heureux séjour.

(1) *Voyage en Italie*, trad. franç., t. II, p. 326.
(2) *Curiosités théologiques*.

> Elle se repaît de lentilles !
> Son visage n'est vu d'aucun,
> A la honte de tant de filles
> Qui font voir leur gorge à chacun.

Il y en a cent onze de cette force !

Signes mammaires du Thalmud (1). — Le signe mammaire de la majorité de la femme varie suivant les rabbins.

Rabbi Jossé, le Galiléen, dit : « quand on voit l'apparence d'un pli sous la mamelle, la femme ayant les mains derrière le dos ». Rabbi Akiba dit : « quand les mamelles se penchent ». Le fils d'Azaï dit : « quand on constate l'apparition de l'auréole noire ». Rabbi Jossé dit encore : « quand on exerce une pression sur le mamelon, avec le doigt, qu'il s'enfonce et tarde à revenir après que la pression a cessé ».

La Mischnah admet chez la femme deux signes de la majorité, savoir : les signes de la région mammaire et les deux poils sur un endroit quelconque du corps (2).

Rabbi Mayer, d'après l'interprétation de la Ghemara, dit que le signe mammaire peut apparaître avant les deux poils. Suivant les autres docteurs, les deux poils apparaissent toujours avant le signe mammaire ; il en résulte que, si la femme présente le signe mammaire, elle est majeure d'après ces docteurs, quoiqu'elle ne présente pas les deux poils (car on suppose alors que ces poils sont tombés après leur apparition). Si les poils ont apparu, la fille est majeure, quoique le signe mammaire manque encore.

Ainsi, on lit dans une beraïtha : Raban Simon, fils de Gamaliel, dit : Chez les femmes des grandes villes, les deux poils apparaissent avant les signes mammaires, car elles sont habituées à prendre des bains (3). Chez les femmes des villages, le signe mammaire est plus précoce, car elles s'occupent à moudre dans le moulin (les mouvements continuels des bras, dit Raschi, accélèrent le développement

(1) Dr RABBISOWICZ, *La Médecine du Thalmud*.

(2) Samuel a vérifié le fait sur son esclave et lui a donné quatre deniers comme dédommagement pour sa honte, car on peut faire travailler les esclaves, mais on n'a pas le droit de blesser leur dignité.

(3) Dans tous ces passages le signe mammaire est appelé le signe *supérieur* et les deux poils sont désignés par l'expression signe *inférieur*. Cependant, l'apparition des poils dans un endroit quelconque du corps, par exemple sur les doigts ou sur le dos, était suffisante.

des mamelles). Rabbi Simon, fils d'Elazar, dit : Chez les femmes riches, la mamelle du côté droit se développe avant celle du côté gauche, à cause du frottement d'un certain vêtement porté à droite. Chez les pauvres, c'est la mamelle gauche qui est la plus précoce, car les villageoises portent les cruches d'eau sur le bras gauche, ou elles portent leurs petits frères sur le bras gauche.

Les signes de la seconde majorité ou majorité complète, suivant le rabbi Eliezer, sont quand les mamelles peuvent faire du bruit en se choquant ; pour rabbi Jôhanan, quand sur le mamelon il y a une dépression ; pour rabbi Jossé, quand le mamelon est entouré d'une aréole.

La jurisprudence musulmane, au moment des règles, permet de caresser les seins de la femme, mais défend de la toucher, même par-dessus les vêtements, à partir de la ceinture jusqu'aux genoux. Le Prophète a dit : « La femme en menstrues doit serrer sa ceinture ; mais, ce qui est plus haut est à ta disposition. » Ces défenses durent jusqu'à la cessation légale des menstrues, car Dieu a dit : « N'approchez de vos femmes que lorsqu'elles se sont purifiées par l'eau. » Ces recommandations nous semblent au moins superflues pour les gens propres ; il faut croire que ce n'était pas précisément le cas des Orientaux d'antan.

Panégyrique de saint Ignace. — Un religieux espagnol, Pierre de Valderame, prieur du couvent de Saint-Augustin, à Séville, prononça, en 1610, le panégyrique de saint Ignace, le jour de la fête de sa béatification. Ce discours, chef-d'œuvre de ridicule et de bizarrerie, a été traduit en français par le P. François Solier ; nous en extrayons le passage qui nous intéresse :

D'icy je descouvre à mon advis clairement ce que vouloit signifier l'apparition du glorieux apostre saint Pierre, faite à nostre bienheureux Ignace, pour le guérir d'une fort longue maladie. Car ce divin apostre est particulier medecin des mammelles, comme nous apprenons de l'histoire de sainte Agathe, à laquelle il rendit les tettes que le tyran luy avoit fait arracher, ainsi qu'elle le recognoissoit, disant : « Dieu m'a envoyé son apostre pour me guérir, et *mamillam meam meo pectori restituere*, et remettre en ma poitrine la mammelle que le tyran m'avoit cruellement ostée. » Le bienheureux Ignace donc et sa religion sacrée estants les mammelles spirituelles, du laict et doctrine desquelles les enfants reçoivent la première et les vieillards leur dernière nourriture, il fut raisonnable que le sainct qui est singulier médecin des mammelles corporelles vint aussi guérir les spirituelles de l'église... » (1).

Épître à Marie de Médicis. — André Valladier (2), abbé de Saint-Arnoul de Metz, aumônier et prédicateur du roi, malgré son éloquence ampoulée et incohérente, a passé pour l'un des meilleurs orateurs de son temps. Dans l'épitre dédicatoire qu'il adressa à Marie de Médicis, en tête du recueil de ses sermons de l'Avent, publiés en 1612, il célèbre les « parfaictes beautez de l'espouse... les trois étages de ce palais royal que la saincte triade architectrice de l'univers bâtit de la côte d'Adam », c'est-à-dire le visage, « la poictrine, jumelle ouvrière, artiste de la liqueur nourricière des vivants », et « le sein du jardin maternel, ouvrier émerveillable de la propagation de notre espèce ».

Voici le passage relatif aux mamelles et que Peignot cite dans ses *Predicatoriana* :

Quant aux deux fontaines crystallines de laict que l'époux s'écrie être si belles, *quam pulchræ sunt maramæ tuæ !* que vos mamelles sont belles ! qu'il dit être meilleures que le vin, qu'il compare ores aux grains de raisin de la vigne, arrondis en perfection et remplis de liqueur agréable ; ores aux faons jumeaux du chevreuil, polis, rebondis et refaits ; combien de merveilles et de sucre y a cachés le Créateur ! où le sang s'adoucit et s'emmielle, où tout autant qu'il y a de veines proches ou éloignées en tout le corps, déchargent par consentements secrets et transpirations occultes, leurs plus benignes influences alimentaires, avec telle providence de la sage et vigoureuse nature, que si la mère se trouvoit frustrée des alimens ordinaires, elle se porteroit à digérer jusqu'aux métaux, et à influer jusqu'à la dernière goutte de son sang, avant que de laisser vuides ces sources miraculeuses du premier aliment.

(1) Plus loin, il explique, dans le même style amphigourique, pourquoi saint Ignace a secouru si promptement et tant assurement les femmes qui sont en travail d'enfant »... « Ce bien heureux patriarche, comme bon pasteur, a prins la charge d'enseigner le peuple chrestien, qui est le troupeau de Dieu. Partant qu'il doibt assister aux mères qui sont enceintes, de peur que les créatures, qui sont comme les agneaux qu'il doibt après eslever, ne se perdent... Car le vigilant pasteur accompagne toujours les brebis qui sont pleines, pour les ayder à se délivrer et garantir les agneaux de tout danger... »

(2) Mort vers le milieu du XVII° siècle.

Tellement que souvent nous voyons toutes les complexions et comme tout l'être des nourrices, découler par ces deux canaux à la constitution comme nouvelle de leurs nourrissons, deux magasins de manne, deux sources d'ambroisie, deux fontaines de nectar, deux cannes de sucre, deux cruches de miel, deux plantes de beaume, deux montres de l'horloge intérieure de la mère, deux bastions et remparts du cœur, deux cataractes de la nature enfantine altérée.

Prédications et publications du clergé contre le décolletage. — Autrefois le pouvoir ecclésiastique s'éleva avec vigueur contre la nudité des gorges, mais ses anathèmes restèrent toujours sans effet, et les femmes n'en continuèrent pas moins à se montrer « sous les livrées de l'impudicité ».

Saint-Foix raconte, dans ses *Essais sur Paris*, qu'un Père Gardeaux, curé de la paroisse Saint-Étienne-du-Mont, à Paris, scandalisé de voir certaines dames aller, suivant la mode du temps, le sein découvert, s'avisa de les apostropher ainsi, avec plus de naïveté que de réflexion : « Eh mais ! mesdames, couvrez-vous donc au moins en notre présence ; car, afin que vous le sachiez, nous sommes de chair et d'os ainsi que les autres hommes. »

L'auditoire s'étant mis à rire, le prédicateur ajouta : « Quand on vous parle à mots couverts, vous faites la sourde oreille ; quand on vous parle en termes clairs, vous riez : comment donc vous prendre ?

« Vous verrez qu'il faudra que le roi envoie ses mousquetaires par la ville matin et soir, afin de faire rentrer nos coquettes dans le devoir, et les gorges dans les corsets (1). »

Ne croirait-on pas entendre Tartuffe, disant à Dorine :

> ... Ah ! mon Dieu, je vous prie,
> Avant que de parler, prenez-moi ce mouchoir !
> ... Couvrez ce sein que je ne saurais voir !
> Par de pareils objets les âmes sont blessées
> Et cela fait venir de coupables pensées.

Autre diatribe d'un prédicateur du XVᵉ siècle, qui ne ménage pas les expressions :

Qu'elle est rare, cette pudeur, parmi les hommes du siècle ! dit-il ; ils ne rougissent pas, en public, de blasphémer, de jouer, de voler,

(1) Peignot. *Prédicatoriana.* — Dulaure. *Les Divinités génératrices.*

de prêter à usure, de se parjurer, de proférer des paroles déshonnêtes, mais même de les chanter; et les femmes laissent à découvert leurs bras, leur cou, leur poitrine, et se montrent ainsi devant les hommes, afin de les exciter aux crimes horribles de l'adultère, de la fornication, du viol, du sacrilège et de la sodomie (1).

Au XVIe siècle, le cordelier Maillard, célèbre par la trivialité et l'excentricité de son langage, apostrophait en ces termes les bourgeoises dont la gorge était découverte :

Et vous femmes, qui montrez votre belle poitrine, votre cou, votre gorge, voudriez-vous mourir en cet état?.. Dites-moi, femmes imbéciles, n'avez-vous pas des amans qui vous donnent des bouquets? et ne placez-vous pas, par amour pour eux, ces bouquets au milieu de votre sein? Eh bien, vous êtes inscrites dans le livre du diable!... Demandez à Madeleine si elle est en paradis pour avoir montré sa gorge et s'être contemplée au miroir... Enfants du diable, femmes maudites de Dieu, qui venez dans le lieu saint pour étaler vos impudiques mamelles, vous serez damnées et pendues par vos infâmes tétons.

Michel Menot fait entendre, du haut de la chaire, des récriminations semblables :

C'est à vous que je m'adresse, mesdames; quand vous venez à l'église, il semble, à voir vos habits pompeux, indécens et débraillés, que vous êtes au bal. Lorsque vous allez à la danse, dans des festins ou aux bains, habillez-vous comme il vous plaira; mais, quand vous vous rendez à l'église, je vous en prie, mettez quelque différence entre la maison de Dieu et celle du diable.

Dans un autre sermon (2), il parle des femmes qui « se découvrent jusqu'au ventre », afin d'attirer les regards des amateurs.

Vers le même temps, un prédicateur cite cet exemple de la punition éprouvée, dans l'autre monde, par les dames qui montraient leur sein :

Un certain prêtre, dit-il, pleurant sa mère, morte, et désirant connaître l'état de son âme, fit des prières que Dieu exauça. Étant près de l'autel, il vit sa mère liée dans un sac, entre deux démons. Sa chevelure, qu'elle avait pris soin d'orner pendant sa vie, était alors formée de serpens enflammés; sa poitrine, son cou et sa gorge,

(1) Sermon 4, mardi avant l'Avent, et Sermon 29, troisième dimanche de l'Avent.
(2) Sermon après le deuxième dimanche de carême.

qu'elle laissait ordinairement à découvert, étaient occupés par un crapaud qui vomissait des torrens de feu.

Mais la crainte des châtiments éternels et du crapaud vomissant le feu n'enlevait pas aux femmes le désir si naturel de plaire aux hommes, et les révérends frères continuaient à prêcher dans le désert. Le Père Joseph et Vincent de Paul ne tarissaient pas en invectives sur cette partie de l'ornement des belles (1).

Le Père Gordeau, génovéfain, fit plusieurs prédications où il prit pour texte les versets 16 et 17 du chapitre III d'*Isaïe*, annonçant aux filles d'Israël que Dieu les rendra chauves, parce qu'elles vont la tête levée, la gorge nue et l'œil tourné à la galanterie.

Un autre prédicateur, dit-on, leur recommandait d'avoir toujours sur leur gorge un fichu de toile de Hollande, et de repousser les mains téméraires des amants qui tenteraient de l'enlever, car, ajoutait-il, « quand la Hollande est prise, adieu les Pays-Bas ! » (2).

Enfin, le petit Père André disait à ses fidèles, sans doute en clignant de l'œil : « Quand vous voyez ces tétons rebondis et qui se montrent avec tant d'impudence, mes frères, mes très chers frères, bandez les yeux » (3).

Les élégantes de province imitèrent à l'envi les Parisiennes et s'exposèrent, comme leurs sœurs en coquetterie, aux foudres du clergé.

Messieurs les vicaires généraux de l'archevêché de Toulouse lancèrent une ORDONNANCE *contre la nudité des bras, des épaules et de la gorge, et l'indécence des habits des femmes et des filles*. En voici le texte, fort curieux :

Les vicaires généraux de l'Archevesché de Toulouse, le siège vacquant ; à tous ceux qui ces présentes verront, Salut. Entre tous les déréglements et tous les abus dont l'Esprit malin a tasché, dans les premiers siècles de l'Église, de corrompre la pureté des mœurs des fidèles, il n'y en a point aucun contre lequel les Saints Pères ayent exercé leur éloquence, et parlé avec tant de force et tant de vigueur, que contre les vains ornemens et les parures indécentes des filles et des femmes. Ces mesmes déréglemens ont passé jusques à nous ; et comme si la succession leur avoit acquis quelque droit de se montrer,

(1) BLOT. *Dissertation sur le beau tétin*, dans *Hérodes. Hélas*.
(2) (3) MERCIER, de Compiègne. *Loc. cit.*

ils paroissent avec une audace qui n'appartient qu'aux vieux crimes. On voit encore des filles et des femmes Chrestiennes, qui oubliant le renoncement qu'elles ont fait lors du Baptesme, à la face de l'Eglise, à toutes les œuvres et à toutes les pompes de Satan, et violant toutes les loix de pudeur, mettent toute leur adresse et employent tout leur temps à ajuster leurs testes de cheveux empruntez, et à préparer avec soin, dans la nudité de leurs bras et de leur gorge, des pieges aux âmes que Jésus-Christ a rachetées par son sang. On les voit, avec un luxe excessif et une immodestie qu'on condamneroit mesme parmy les Payens, paroistre en public d'une manière si scandaleuse, qu'à juger de leurs intentions par la liberté de leurs regards, par la forme de leurs habits, et par tout cet appareil de vanité qui les environne, on ne scauroit s'empescher de les juger criminelles; puisque, selon le sentiment d'un Père de l'Eglise, ce sont autant de glaives tranchans qui donnent la mort spirituelle aux âmes des libertins, qui s'empoisonnent par les yeux, et qui deviennent les misérables victimes de l'impudicité.

Comme cet esprit les accompagne partout, elles ne se contentent pas d'élever (selon le langage d'un prophéte) l'enseigne de la prostitution dans les ruelles, dans les promenades et dans les carrefours; elles viennent encore, par une témérité et un aveuglement insupportable, braver Jésus-Christ jusqu'au pied de ses Autels, et violer (pour ainsi dire) l'immunité des Eglises, portant, par la nudité de leurs bras et de leur gorge, le feu de l'amour impur, dans les cœurs des fidéles qui s'y retirent, comme dans des aziles consacrez à la prière et à la sainteté !

Les Tribunaux mesmes de la Pénitence, qui devroient estre arrosez de leurs larmes, et la Sainte Table où le Pain des Anges ne doit estre distribué qu'à ceux qui sont revêtus de la robbe nuptiale de l'innocence et de l'humilité, sont honteusement prophanez par ces pompes du Démon, et par ces livrées du Monde, qu'elles y font triompher de la modestie Chrestienne.

Tous ces désordres, qui ne sont que trop publics, joints à la voix des Prédicateurs, dont les plaintes sont vennés jusqu'à nous, ne nous permettant pas de demeurer plus longtemps dans le silence, nous avons jugé devoir arrester un mal qui fait tous les jours de nouveaux progrés.

A ces causes, et pour détourner de ce Diocèse les fléaux dont la justice de Dieu châtie ordinairement les scandales publics, et la prophanation des choses saintes, nous enjoignons aux confesseurs séculiers et réguliers, sur peine de suspension, de refuser les sacremens à celles qui porteront les bras nus, ou la gorge, ou les épaules découvertes, et dont la nudité ne sera pas modestement cachée par des toiles qui ne soient pas transparentes. De laquelle nudité des bras, de la gorge, ou des épaules, comme de péché public et de scandale, nous nous réservons à nous seul l'absolution, à l'égard de celles qui, après la publication de la présente Ordonnance, continueront dans un usage aussi damnable que celuy-là.

Nous défendons aux femmes et filles de toute condition, sur peine d'excommunication, d'entrer dans des Églises, et de se présenter aux Sacremens en cet estat d'immodestie et d'indécence, d'y faire porter la queue de leurs robbes, et de se placer dans les Presbytères. Et parce que les loix de l'Église demeurent souvent sans aucun effet, à cause de la dureté de ses Enfans, dont la pluspart sont bien moins touchez des motifs de leur devoir, que de la crainte des peines temporelles ; nous exhortons et conjurons, par la miséricorde de Dieu, ceux à qui sa Providence a commis l'autorité souveraine de la justice pour la discipline extérieure, de renouveller la force et la vigueur des Arrests, que leur zèle et leur pieté les ont souvent portez à rendre en de pareilles rencontres pour le soutien des Ordonnances de l'Église, afin que non seulement les Temples matériels ne soient pas profanez par ces marques de luxe et de vanité ; mais encore que les Temples vivens du Saint-Esprit soient édifiez en tout lieu, par l'exemple d'une modestie et d'une humilité vrayment Chrestienne.

Ordonnons à tous les Curez et supérieurs Ecclésiastiques des maisons séculières et regulières de la Ville et du Diocèse, de tenir la main dans leurs Églises, à l'exécution de nostre présente Ordonnance, par les moyens qu'ils jugeront les plus convenables.

Enjoignons au Procureur fiscal de la faire publier aux Prosnes des Églises paroissiales de la Ville et du Diocèse, pendant les trois Dimanches qui précèdent la feste de Pâques, et d'en faire distribuer promptement des copies aux supérieurs des maisons séculières et regulières du Diocèse.

Donné à Toulouse, le 13 du mois de mars 1670.

 Signé : CANON, *vicaire général.* DUROUAT, *vicaire général.*
  De LA FONT, *vicaire général.* DESPONXXX, *vicaire général.*

Du Mandement desdits sieurs vicaires généraux,

       BAUVESTRE, *secrétaire.*

Au Nord comme au Midi, les femmes « avides de superfluité et de bonbance », bravèrent les remontrances de l'Église, témoin ces faits rapportés par Philomneste junior, d'après M. Dérode, auteur d'une *Histoire de Lille* :

En 1681, les sept curés de Lille présentèrent requête à leur évêque, racontant que l'immodestie de quantité de femmes et de filles du monde était venue à un tel excès, qu'elles portaient la gorge et les épaules toutes découvertes, de sorte qu'elles étaient la source d'une quantité de péchés mortels... que ce mal allait se répandre dans toutes les villes voisines, si l'on ne se hâtait d'en arrêter le cours.

Le prélat ordonna aux confesseurs de suspendre l'absolution jusqu'à un amendement visible et complet.

Quelques années auparavant, la même ville de Lille ayant été prise par les Français, le Père Lebrun, jésuite, prêchait ainsi dans l'église Saint-Pierre :

Femmes et filles qui aimez les cajoleries, les braveries, brocards et jupes de soie, prenez bien garde à vous gouverner plus sagement, car il y a ici des Français qui vous guetteront si bien, vous cajoleront de manière qu'ils vous attraperont, étant bien plus fins, artificieux et spirituels que ces bons Espagnols qui étaient ci-devant en cette ville. Couvrez donc vos gorges et prenez garde, qu'étant toutes nues, il ne vous vienne aucun cancer comme à la feue reine Marie-Anne d'Autriche.

Racinet, dans l'*Histoire du costume*, rapporte une anecdote des premières années du XVIIIe siècle, qui nous semble en contradiction avec cette levée de boucliers ecclésiastiques ; mais il ne s'agit sans doute que d'un fait isolé, provoqué par un amateur de spectacles affriolants :

La duchesse de Bourgogne (Marie-Adélaïde de Savoie) assistait à un sermon en habit de chasse, c'est-à-dire avec une robe montante ; elle fut vivement admonestée, malgré son rang, par le prédicateur en chaire, pour cette négligence. Elle se retira pour reparaître dans le large décolleté de la grande toilette, qui permettait de voir sa poitrine qu'elle savait fort belle : tout le monde fut satisfait.

Opuscules religieux sur la matière. — En dehors des prédications, l'Église s'attacha, dans de nombreux écrits, à combattre le désir immodéré des femmes d'offrir leur beauté à la concupiscence des hommes. Ce furent les huguenots, au rigorisme ultra-intransigeant, qui commencèrent la croisade contre ces pompes de Satan.

Dès l'année 1551, dit Dulaure (1), un ami de Calvin publia, sans se nommer toutefois, une *Chrestienne instruction touchant la pompe et excez des hommes desbordez et femmes dissolues, en la curiosité de leurs parures et attiffements d'habits*. Cette instruction avait été, quelques années plus tard, refaite à l'usage spécial des calvinistes, sous ce titre : *Traité de l'estat honneste des chrestiens en leur accoustrement* (Genève, Jean de Laon, 1580, in-8°), et à l'usage des catholiques, par Jérôme de Chastillon, sous ce titre : *Bref et utile discours sur l'immodestie et superfluité des habits* (Lyon, Seb. Gryphius, 1577, in-4°).

Les casuistes catholiques s'attachaient de préférence à réprimander le luxe au point de vue de l'orgueil ; les hétérodoxes se montraient plus préoccupés de la chasteté et de la décence, lorsqu'ils attaquaient la *dissolution* des habits. Il faut donc reconnaître un bon et austère protestant dans ce François Æstienne, qui fit imprimer, en 1581, à Paris, un petit traité de morale somptuaire intitulé : *Remonstrance charitable aux dames et damoiselles de France, sur leurs ornements dissolus, pour les induire à laisser l'habit du paganisme et prendre celui de la femme pudique et chrestienne*. Mais les théologiens catholiques se piquèrent au jeu et ne laissèrent plus rien à faire aux protestants, pour dénoncer au mépris des personnes pieuses ces effroyables nudités, que le Père Jacques Olivier n'avait pas oubliées dans son *Alphabet de l'imperfection et malice des femmes* (Paris, 1623, in-12). Jean Polman, chanoine théologal de Cambrai, précise le point délicat de sa controverse et met au jour le *Chancre ou couvre-sein féminin* (Douai, 1635, in-8°) ; après lui, Pierre Juvernay toucha de plus près encore la question dans son *Discours particulier sur les femmes desbraillées de ce temps* (Paris, Lemur, 1637, in-8°) qui parut, à la 5e édition, en 1640, sous ce nouveau titre : *Discours particulier contre les filles et les femmes découvrant leur sein et portant des moustaches* (2). Tout n'avait pas été dit sur ce sujet, puisqu'un anonyme, sous le voile duquel on avait voulu reconnaître l'abbé Jacques Boileau, docteur en Sorbonne, frère du grand satirique, publia enfin le chef-d'œuvre du genre : *De l'abus des nudités de gorge* (Bruxelles, 1675, in-12).

(1) *Histoire de la prostitution*.

(2) Les moustaches étaient des boucles de cheveux qui descendaient le long des joues jusqu'aux seins. On faisait la guerre aux bourgeoises et aux servantes qui portaient les moustaches réservées aux Demoiselles.

Complétons cette curieuse bibliographie :

Haud inutile libidinis, sive luxuriæ dehortamentum, cum laicis tum ecclesiasticis viris utilissimum. a P. Grosnet. Paris, 1536, in-16.

Catechese et instruction touchant les ornemens, vestemens et parure des femmes chrestiennes, par R. Benoist. Paris, 1573, in-16.

Traité de l'estat honnête des chrestiens en leur accoustrement, par Jean de Laon, 1580.

La foudre foudroyant et ravageant contre les péchés mortels, par Pierre Juvernay. Paris, Le Mur, 1635, in-12.

Traité singulier de la modestie des habits des filles et femmes chrestiennes, par Timothée Philalèthe. Liège, 1675.

Lettre écrite par un séculier à son ami, sur les immodesties et profanations qui se commettent dans les églises, avec la déclaration du roi et l'ordonnance de Monseigneur le cardinal de Noailles, archevêque de Paris, 1717.

Quelques extraits des deux principaux de ces opuscules : *Le Chancre ou couvre-sein féminin* et *l'Abus des nudités de gorge* donneront une idée de cette littérature théologique.

Le *Chancre*, de Jean Polman, chanoine théologal de Cambrai, s'adresse aux Flamandes du XVIIe siècle qui, après avoir été très réservées, sous les règnes des pieux archiducs Albert et Isabelle, se décolletèrent à outrance. Expliquons d'abord, avec l'auteur, le titre singulier de son ouvrage.

Le chancre s'attache, le plus souvent, au sein et aux mamelles des femmes. D'abord il effleure la peau, et ne faict qu'entamer la chair ; puis il va s'eslargissant et démangeant les parties voisines ; de là il s'espart, il s'enfonce, et s'empare de toute la poitrine, la descouvrant jusques aux os. De mesme, ceste ouverture du sein féminin va gagnant peu à peu et s'estendant comme un chancre, *Ut cancer serpit*. Ouy, ce malencontreux chancre des habits d'abord a eschancré leur bord et le dehors, puis il s'est enfoncé jusqu'à la chemise, voire jusqu'à la chair nuë, descouvrant la gorge et la nuque. De là, donnant une nouvelle eschancrure, il a faict paroistre le dessus du sein à travers quelque toile d'araignée. A la parfin, il a rongé, desmangé et eschancré en sorte le derrière et le devant des habits, que les espaules et les tétins en sont demeurés à nud.

Nuda humeros, Psecas infelix, nudisque mamillis (1).

Voici un autre passage de ce curieux livre :

Parmy les Romains, au rapport d'Horace (2), les dames et filles
d'honneur estoient entièrement couvertes, et lorsqu'une dame estoit
convaincuë de paillardise, on lui donnoit des habits de courtisane. Il
n'y avoit donc que les filles de joye qui marchoient à sein descouvert... Un jour, le monstre d'Empereur Héliogabale assembla en une
place publique toutes les putains de la ville de Rome ; et estant tra-
vesties en paillardes, à poitrine découverte et à tétins forjettés, leur
fit une harangue digne de sa personne, tesmoignant d'abord un grandissime contentement de les voir équippées en femmes de leur qualité :
avec les yeux frétillards et lascifs, la face effrontée, le sein découvert
à l'encant, les tétins nus et attrayants. Et concluant sa harangue, il
publia largesse à toute l'assemblée de trois escus par teste, je veux
dire par paire de testes.

Saint Jacques, Evesque de Nisibis, passant en Perse, arrivé qu'il fut
aux fauxbourgs de la première ville, à une belle fontaine, il y ren-
contra une assemblée de filles impudemment descouvertes qui se
gaussèrent de luy. Mais soudain la malédiction du saint changea le
poil de ces esbontées et les rendit chenues sur le champ, les couvrant
de honte et de vergogne.

Passons au « chef-d'œuvre du genre », à l'*Abus des nudités
de gorge*, ouvrage quelque peu longuet attribué à l'abbé Boileau ;
nous n'en citerons que les traits suivants :

La veuë d'un beau sein n'est pas moins dangereuse pour nous que
celle d'un Basilic. — Souvenons-nous de cette maxime du grand Saint
Grégoire qu'il y a de l'imprudence à regarder ce qu'il ne nous est pas
permis de souhaiter. — C'est avec raison que le Prophète Ezéchiel (3)
nous a appris que le sein descouvert d'une femme estoit un lit, et un lit
où l'impureté reposoit et devenoit féconde, en corrompant celle qui
le descouvre et celuy qui le regarde. — Saint Jérôme (4) reprochoit à
Jovinien, qu'il avoit dans son parti des Amazones, lesquelles, le sein
descouvert et le bras retroussé jusqu'au coude, excitoient les hommes

(1) JUVÉNAL, Sat. VI, v. p. 491. (Les épaules découvertes, les seins nus, la
malheureuse Psecas...) Psecas est le nom d'une servante qui sue et peine à friser sa
maîtresse.
(2) Sat. II.
(3) Ch. XIII, v. 17. *Cubile mœcharum*, etc.
(4) Lib. II. *Advers. Jovin.*

au libertinage pour les rendre ses sectateurs. — Personne n'ignore qu'avant l'avénement de Jésus-Christ, les plus libertines des femmes Juives, et mesmes les femmes idolâtres, se servoient de voiles pour se couvrir la teste, les bras et les épaules, toutes les fois qu'elles sortoient en public, et l'on scait qu'un illustre Romain répudia sa femme, parce qu'il l'avoit trouvée sans voile hors de son palais (1). Quelle honte à des femmes Chrestiennes d'avoir moins de pudeur que des femmes débauchées et idolâtres ! — Souvenez-vous que Dieu ordonna, par la bouche de Moyse (2), que si quelqu'un allumoit du feu qui, par un accident inopiné et contre son intention, brûlast les gerbes et les fruits de son prochain, il seroit obligé d'en payer tout le dommage, et reconnoissez par là que vous estes toujours responsables de tous les maux que les feux que vous excitez par votre nudité causent dans les cœurs de ceux qui vous regardent. — Selon la pensée de l'Apôtre saint Paul (3), Dieu n'a donné une longue chevelure aux filles et aux femmes, qu'afin qu'elle leur servit d'un voile naturel pour couvrir leur gorge et leurs épaules. — Je souhaiterais que toutes filles et toutes femmes fussent bien persuadées de ce qu'a dit saint Jean Chrysostome et qui a été justifié par plusieurs histoires authentiques, qu'une image et une statue nue est le signe du diable ; elles concluraient de là que, par leurs nudités, elles deviennent non seulement le siége, mais le trône de Satan : que non seulement il repose sur leur gorge, sur leurs épaules exposées aux yeux des hommes, mais qu'il y règne, qu'il y domine, qu'il y triomphe ; elles connaîtraient que leur corps à demi nu n'attire pas moins sur elles les démons que les yeux des hommes. Et comme il y a d'ordinaire plusieurs hommes qui regardent leurs seins, leurs épaules et leurs bras nus, il y a aussi plusieurs démons sur chacune de ces parties, dont ils prennent possession, et dont, pour ainsi parler, ils font leur retraite et leur fait.

Nous avons réservé pour la fin le *Discours sur la nudité des mamelles des femmes*, par un révérend Père capucin (Gand, 1856), qui est une contrefaçon moderne et un résumé écourté des deux ouvrages précédents. Il porte pour épigraphe ces vers de Martial, liv. XIV :

> *Mammosas metuo; tenerae me trade puellae,*
> *Ut possint niveo pectore labra teri (4).*

(1) C. Sulpit. *Apud Valer. Max.*
(2) Exod., c. XXII.
(3) I. Cor., XI, c. 1.
(4) « Je crains les femmes aux grosses mamelles ; donnez-moi à une tendre jeune

Donnons-en les passages les plus saillants :

Les naturalistes (1) rapportent que les corps morts des hommes flottent sur l'eau la face contre mont (2) et ceux des femmes contre-bas. N'est-ce pas nous dire que la nature donne une leçon à ces effrontées qui montrent leurs seins et leurs tétons quand elle-même a soin de les cacher après leur trépas, alors qu'il n'y a plus de honte pour elles? Mélissiennes! vous qui eûtes tant de crainte d'être exposées toutes nues après votre mort, que diriez-vous en voyant vos femmes chrétiennes qui ne rougissent point de paraître ainsi pendant leur vie ?

O vous femmes dévergondées! vous qui nous étalez sans honte vos gorges grosses ou petites, belles ou laides, vivaces ou flétries, vous qui ne rougissez pas de montrer à nu vos impudiques tétons! imitez les filles du duc Agilulphe, qui cachèrent dans leur sein des lopins de chair pourrie, afin de garder leur honneur parmi les barbares dont elles étaient prisonnières, et qui n'eurent pas seulement l'envie d'en approcher, croyant que cette puanteur leur était naturelle.

Le pape Innocent XI n'ayant pu gagner sur l'esprit du sexe par plusieurs puissants moyens, dont il se servit afin qu'on ne montrât plus le sein, les tétons et les bras, recourut, en désespoir de cause, à sa dernière ressource, savoir l'excommunication. Il fit publier, le trente novembre seize cent quatre-vingt-trois, une ordonnance qui commandait à toutes filles et femmes de se couvrir les épaules et le sein jusqu'au cou, les bras jusqu'au poing et les jambes jusqu'au pied, avec quelqu'étoffe épaisse et non transparente. L'ordonnance accordait un délai de six jours pour s'y conformer, et disait que celles qui n'y obéiraient pas, seraient si bien excommuniées, *ipso facto*, qu'excepté à l'article de la mort, il n'y aurait que lui, Innocent XI, pape, roi de la Chrétienté, représentant de Notre Seigneur sur la terre, qui les pût absoudre.

Plusieurs papes avaient déjà, avant Innocent, défendu le port de ces habits échancrés qui découvrent ce que j'ai cité maintes fois. M. Srlavius, administrateur de la nonciature des Pays-Bas, écrivit aux évêques, le 31 de mars seize cent trente-cinq, par ordre d'Urbain VIII, pour les avertir de procéder contre les femmes mondaines qui se découvraient le sein et les épaules et se mouchetaient ou se fatonnaient le visage, et les exclure des églises, si faire se pouvait. Voici le texte de la lettre :

lle, pour que mon tissu de lis jouisse d'une poitrine de neige... c'est une chemise qui parle.

(1) PLINE. *Hist. nat.* L. VII. ch. XVII.

(2) En haut.

« Il y a quelque temps, écrit-il, que ma conscience m'obligeait d'avertir Notre Saint Père le Pape, que sans offenser grièvement la Divine Majesté, l'on ne pouvait bonnement souffrir davantage le désordre que commettent les dames de ces quartiers en leurs habits à la mode, où il se voit un faste exclusif et un luxe intolérable; en ce que s'oubliant du voile que l'apôtre leur commande de porter aux églises, elles n'ont point de honte d'y paraître avec un grandissime scandale, toutes dévoilées, vêtues d'un habit immodeste, messéant et ressentant leur libertinage; se découvrant la poitrine, portant les cheveux à la garcette et à passe-filons qui leur couvrent le front et les joues. Et puis se parsemant le visage et le sein de je ne sais quelles emplâtres qu'elles nomment des mouches, ayant même l'effronterie de se présenter en cette sorte aux sacrements de la pénitence et de la très sainte Eucharistie, ce que Sa Sainteté a tellement blâmé et détesté qu'elle m'a fait dépêcher diverses lettres par l'Eminentissime et très Révérendissime Bard Barberin, en date du vingt-quatre janvier et du trois mars de l'année courante, où elle me commande de tenir la main à ce que les Révérendissimes évêques de par deçà, ayent à se pourvoir de remèdes convenables pour obvier entièrement à ces abus et les déraciner; cause pourquoi, j'ai trouvé bon de supplier V. S. R., et néanmoins au nom de sa Sainteté l'avertir afin qu'elle veuille prendre la peine d'exhorter sérieusement tous les supérieurs ecclésiastiques de son diocèse, de quelque église, chapitre, monastère ou lieu que ce soit, quand d'ailleurs ils seraient exempts, et de leur commander même par autorité du saint Siège qu'ils aient à éviter et fuir tous ces abus, voir à empêcher et bannir selon leur pouvoir; ne recevant pas de telles femmes, ni pour les communions, ni pour les confessions, ni même s'il se peut faire dedans les églises, jusqu'à ce qu'elles y viennent vêtues d'un habillement modeste, et ressentant la bienséance. De plus, lesdits supérieurs ecclésiastiques auront un grand soin que, par les confessions et prédications publiques, la nudité, l'effronterie et l'impudence de ces femmes soient aigrement et bien à propos blâmées, et qu'au contraire, la modestie chrétienne et la bienséance extérieure des habits soient hautement louées. »

Reprenons maintenant, très chers frères, le sermon dont la lettre que je viens de lire devait faire partie.

Je n'ai jamais pu concevoir comment nos femmes dévergondées osent se présenter dans les églises avec ces habits échancrés qui découvrent le sein et les tétons; puissent-elles n'en être point punies comme celle qu'un religieux vit un jour entrer toute nue dans une église avec des pantins dorés et accompagnée de deux loups. Elle y fit sa prière, puis se retira ; ce religieux lui ayant demandé comment elle osait paraître en cet état, elle lui repondit que de son vivant elle avait été fort vaine, curieuse, adonnée aux atours, aux habits à la mode, en un mot qu'elle avait étalé à nu ses tétons comme tant d'autres, et que pour cela elle était condamnée de porter non seulement la gorge, le sein et les tétons découverts, mais tout le reste du corps, et qu'elle était extrêmement confuse de marcher toute nue à la vue de tout le monde ; que du reste les deux loups qui la suivaient étaient ses deux confesseurs, ainsi punis pour ne l'avoir pas reprise de ses impudicités pendant sa vie. Voilà comment on punit ces effrontées à mamelles nues quoique repenties. Que sera-ce donc de celles qui demeurent obstinées ?

On raconte un autre exemple de deux dames damnées qui apparurent avec des serpents entortillés à l'entour du col. Ils leur bourrelaient le sein et leur suçaient cruellement les mamelles, en punition de leur infâme conduite et des attouchements vilains qu'elles y avaient permis.

… Saint Romain, archevêque de Rouen, s'étant retiré du monde, le diable lui apparut, un jour, sous la forme d'une belle femme qui feignait d'être mouillée et transpercée par la pluie, au point que le saint homme ouvrit sa porte et la fit chauffer et se sécher. Mais voyant qu'elle découvrait impudiquement son sein et ses tétons pour le tenter, il crut fermement et avec raison que c'était le malin esprit, et, le conjurant, il le fit évanouir devant lui.

… Je sais qu'en quelques lieux d'Italie, et principalement à Venise, il n'est pas jusqu'aux vieilles tétasses qu'on ne mette en parade. Les religieuses même y ont la gorge découverte, et ce n'est qu'en allant au chœur qu'elles la couvrent de mantes de fine laine blanche qui traînent jusqu'à terre. Mais dans les pays où règnent les bonnes mœurs, on aurait très mauvaise opinion d'une femme qui irait par la ville ayant le sein découvert jusqu'à la moitié des mamelles, ou qui oserait se présenter dans les églises comme l'impudique Marguerite de Valois, avec une grande gorge découverte qui ressemblait mieux et plus proprement à un cul qu'à un sein.

Les écrits des ecclésiastiques, les sermons des prédicateurs, voire même les excommunications du Pape échouèrent piteusement et échoueront toujours devant la coquetterie féminine. D'ailleurs en se décolletant, la femme ne rend-elle pas hommage au Créateur ? Les charmes corporels grisent l'homme et le poussent à assurer la reproduction de l'espèce — but *unique* de la création.

IV. — MOTS ET GESTES D'ECCLÉSIASTIQUES SUR LE DÉCOLLETAGE

On a souvent comparé les seins des femmes aux pommes ; le facétieux Père André, dans un de ses sermons familiers, disait que la femme est comme un pommier sur le grand chemin :

Les passants ont envie de ses pommes ; les uns en cueillent, les autres en abattent, il y en a même qui montent dessus et vous les secouent comme tous les diables.

.˙.

Massillon était en chaire : il prêchait contre le luxe, contre la mode, en un mot contre les vanités de ce monde. Tout à coup, prenant les mouches à partie, il s'écria : — « Et ces mouches que vous appliquez sur votre visage, qu'est-ce encore, sinon de la vanité ? Elles n'ont d'autre but que d'attirer les regards sur des charmes que vous voulez faire admirer. Pourquoi n'en pas mettre aussi sur vos épaules, sur votre gorge, afin d'exciter les regards indiscrets de vos admirateurs à s'égarer jusqu'aux dernières limites du possible ? » — La leçon ne fut pas perdue. Le lendemain, toutes nos dames avaient une mouche sur la gorge, et cette mouche prit le nom de Massillon !

.˙.

Le cardinal Lecamus ayant prêché une fois très vivement contre les femmes qui découvrent trop leur gorge, il trouva à son retour chez lui, une dame assez âgée qui avait assisté à son sermon, et comme elle était de celles qui montraient le plus leur gorge, quoiqu'elle l'eût fort laide :

— Au moins, madame, lui dit-il tout en l'abordant, ce n'est pas contre celle-là que je viens de prêcher (1).

.˙.

La critique théâtrale s'est quelque peu étonnée du costume mondain porté par l'Abbesse, au dernier acte du *Capitaine Floréal*, drame joué en 1895, à l'Ambigu. Il était cependant justifié par le passage suivant des *Lettres familières* écrites d'Italie, au siècle dernier, par le président de Brosses : « En vérité, ce serait du côté des religieuses que je me tournerais le plus volontiers, si j'avais un long séjour à

(1) *Souvenirs* de Jean de Boubier.

faire ici. Toutes celles que j'ai vues à la messe, au travers de la grille, m'ont paru jolies au possible et mises de manière à faire bien valoir leur beauté. Elles ont une petite coiffure charmante, un habit simple, mais, bien entendu, presque toujours blanc, qui leur découvre les épaules et la gorge. »

*
* *

Le pape Grégoire XVI avait volontiers le « petit mot pour rire ». Le *Journal des Débats* dit qu'un jour ce pontife se trouvant à une fenêtre du Vatican avec le cardinal de service auprès de sa personne, il vit sur la place, en carrosse découvert, la princesse D..., alors dans tout l'éclat de la jeunesse et de la beauté.

Le cardinal fit remarquer à Sa Sainteté la croix d'or enrichie de diamants qui brillait au cou très décolleté de la princesse :

— *E piu bello il calvario che la croce !* répondit Grégoire XVI, en souriant et lâchant une bordée de fumée d'un cigare. (Le calvaire est encore plus beau que la croix).

*
* *

M. Besson, évêque de Nîmes, avec lequel notre collaborateur Nestor Brumery entretient une correspondance si piquante, se rappelle-t-il certain dîner auquel il assistait, à Besançon, chez M. le duc d'Aumale ?

Il était placé, si mes souvenirs sont exacts, entre la princesse Mathilde et un colonel d'état-major. Ce colonel était fort gai et racontait des histoires — d'église sans doute — qui faisaient beaucoup rire M. Besson, à tel point qu'à un certain moment, comme il avait la bouche pleine de lentilles et se sentait impuissant à contenir une envie d'éclater, il se détourna — pas assez vite — et... pendant un instant, les assistants purent ignorer si la princesse Mathilde, saupoudrée de fragments de lentilles, était ou n'était pas décolletée (1).

*
* *

L'évêque de Toronto, bien connu à Lyon, avait été invité un jour à dîner dans une maison. Parmi les convives se trouvait une jeune dame dont la robe était largement décolletée. La maîtresse de la maison était fort embarrassée. Elle prend l'évêque de Toronto à part et lui fait ses excuses d'avoir à lui présenter une dame dont la

(1) Le *Voltaire*, 15 septembre 1878.

toilette est aussi peu sévère : « Oh ! madame, répondit Sa Grandeur, j'en ai vu bien d'autres chez les sauvages ! »

Le mot était sanglant.

*
* *

Mgr Péronne, évêque de Beauvais, qui vient de mourir, a été sacré à l'âge de soixante et onze ans.

Le vénérable prélat était un beau et grand vieillard, d'une distinction parfaite.

Très recherché dans les salons des nombreux châteaux de son riant diocèse, il répondit un jour à la marquise de X..., qui était venue à une réception, donnée en son honneur, avec une robe de bal trop décolletée et une traîne tellement longue que l'évêque marcha dessus et la déchira :

— Je ne vous ferai pas d'excuses, madame la marquise, car ce qui arrive est de votre faute. Si vous aviez mis un peu plus d'étoffe en haut et un peu moins en bas, l'accident que je déplore ne serait pas arrivé (1).

*
* *

Un soir, à la cour d'un petit souverain allemand, une belle dame, en toilette de soirée, surprend les yeux de l'abbé Listz fixés avec beaucoup d'insistance sur ses épaules.

Elle rougit.

— Mais, monsieur Listz...

Le galant abbé ne perdit pas la tête.

— Excusez-moi, madame... Je regarde s'il vous pousse des ailes ! (2).

*
* *

On écrit de Saint-Chamond (Loire), 20 août :

« Le curé d'une commune des environs a en horreur les corsets lacés. Aussi recommandait-il dernièrement, dans un sermon à ses chères ouailles, de ne point user de cette marchandise. »

M. le curé parlait-il ainsi au point de vue du développement physique de ses chers paroissiens et paroissiennes particulièrement, ou bien..., mais nous laissons à nos lecteurs le soin d'approfondir cette question.

(1) *Le Gaulois.*
(2) *Le Télégraphe.*

Bornons-nous à dire simplement que cette phrase était quelque peu déplacée et d'un goût douteux, dans un discours qui n'aurait dû embrasser exclusivement que la matière théologique (1).

*
* *

En 1868, la troupe Grégoire jouait à Rome des opérettes soumises à la censure ecclésiastique et dont chaque répétition générale était faite devant une « députation théâtrale » composée des censeurs, des inspecteurs des théâtres et d'une commission municipale, présidée par Mgr Randi.

Or, à la répétition d'*Orphée aux Enfers*, Mlle Marie, fort belle blonde très potelée, représentant Vénus, entre en scène en chantant : « Je suis Vénus et mon amour a fait l'école buissonnière... » lorsque la jolie artiste entend que l'on chuchote et croit percevoir des marques d'improbation.

Elle s'arrête interdite et demande ce qu'il y a. Ma foi ! on lui explique que son corsage, trop généreusement échancré, laisse à découvert des charmes qui peuvent choquer certaines pudeurs religieuses. Mlle Marie, qui croyait offrir un régal aux spectateurs, se montre un peu penaude et couvre aussitôt d'un châle les rondeurs incriminées. Mais Mgr Randi très libéral, très affable, et qui ne voulait la mort d'aucune pécheresse, s'empressa de lui crier en français :

— Oh ! pas à présent, Mademoiselle ! Il suffit de vous couvrir pour la représentation !

Inutile de dire que cette boutade gauloise fut accueillie par les éclats de rire unanimes de la députation théâtrale, enchantée de se voir ainsi favorisée d'un galant spectacle interdit au public des jours suivants (2).

V. — ICONOGRAPHIE RELIGIEUSE

1° **Divinités et symboles mythiques.** — Nous consignerons ici les particularités artistiques se rattachant aux diverses représentations des déesses mères, ainsi que les incidents de leur vie mythologique où les seins jouent un certain rôle.

Isis était figurée sous les aspects les plus variables, tantôt avec une tête de vache (fig. 53), tantôt avec une tête de lion,

(1) *La Lanterne.*
(2) Jules Huret.

mais le plus souvent elle est assise, le torse nu (fig. 54), elle presse sa mamelle droite de la main gauche et tient, de l'autre, son fils Horus ; c'est ainsi que la représentent les bas-reliefs de Gebel Silsileh et de Beni-Hassan (fig. 47). « Nulle part, dit Mariette, en parlant de cette dernière œuvre, la ligne n'est plus pure, et il règne dans ce tableau une certaine douceur tranquille, qui charme et étonne tout à la fois. » Un sujet analogue est traité avec autant de grâce et d'originalité dans une

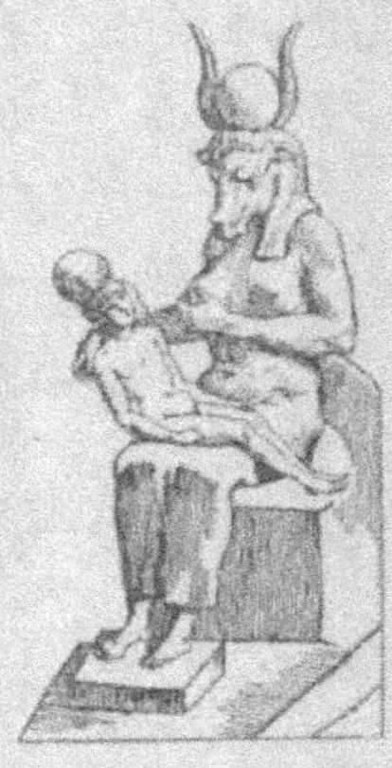

Fig. 53.

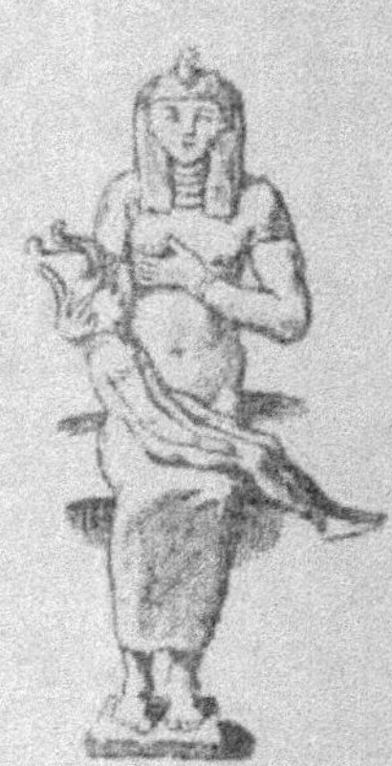

Fig. 54.

peinture d'un temple de Nubie (fig. 55) montrant Hanshabi (1) allaité par Anouké.

Georges Perrot et C. Chipiez (2) rapportent que, dans les nécropoles des colonies phéniciennes de l'île, on a trouvé des plaquettes d'or estampées qui représentent le torse d'une divinité à coiffure égyptienne, nue (fig. 56) et se pressant les seins ; c'est une Isis à laquelle on a donné le geste d'une déesse asiatique. Ces plaques se fixaient aux oreilles ou se portaient en colliers.

Parmi les divinités de l'Inde, nous connaissons Maya (fig. 39),

(1) Ramsès II, suivant d'autres.
(2) V. *Histoire de l'art dans l'antiquité* (Phénicie). Hachette, édit.

d'où est sortie la mer de lait, matière première de toutes choses,
Maya est la partie féminine de Brahm (fig. 57), symbolisant,
dans un même corps, l'origine de l'espèce humaine.

Les Templiers adoraient une idole, le Baphomet, symbole de

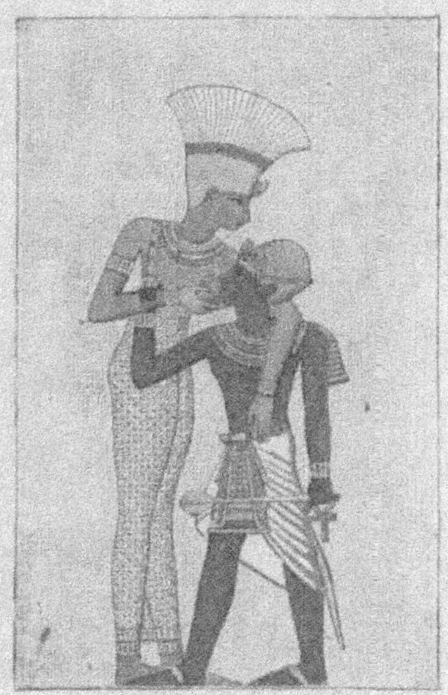

FIG. 55.

la prudence et de la sagesse, qui réunissait aussi les attributs
des deux sexes, barbe et phallus pour l'homme, seins pour la
femme.

L'art chaldéo-assyrien, qui a inspiré les artistes de la Perse,
de la Phénicie et de Cypre, représente Astarté, l'Aphrodite
orientale, sous différents aspects (fig. 58, 59, 60) : le plus souvent, la déesse est nue, allaite le dieu enfant ou se presse les
seins des deux mains. Elle porte parfois le croissant et les mamelles multiples (fig. 60) de la Diane d'Ephèse, symbolisant
comme elle la Nature et toutes ses productions.

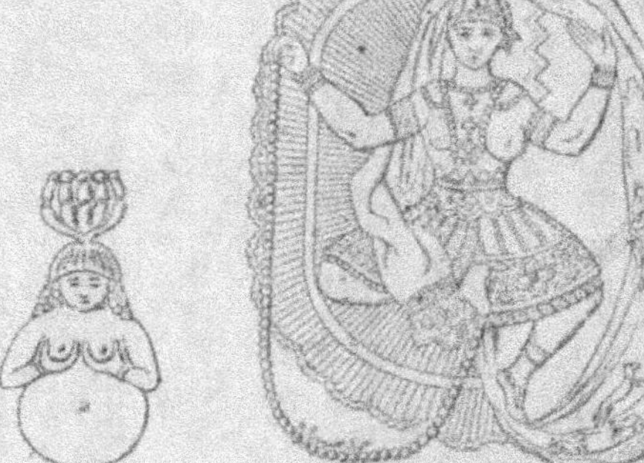
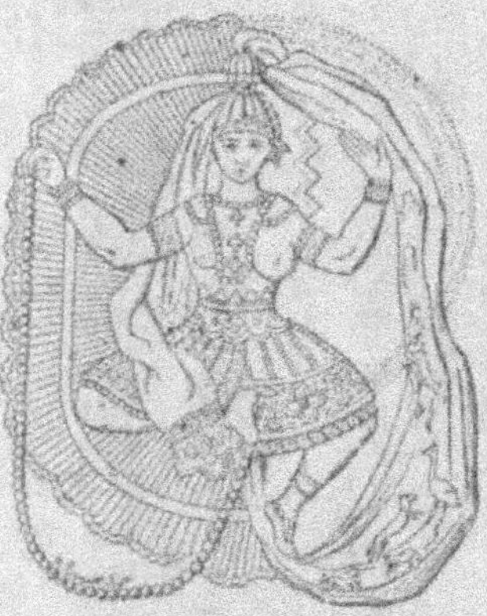
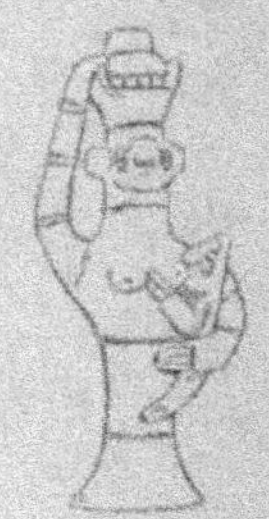

FIG. 56. — Pendant
d'oreilles. (Musée de
Cagliari.)

FIG. 57. — D'après un monument
Indou.

FIG. 58. — Astarté.
Figurine cypriote du
Louvre (1).

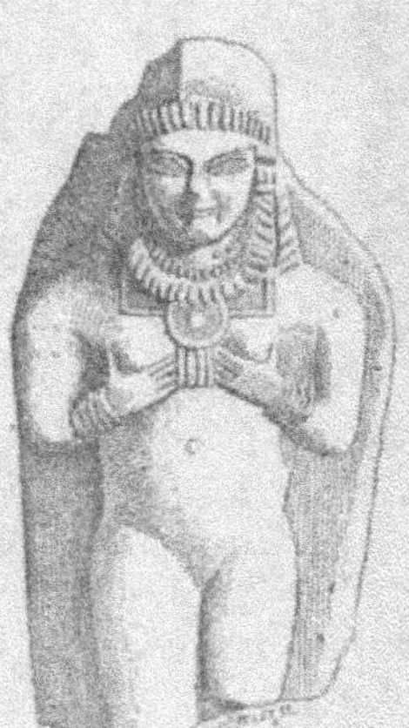
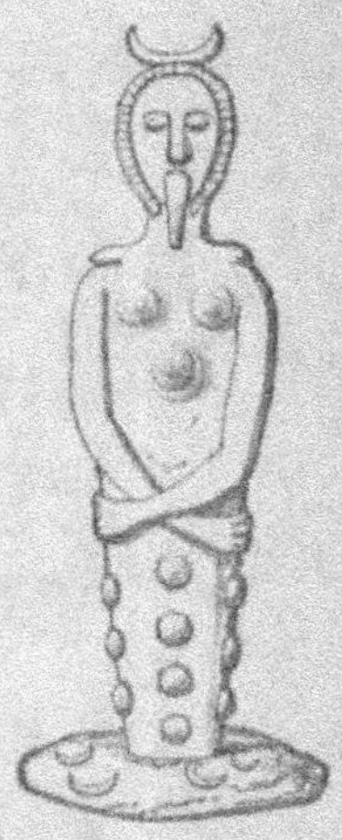

FIG. 59. — Aphrodite orientale. Figurine
cypriote du Louvre (2).

FIG. 60. — Astarté, d'après une statuette
en bronze du musée de Cagliari.

(1) Cette figurine, d'après Heuzey, est un exemple grossier du type de l'hydro-
phore fabriqué par les potiers de l'île de Chypre.
(2) Reproduite dans le *Manuel d'Archéologie* de BABELON.

En Grèce, Aphrodite se pressait aussi les mamelles pour en faire jaillir le lait destiné à nourrir le monde (1).

Mais, fait observer Marius Vachon (2), à mesure que grandit le sentiment du beau, inséparable en Grèce de l'idée de la plus sévère décence et de la moralité la plus délicate, le geste se modifie. Les mains ne tou-

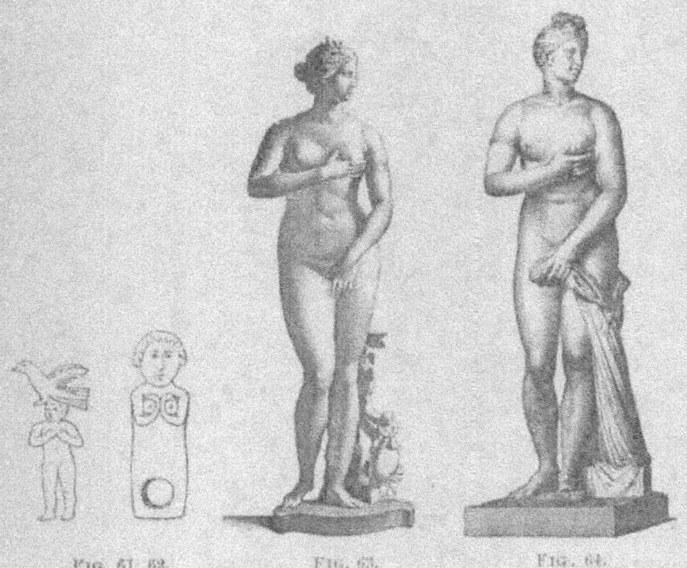

FIG. 61, 62.   FIG. 63.   FIG. 64.

chent plus que légèrement le sein ; puis elles sont posées sur la poitrine. Le véritable sens du geste originel s'est altéré. Enfin la déesse de la fécondité n'est plus que la déesse de la beauté.

En effet, avec l'art gréco-romain, l'attitude immodeste de la déesse-mère asiatique, se pressant les seins ou le ventre, devient pudique. Aphrodite porte encore les mains aux mêmes

(1) A Mycènes, on a trouvé dans les tombes de l'acropole, des idoles, d'origine syrienne, se pressant le sein (fig. 62), entourées de colombes ou en portant une sur la tête (fig. 61).

(2) La *Femme dans l'art*.

régions de son corps, mais c'est pour en couvrir la nudité : telles la Vénus du Capitole, la Vénus de Médicis (fig. 63), la Vénus d'Alexandria Troas (fig. 64), que l'on peut admirer au Louvre.

De même les mamelles multiples, emblème de la fécondité,

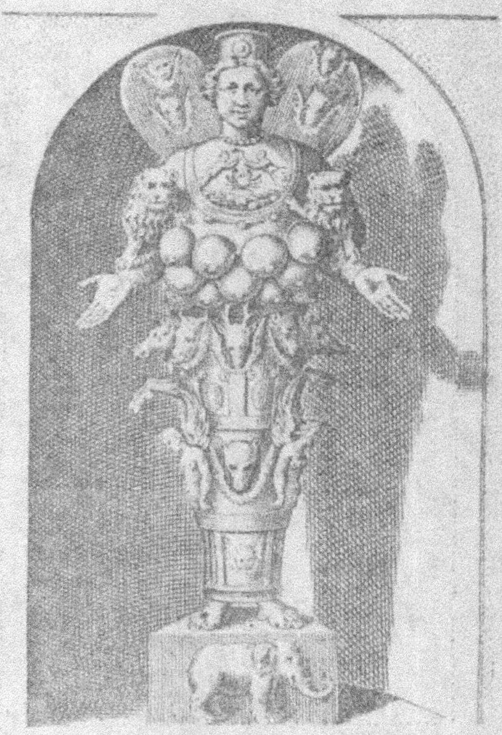

FIG. 65. — *Natura vegetans.*

qui couvrent primitivement les corps d'Isis, de Maya, de Lachmi, de Sarawasti, d'Astarté ou de l'Artémise grecque, serviront à symboliser, dans l'art moderne, la Nature ou la

Terre (1). Ainsi la représente Rubens, dans son *Triomphe de
la Religion*. Mais c'est surtout la sculpture qui a abusé de ces
mamelles décoratives (fig. 65, 66, 67).

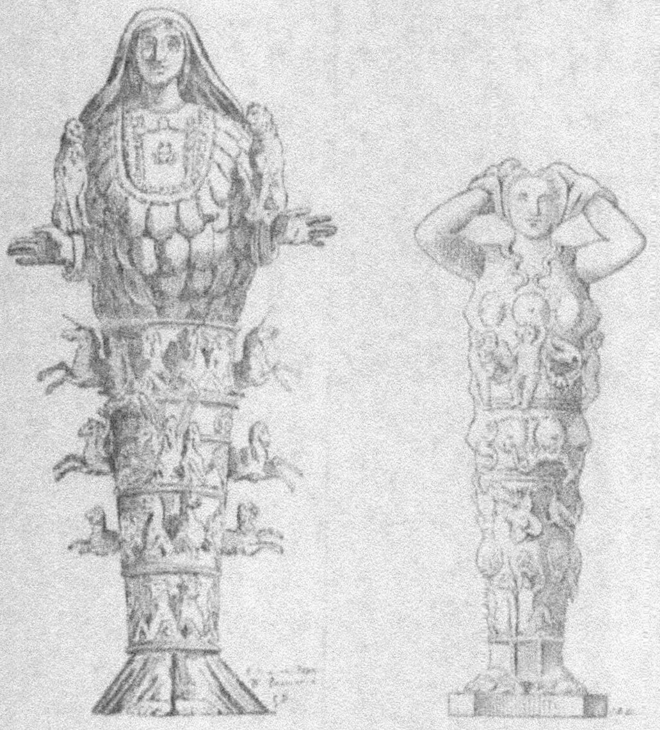

FIG. 66. — Marbre du Louvre, par Ni-
colo, dit il Tribolo (1485-1599) Pericoli.

FIG. 67. — Fac-similé d'après une eau-
forte de François Perrier, 1635.

2° **Scènes mythologiques.** — L'*Allaitement d'Hercule* est
l'épisode le plus souvent traité en peinture. La tradition rapporte
que Minerve engagea Junon à donner le sein au jeune Alcide,
qu'elle venait de trouver abandonné dans un champ. Le futur
héros serra alors avec tant de force le sein de la déesse, que la

(1) V. *Curiosités artistiques sur les seins.*

douleur la fit sortir précipitamment de son lit, et le lait qui

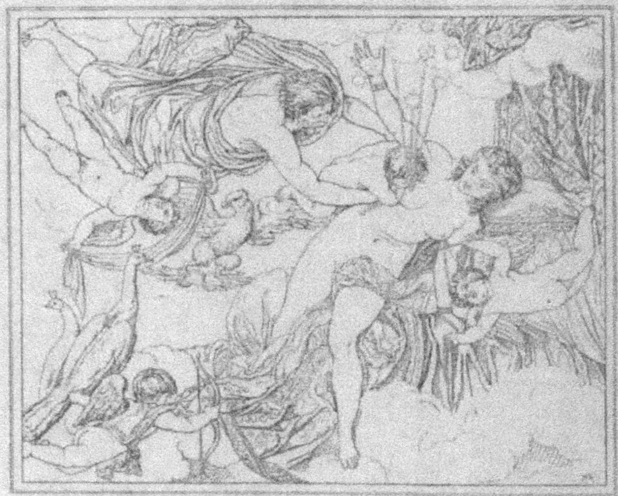

Fig. 68. — Tirée du *Musée de peinture et de sculpture*, de REVEIL.

Fig. 68 *bis*.

s'échappa violemment se répandit dans le ciel pour former la *voie lactée*. Jacopo Robusti, surnommé le Tintoret, a préféré montrer Jupiter présentant son fils à Junon (1) (fig. 68).

Rubens s'est contenté de représenter Junon assise sur un nuage, près de son char traîné par des paons, et ne paraissant

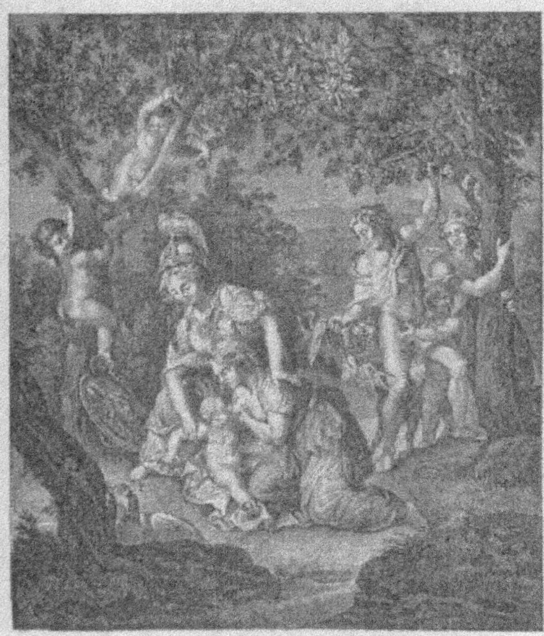

Fig. 69. — La nourriture d'Hercule.

pas trop contrariée d'avoir été troublée dans son sommeil par le vorace rejeton de son volage époux; elle semble même lui présenter le sein avec complaisance (fig. 68 *bis*).

(1) Une autre version était plus généralement admise. Quand Hercule vint au monde, sa mère Alcmène, redoutant la jalousie de Junon, fit exposer le fils de Jupiter dans un champ, où Mercure le prit puis le déposa malicieusement sur le sein de la reine des dieux qui dormait. (*La mythologie dans l'art ancien et moderne*, E. VÉRON.)

Jules Romain nous montre Hercule au moment où Minerve le rencontre dans un champ; elle le fait allaiter par une nymphe, qui se penche dans une posture peu commode, et s'étonne de la force déployée par la bouche du nourrisson (fig. 69).

Le lait d'Héra ne fit pas que tracer la traînée lumineuse de la voie lactée, il passe aussi pour avoir donné au lis sa blancheur immaculée, comme l'indique le revers d'une médaille commémorative de la naissance de Louis XIII (fig. 70).

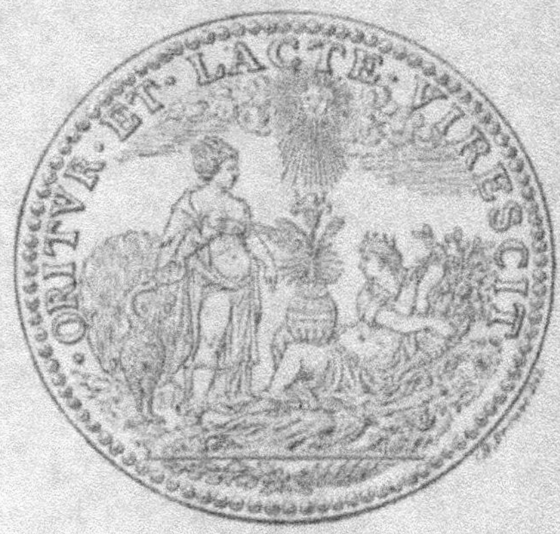

Fig. 70.

Le *Jugement de Pâris* a été souvent mis à contribution par les beaux-arts; les artistes qui ont interprété ce sujet se sont surtout appliqués à faire ressortir la beauté des seins de Vénus, dont la forme et la fermeté devaient se rapprocher le plus de celles du fruit que le berger galant tenait à la main et qu'il semblait présenter comme le type idéal de comparaison atteint par la déesse victorieuse. Cette aimable fiction a été parodiée de bien des façons : dans une de ces caricatures (fig. 71), le dessinateur anonyme a pourvu Vénus de seins flasques et pendants qui recouvrent un ventre hydropique, lequel n'est autre que la pomme de Pâris, métamorphosée en citrouille.

Il existe aussi nombre de tableaux rappelant la métamorphose de Dryope. Ovide raconte qu'au moment où l'épouse d'Andrémon fut changée en arbre, « elle tenait dans ses bras son enfant qui

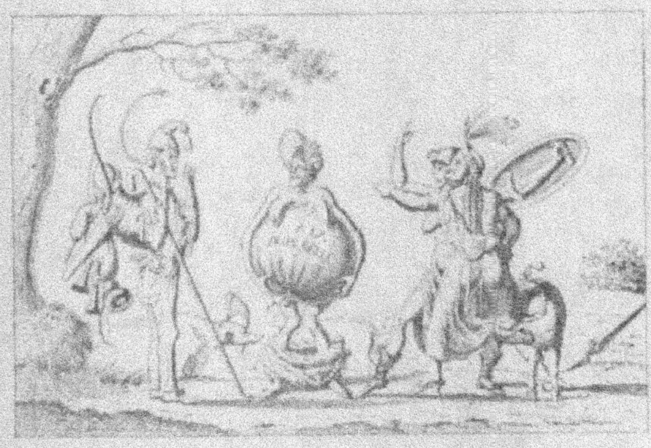

Fig. 71.

n'avait pas encore un an, doux fardeau qu'elle portait et qu'elle nourrissait au sein... l'enfant sentit les mamelles se durcir et

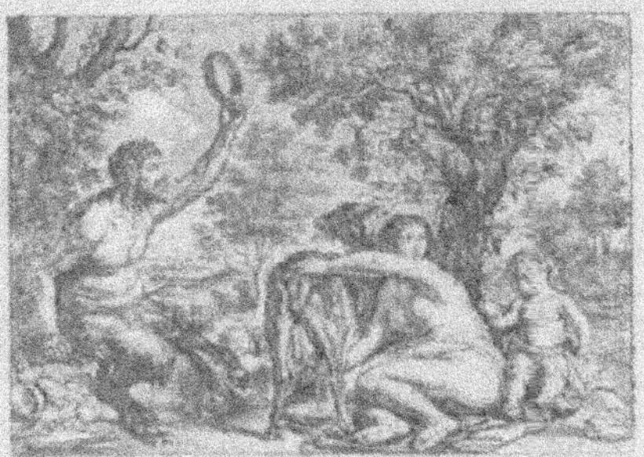

Fig. 72. — Jupiter et la chèvre Amalthée, de Jacques Jordaens, 1593 (1).

ne put plus en tirer de lait ». Cette punition fut infligée à Dryope parce qu'elle avait confié l'allaitement de son fils, Myrthé, à une

(1) Reproduit dans l'*Histoire des peintres*.

chèvre, aulieu de le nourrir elle-même. Si pareil châtiment était appliqué aux Parisiennes qui abandonnent leurs enfants à des mercenaires, la capitale de la France ne serait plus qu'une vaste forêt de Dryopes.

L'allaitement d'Arès par Héra (fig. 48) ; celui de Zeus par la chèvre Amalthée (fig. 72) et de Télèphe par une biche ont été fréquemment reproduits.

D'autres personnages mythiques ont donné lieu à de gracieuses compositions, à des allégories pleines de charme : *Vénus et les amours*, de Rubens (fig. 73) ; *Vénus allaitant l'Amour*,

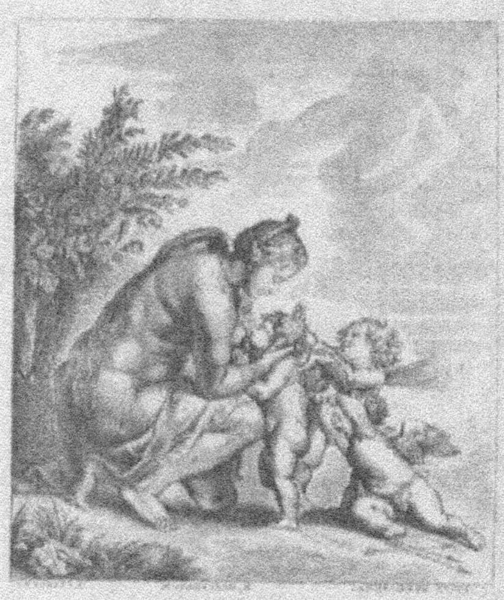

Fig. 73.

de Mazzola Francesco, le Parmesan ; l'*Espérance nourrissant l'Amour*, de Coupin (fig. 74) et celle de Reynolds, qui peignit la célèbre actrice miss Morriss, sous les traits de l'Espérance ; enfin *Hope* ou l'*Espérance*, de Cypriani, gravé par Bartolozzi (fig. 75). Le groupe si pudique de Canova, l'*Amour et Psyché* (fig. 76), fait aussi partie de cette riante série : les bras de l'Amour soutiennent comme un corset improvisé les seins de l'innocente Psyché.

Les divinités subalternes des bois, des mers, des fleuves et

des fontaines, c'est-à-dire les nymphes (fig. 77), les faunesses
(fig. 78, 79), les centauresses (fig. 80) et les sirènes (fig. 81) ont
été l'objet de multiples et agréables fantaisies artistiques.

Signalons enfin quelques singularités archéologiques se ratta-

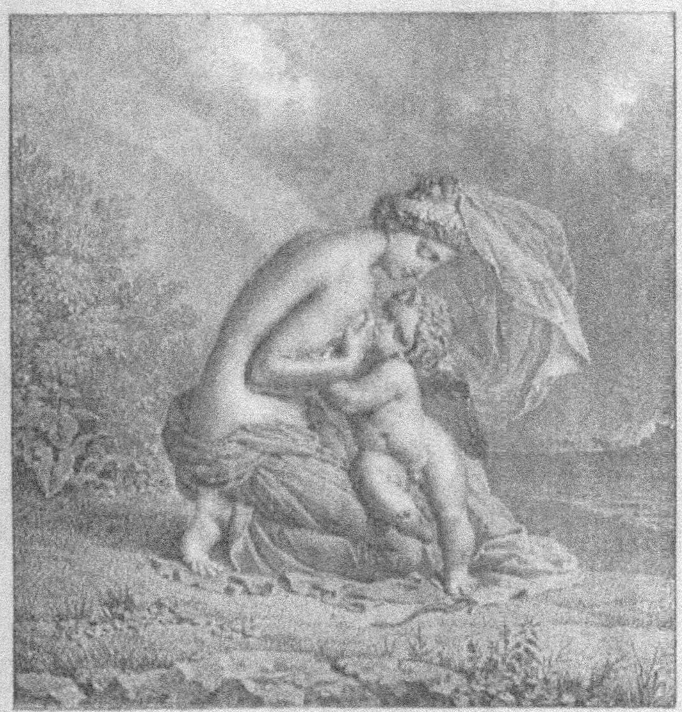

Fig. 74.

chant à notre sujet. Une des gargouilles de l'église Saint-Jacques de Dieppe représente une femme nue (fig. 82), avec une
ceinture d'écaille — ou une sorte de gaine écaillée; — « ses
cheveux sont jetés sur son dos, elle porte une main à ses cheveux et l'autre à sa gorge. Les seins gonflés vomissent des
torrents d'eau; on est tenté de reconnaître une sirène, sans

doute pour plaire aux marins qui composaient cette paroisse » (1).

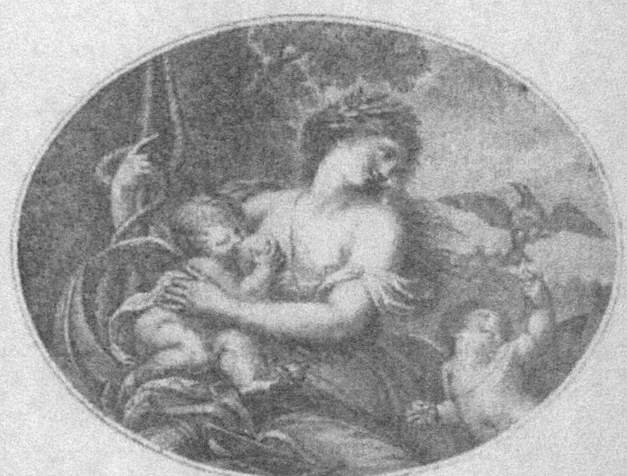

Fig. 75.

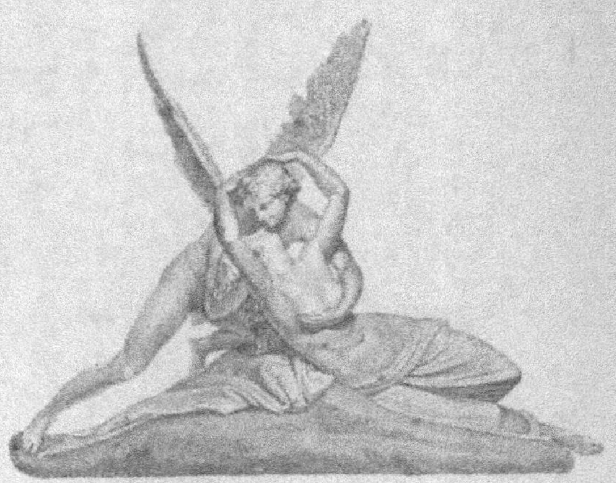

Fig. 76.

(1) *Les sculptures grotesques et symboliques*, par Jules Adeline, 1879 (Rouen, E. Augé, libraire).

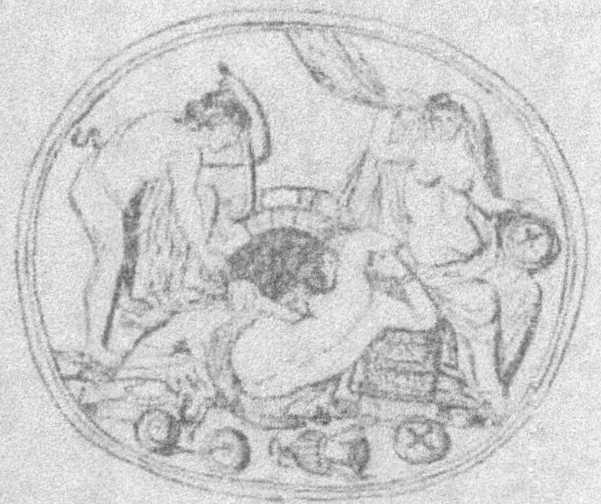

Fig. 77. — Un tigre au sein d'une nymphe, d'après une peinture antique.

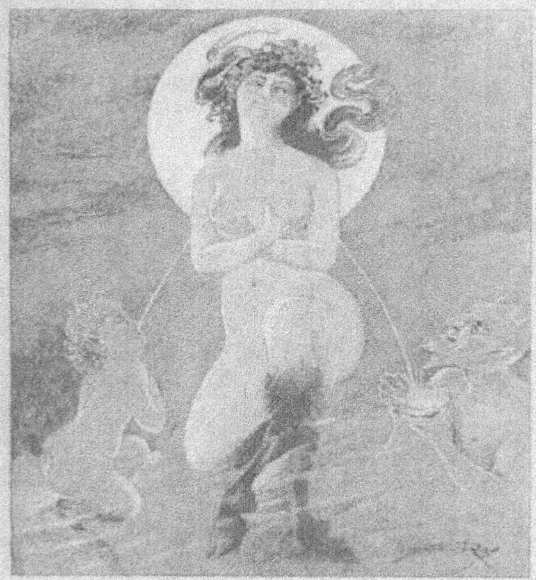

Fig. 78. — Alma Mater d'Ulysse Roy. (Tirée de l'Écho du Boulevard.)

Parfois même, un emblème religieux est venu sanctifier, pour

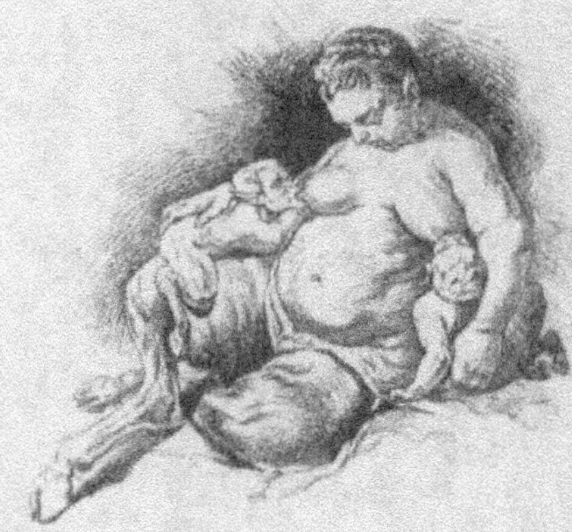

Fig. 79. — Faunesse allaitant deux petits satyres. Groupe tiré du *Silène au milieu des satyres*, de RUBENS. Tableau du Musée de l'Ermitage à Saint-Pétersbourg.

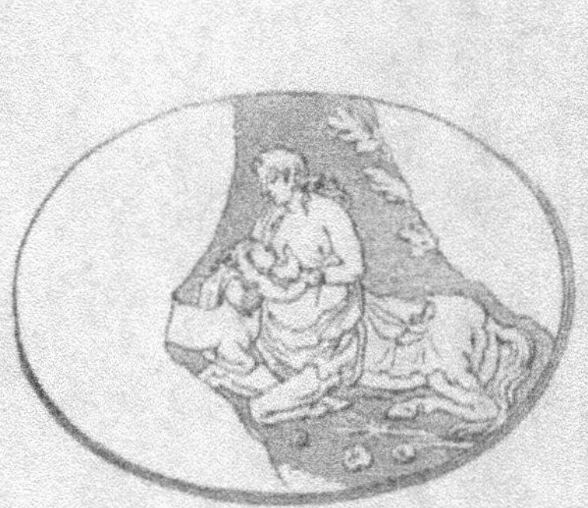

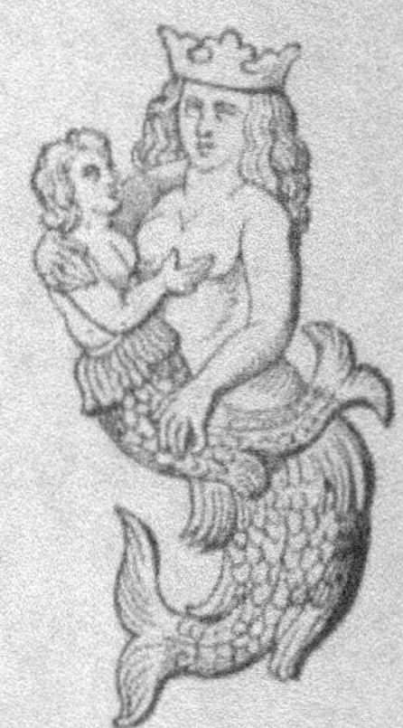

Fig. 80. — Centauresse allaitant. D'après une pierre gravée du Muséum de Florence.

Fig. 81. — Sirène allaitant son enfant. Sculpture du grand portail de la cathédrale de Lyon.

ainsi dire, l'exubérance païenne de certaines sirènes. Nous en citerons un exemple frappant, que tout le monde peut remarquer à l'église de Saint-Nicolas-des-Champs. Sous le porche, on voit deux magnifiques cariatides représentant des sirènes, avec leur queue de poisson recourbée et une opulente poitrine. Loin de détruire ces objets d'art, les prélats qui ont présidé à la res-

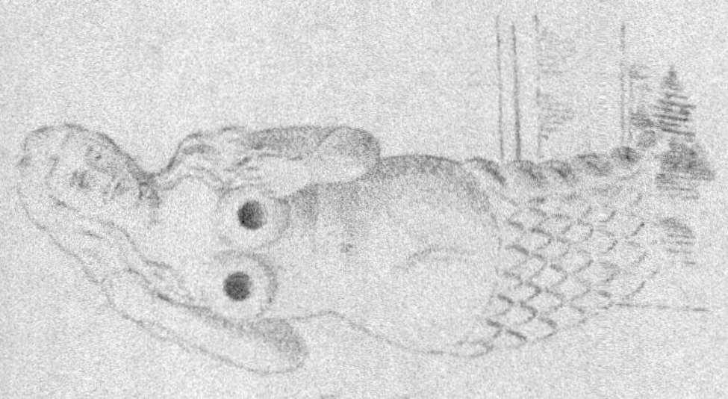

FIG. 82.

tauration de cette église, se sont bornés à faire sculpter entre les seins des sirènes une croix qui les fait ressembler à de robustes Cauchoises.

3° **Sujets religieux**. — Dans le principe, l'allaitement de l'enfant Jésus par la Vierge est fort chaste ; la poitrine n'est pas découverte et le sein passe par une fente pratiquée à la robe. La Vierge est conçue d'après les idées du passé et rappelle Junon.

Grégoire VII (1073-1085), dit Marius Vachon (1), n'admettant que des vierges et des saintes n'ayant rien qui pût inspirer des désirs voluptueux, ne voulut pas sortir du byzantinisme qui donne à la figure de la femme la sécheresse de l'ascétisme, sans aucune expression de vie, de grâce ou même de simple bonté.

Dans la seconde période du moyen âge, les artistes s'affranchissent de l'influence orientale, la nature devient leur unique inspiration et ils ne craignent pas le nu. C'est d'abord le type de la femme blonde, l'héroïne des fabliaux, qui domine ; sa poitrine ne doit porter que « petites mamelettes, dures comme

(1) *Loc. cit. et passim.*

pamelés et blanches comme fleurs de pré ». L'enfant Jésus
s'enhardit ; il devient égrillard ; il cherche le sein qui ne lui est
pas présenté assez tôt et introduit la main par le col de robe
(*Madone* de Quentin Matsys) ; ou bien il presse le sein de la
main et des lèvres (*Vierge* de Beaumeven, de Valenciennes). Peu
à peu, dans l'école italienne, la robe s'entr'ouvre, le haut de la
poitrine est encore couvert d'un fichu léger (*Vierge* d'Andrea
Solari) (fig. 83), mais la mamelle émerge de plus en plus (*Vierge*

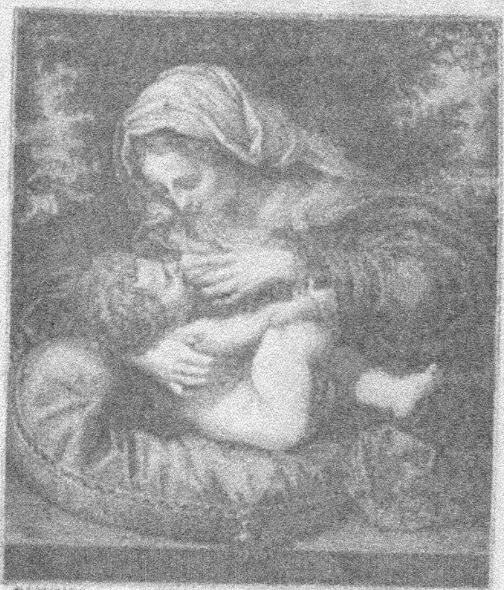

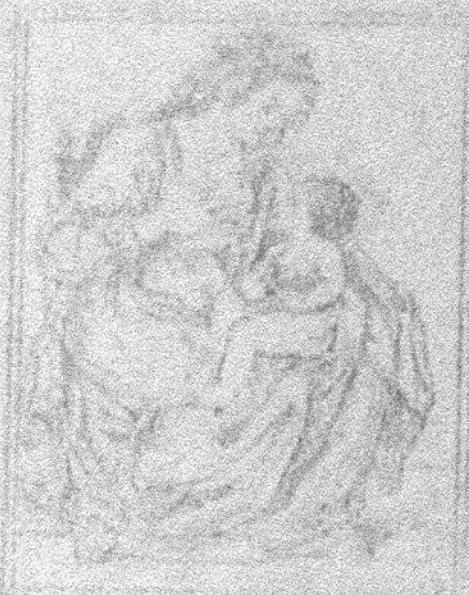

FIG. 83.   FIG. 84.

de Joseph Cesari) (fig. 84). Raphaël échancre fortement le corsage de sa *Vierge*, dite de la Maison Canegiani ; de même la
Sainte Catherine et les femmes de sa *Mise au tombeau* ont la
poitrine franchement découverte. La gorge des vierges hollan-
daises (la *Vierge aux cerises*, de Bartholomé Douven) (fig. 85),
s'étale aussi au grand jour comme celle des nourrices profanes.
Même remarque pour l'école allemande (*Vierge* de Dürer) et
pour l'école française (*la Vierge, l'enfant Jésus et Saint Jean*,
de Sébastien Bourdon) (fig. 86).

L'école flamande choisit ses Vierges parmi les beautés rubi-

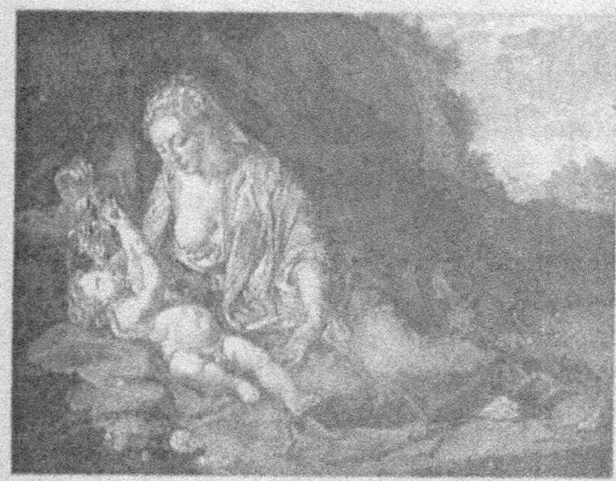

Fig. 85.

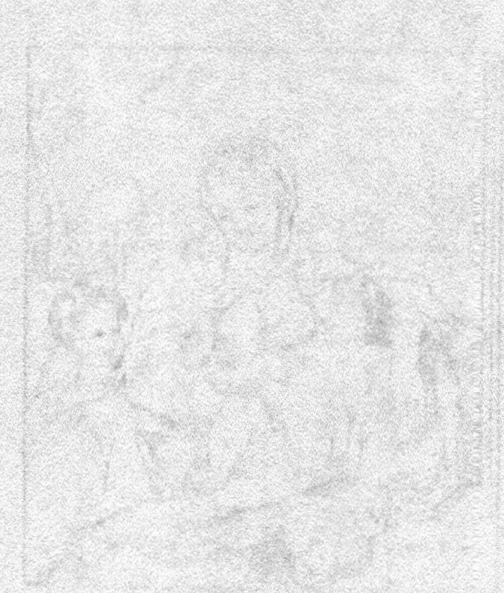

Fig. 86.

coudes, aux robustes mamelles, qui font des personnages célestes

de véritables maritornes de taverne ; telles les saintes femmes
de Rubens, telle la Vierge d'une peinture flamande du commencement du XVI⁰ siècle (fig. 87) : l'enfant Jésus s'endort sur la

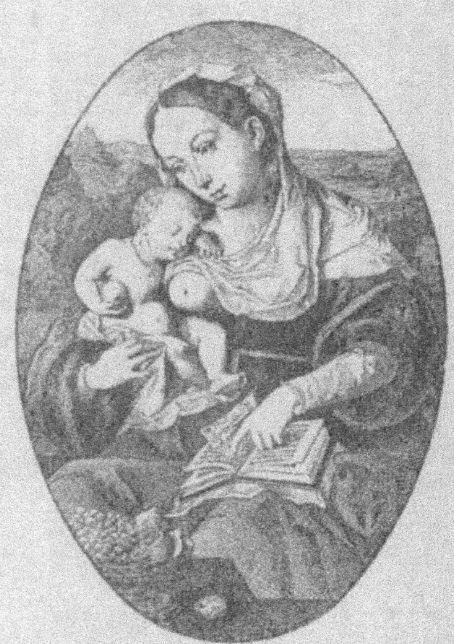

Fig. 87 (1).

mamelle droite, en forme de grosse pomme, semblant faire pendant à celle qu'il tient à la main.

Le miniaturiste français Jehan Fouquet fit du naturalisme
plus énergique encore lorsqu'il peignit le diptyque de Melun,
représentant la Vierge sous les traits d'Agnès Sorel. « Ce
grand artiste, dit Marius Vachon, n'hésita pas à représenter la
Dame de Beauté, telle que le chroniqueur Georges Chastelain
l'a décrite : «... Portoit queues un tiers plus longues qu'onc-
ques princesse de ce royaulme, descouvroit les espaules et le
seing devant jusques aux tétons » (fig. 110).

De même Rubens, dans la *Sainte Famille* de Munich, s'est

(1) Tirée de *La femme dans l'art*, de MARIUS VACHON (Rouam et Cⁱᵉ, édit.).

peint lui-même sous la figure de saint Georges, en compagnie
de ses deux femmes, dont l'une, Isabelle Brandt, est nue jusqu'à la ceinture. Le portrait posthume de cette dernière existe
encore dans le *Christ voulant foudroyer le monde* (fig. 87 *bis*) ;

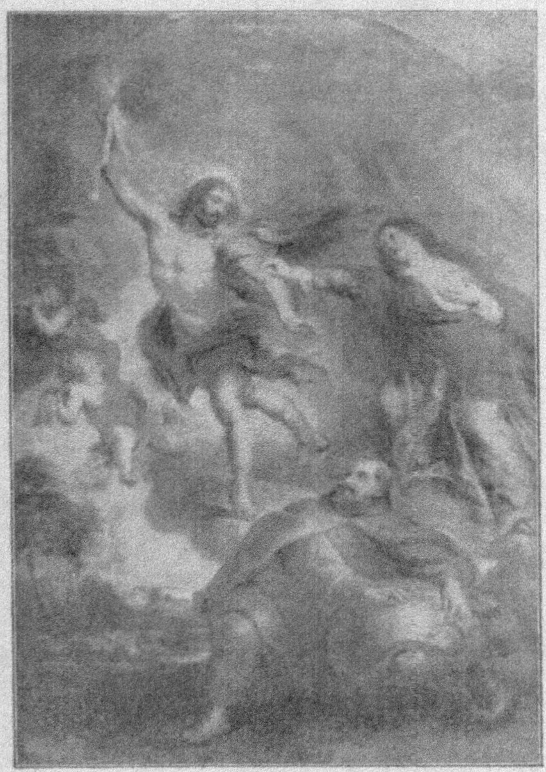

Fig. 87 *bis*. — Tableau de Rubens (Musée de Bruxelles).

Isabelle prête ses traits à la Mère du Sauveur qui, pour obtenir
de son fils le pardon de l'humanité, lui montre le sein qui l'a nourri.

Dans toutes ces compositions, la Vierge est assise ; c'est en
effet la position la plus commode pour une nourrice. Bartolozzi,

pour se singulariser sans doute, nous montre l'enfant Jésus
tétant debout sa mère accroupie (fig. 88), à la façon des Italiennes qui allaitent très tard leur bambino, en mettant un
genou à terre. Signalons aussi une fantaisie peu connue de

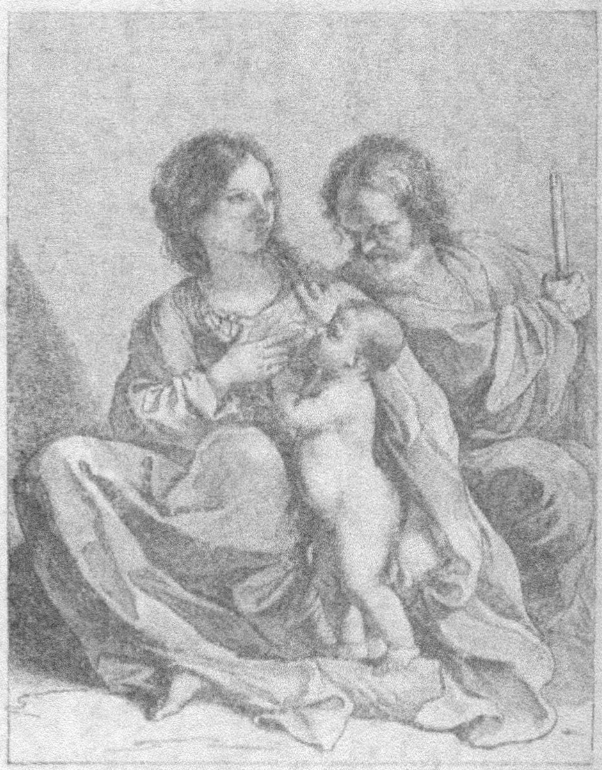

Fig. 88.

Rubens, représentant la Vierge qui s'amuse à gicler du lait de
sa mamelle sur le visage de Jésus (fig. 89); Colibert a modifié
ce sujet en remplaçant la Vierge par Vénus et l'Amour par
Jésus; mais le dessin manque de caractère et de vie.

L'allaitement de la Vierge a été moins souvent traité que
celui de Jésus, qui symbolise la Maternité et rappelle la déesse-
mère des païens. Le professeur Nicole, de l'Université de Lau-

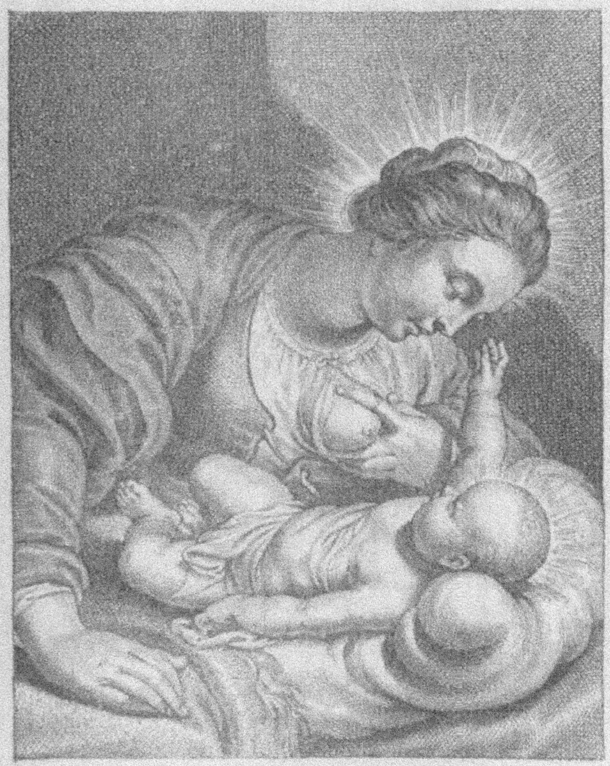

Fig. 89.

sanne, vient de découvrir un Raphaël qui représente précisément la *Vierge au sein*; mais l'authenticité de ce tableau,
exposé au musée de Nancy, peut être contestée, quoiqu'il soit
signé, ou mieux parce qu'il est signé : on sait que les Raphaëls
du Louvre ne portent pas la signature du maître.

Les peintres d'histoire, dit Larousse, représentent de préférence les événements qui leur permettent de mettre en scène des femmes plus ou moins décolletées, et il n'est pas jusqu'aux peintres de sujets religieux qui ne saisissent avec empressement l'occasion de montrer un beau sein, des épaules d'ivoire et des formes faites au moule.

En effet, les récits bibliques qui ont eu le plus souvent les honneurs du pinceau et du burin, sont ceux qui invitaient les artistes à exposer, dans une nudité complète, les torses tentateurs ou perfides d'héroïnes telles que la Putiphar, Judith et la

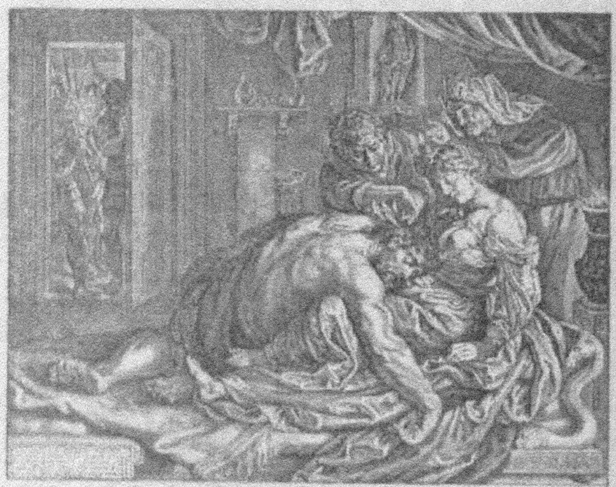

Fig. 90. — Samson et Dalila, d'après Rubens.

courtisane Dalila (fig. 90). D'autres épisodes de l'Ancien Testament ont fourni des sujets de tableaux à formes séduisantes ; ainsi l'*Ivresse de Loth*, portant le neveu d'Abraham à des privautés coupables envers ses filles, a donné lieu à des interprétations des plus audacieuses (fig. 91). Les peintres et les graveurs ont aussi abusé de la *Chaste Suzanne*, qui sut résister aux instances des deux vieillards impudiques et vindicatifs. Deshayes, dont la peinture fut gravée par Nicollet (fig. 92), s'éloigne quelque peu du texte des Écritures, en faisant passer les deux « voyeurs »

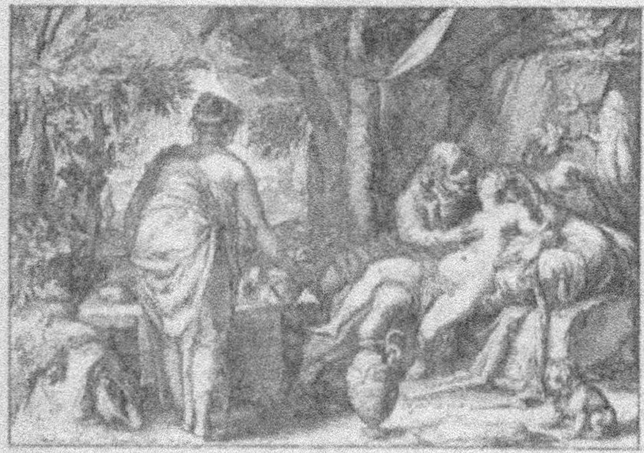

FIG. 91. — Loth et ses filles. Gravure de 1597.

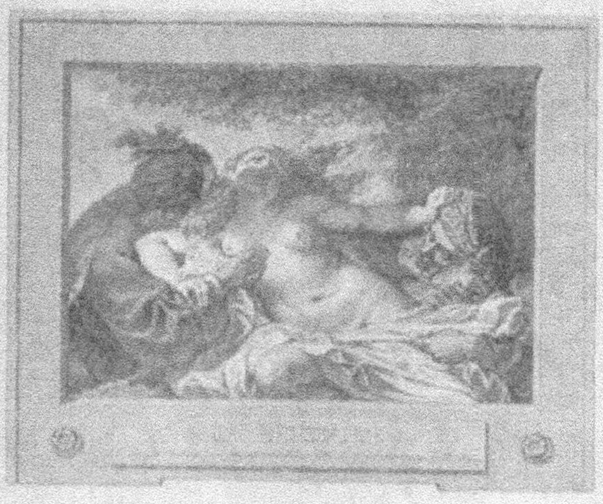

FIG. 92.

à la période d'attouchements, qui n'a pas eu lieu. Aussi a-t-il intitulé son sujet : la *Résistance*, avec ce mauvais distique :

Est-ce aussi par erreur d'interprétation des textes, ou pour le vain plaisir de montrer la belle poitrine de sainte Agnès, à laquelle le préfet Symphorius fit trancher la tête, que, dans le *Martyre* de cette sainte, le peintre Dominique Zampiéri a préféré la faire poignarder par le bourreau, sur un bûcher ?

Parmi les nombreuses caricatures lancées contre la Papauté, au temps de la Réforme, nous rappellerons la *Furie Mégère*, transformée en nourrice et donnant le sein au Pape enfant, Paul III (1534-1549). Voici le commentaire que Wright (1) consacre à ce groupe satirique :

Un théatin italien a écrit contre la Réforme un poème dans lequel il fait naître Luther de Mégère, une des Furies, dépêchée, au dire de l'auteur, de l'enfer en Allemagne pour le mettre au monde. Ce sarcasme a été renvoyé au pape avec beaucoup plus d'effet par les caricaturistes luthériens. Une des planches que je découvre dans un très curieux recueil in-folio de caricatures lutheriennes, lequel se trouve à la bibliothèque du Musée britannique et qui remonte à l'année 1545, représente la « naissance et l'origine du pape » : *ortus et origo papæ*. Le pape y est assimilé à l'Antéchrist. Dans différents groupes qui composent ce dessin, l'enfant est représenté comme soigné par les trois Furies. Mégère l'allaite (fig. 93), Alecto lui sert de bonne, et Tisiphone remplit d'autres fonctions. Le nom de Martin Luther figure aussi au bas de cette caricature, avec ce quatrain :

> (M. Luther, D. 1545.)

A la même époque parut le *pape-âne*, monstre qui, racontait-on, avait été trouvé dans le Tibre, à Rome, en 1496 (fig. 94).

La tête d'âne, écrit encore Wright, symbolisait le pape lui-même, avec

(1) *Histoire de la caricature.*
(2) « Ici l'Ante-Christ est né : Mégère est sa nourrice, Alecto sa bonne d'enfant Tisiphone le conduit. »

ses doctrines fausses et matérialistes. — Le pied d'éléphant qui remplace la main droite, c'était le pouvoir spirituel papal, pouvoir accablant qui foulait aux pieds et écrasait les consciences; la main gauche, véritable main, cette fois, symbolisait le pouvoir temporel du pape, qui aspirait à l'empire universel sur les rois et les princes. Le pied droit était celui d'un bœuf; il représentait les ministres spirituels de la papauté, les docteurs de l'Eglise, les prédicateurs, les confesseurs, les théologiens scholastiques, et surtout les moines et les religieuses, tous ceux qui prêtaient aide au pape et coopéraient avec

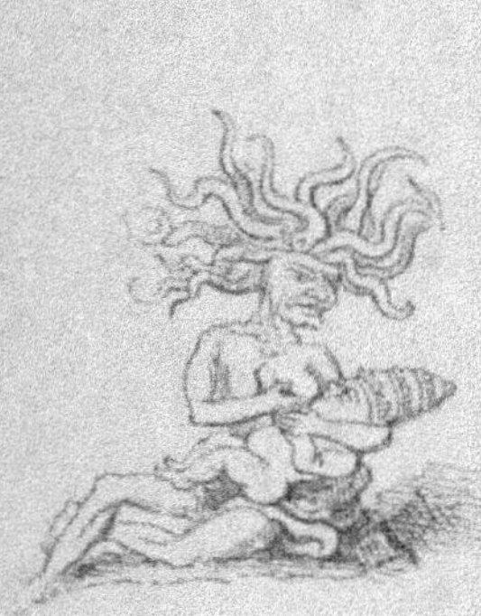

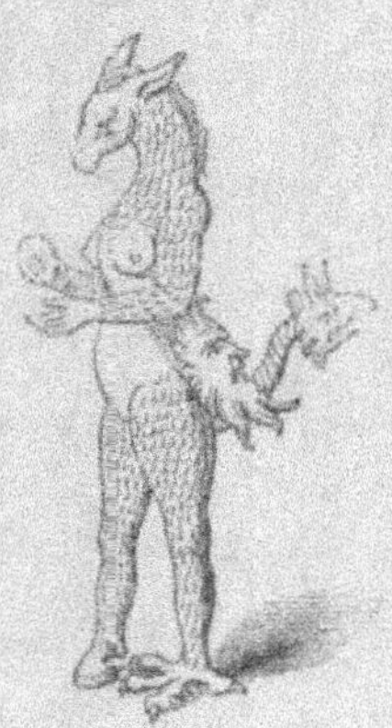

FIG. 93.   FIG. 94.

lui à l'oppression des corps et des âmes (1). — Le pied gauche, pied de griffon, qui ne laisse jamais échapper sa proie, une fois qu'il s'en est saisi, figurait dans l'ensemble comme emblème des canonistes, les griffons du pouvoir temporel des papes, qui s'emparaient de la fortune et des biens du peuple et ne les rendaient jamais.

La poitrine et le ventre du monstre étaient ceux d'une femme: ils représentaient la papauté comme corps avec les cardinaux, les évêques, les prêtres, les moines, etc., tous gens qui passaient leur vie dans la bonne chère et les plaisirs sensuels; et cette partie de l'animal fantastique était nue parce que le clergé papal n'avait pas honte d'exposer ses vices en public. — Les jambes, les bras, le cou, revêtus

(1) Esprit de domination bien caractérisé dans ce distique :

       Le pape dit tout haut : *Deurias ! Domine !*
       Mais tout bas il se dit : Dominer ! Dominer !

au contraire d'écailles de poisson, représentaient les princes, les
seigneurs temporels qui, pour la plupart, étaient les alliés de la
papauté.

La tête de vieillard, placée à la partie postérieure du monstre, voulait
dire que la papauté avait vieilli, qu'elle était tombée en décrépitude
et approchait de sa fin. Quant à la tête de dragon vomissant des
flammes qui lui servait de queue, elle symbolisait les grosses
menaces, les bulles envenimées et les écrits virulents que le pontife
et ses ministres, furieux de voir leur règne toucher à son terme, lan-
çaient dans le monde contre tous ceux qui leur résistaient.

Hogarth (1697-1764) nous fournira deux documents curieux,
dignes de figurer au premier plan de notre galerie comique religieuse. Dans une sorte de pot-pourri, intitulé : *Crédulité, Supers-
tition et Fanatisme*, qui est une spirituelle satire dirigée contre
les Méthodistes (1762), on voit, au-dessous de la chaire, deux adeptes
en pleine extase. Le jeune homme, dont les cheveux sont coupés en
rond, est probablement un prédicateur laïque ; car, quoiqu'il n'ait
pas la robe de docteur, il en a du moins le collet noir. Il endoc-
trine pieusement une jeune fille qui reçoit, avec une sainte résigna-

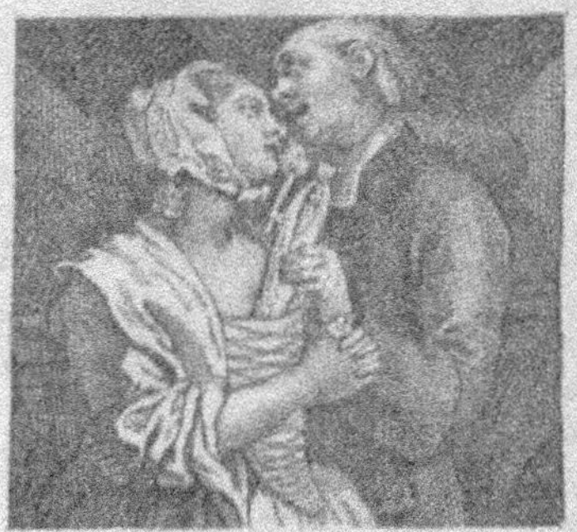

FIG. 95. — Groupe détaché de la gravure d'Hogarth (1).

tion, ses ferventes remontrances ; tandis qu'il lui fourre mystique-
ment un marmouset de cire dans la poitrine (fig. 95).

(1) V. *Les Accouchements dans la littérature, dans les beaux-arts et au théâtre.*

L'Auditoire endormi (The Sleeping Congregation), du même
satirique, nous montre un clergyman, jetant en regard de convoitise sur la poitrine opulente d'une jeune fille qui sommeille à
côté de la chaire (fig. 96) (1).

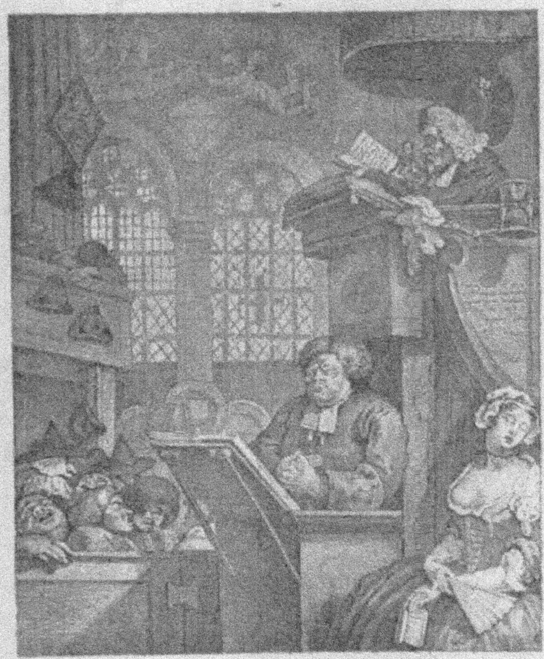

Fig. 96.

Les mœurs dissolues de certaines corporations religieuses, au
XVIIIe siècle, ont provoqué, aussi bien en France qu'en Angleterre, les irrévérences du crayon. Dans nombre d'estampes des
deux pays figurent des moines en rupture de banc-d'œuvre et
en quête de tentations charnelles, telles la *Religieuse à sa toi-*

(1) Dans le tableau original, le clerc est assoupi et ne lorgne pas sa jeune voisine,
comme on le voit dans l'estampe reproduite ici.

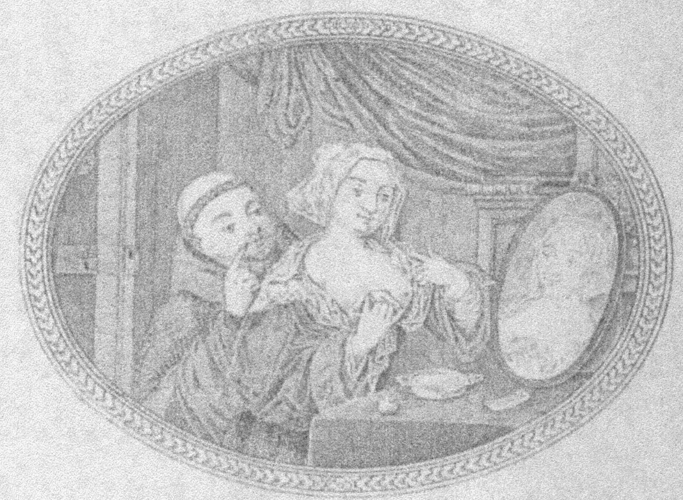

Fig. 97.

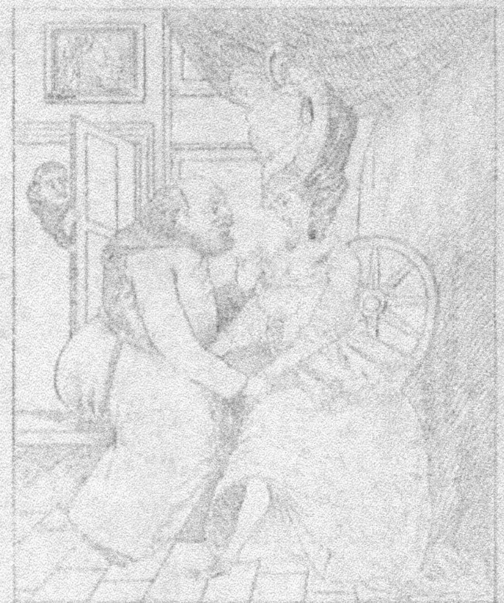

Fig. 97 bis.

lette (fig. 97) et *Une Scène dans un couvent, ou la visite de Mme Téton-en-l'air ou frater déplumé* (1).

Nos aïeux ne connaissaient pas la pruderie hypocrite de notre siècle, et les corsages fortement échancrés des dames de qualité ne faisaient pas baisser les yeux des jeunes abbés à la recherche d'aventures galantes, témoin la peinture de Lawreince : *Qu'en dit l'abbé ?* (fig. 98) ; aussi les sujets profanes n'étaient-ils pas déplacés

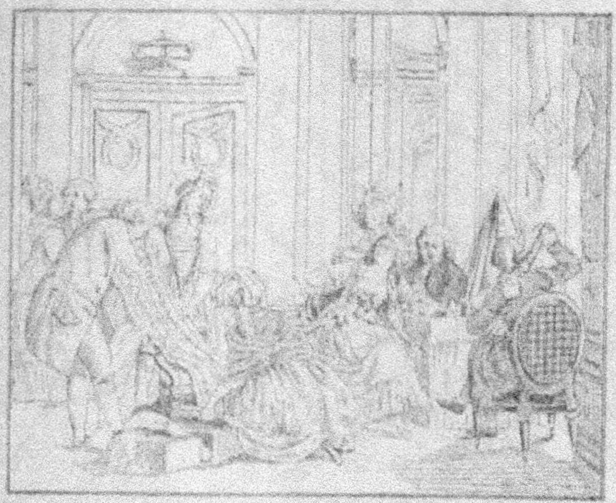

Fig. 99.

dans les décorations des stalles de basilique ; ils avaient ordinairement un caractère grotesque et parfois même obscène ou scatologique. Un motif souvent exécuté est celui du *Lai d'Aristote* : par exemple, dans les stalles de la cathédrale de Rouen, Aristote est représenté devant une petite femme franchement découverte.

(1) *A Scene in a Convent, or Miss Tit-aps visit to father bald-pate*, London, 1778. — *Tit-aps*, c'est-à-dire *Téton-en-l'air*, était sans doute le surnom d'une évaporée de l'époque, comme celui de *Niní Patte-en-l'air*, une des étoiles de notre Moulin-Rouge.

CHAPITRE III

Histoire anecdotique du décolletage (1).

En France. — Sans remonter à la création du monde, où
le nu était de rigueur pour les deux sexes, de tout temps les
femmes ont mis une certaine recherche à échancrer leurs corsages. Chez les Hébreux, les seins étaient des objets de concupiscence, et, comme le fait remarquer Tilemann, dans son *Traité
moral de la nudité* (2), le mot qui les désigne est à peu près
le même que celui qui exprime l'amour, les désirs ; en latin,
ubera est synonyme *d'amores*. Dans la Bible (3), montrer ses
seins nus est un déshonneur : femme décolletée et prostituée
sont synonymes ; ce qui n'empêchait pas les filles d'Israël
« d'aller effrontément tête levée et gorge nue » : lisez les plaintes d'Isaïe.

Plus tard, ce sont les philosophes qui s'élèvent contre les vêtements flottants, aux ceintures lâches, et contre les robes transparentes de soie lamée d'or.

Celle qui peut les vêtir, demande Sénèque, osera-t-elle affirmer
qu'elle ne soit pas nue ? Que découvrez-vous dans ces sortes de
vêtements, si toutefois on peut les appeler vêtements, qui puisse
défendre ou le corps ou la pudeur ?

Les femmes des Gaulois, des Germains (4) et en particulier
des Franks, montraient leurs poitrines nues sans penser à mal.
Certaine légende donne même au décolletage, en France, une

<hr>

(1) V. *Mots et gestes d'ecclésiastiques sur le décolletage*, chap. II, et *Mots de la fin*,
chap. V.

(2) *Pauli Henrici Tilemanni Commentatio historico-moralis et juridica de eo quod
justum est circa nuditatem, in qua de nuditate capitis, pectoris, ventris, pudendo-
rum et pedum* (Francfort, 1755, in-8).

(3) Samuel, VI, 20 ; Jérémie, XIII, 22 ; Proverbes de Salomon, VII, 27.

(4) Tacite.

origine héroïque qui doit faire naître une émotion patriotique dans tous les cœurs français :

Les Franks fuyaient dans une bataille ; leurs femmes les arrêtèrent et, se découvrant le sein : *Frappez, lâches, mais ne nous déshonorez pas !* Ces reproches ranimèrent les courages des Franks, le combat recommença et les ennemis furent défaits.

A l'époque gallo-romaine, si l'on en croit une mosaïque de Nîmes (fig. 99), même les dames de haute condition n'hésitaient pas à se montrer en public, le torse entièrement nu. Mais depuis les temps mérovingiens jusqu'au XIIe siècle, suivant Dulaure, aucune femme de *bonne vie* n'a osé affronter les regards des hommes avec un vêtement qui laissât voir à nu le sein, les épaules et les bras. Après les croisades, l'usage des étoffes d'Orient introduisit ces habitudes de luxe, si préjudiciables aux mœurs, et les femmes devinrent les esclaves serviles de la mode, *la grande emperière du monde*, selon Montaigne, dont elles subissent encore si docilement le joug (2). Ne dirait-on pas écrites d'hier les critiques adressées, en 1346, par Robert Gaguin, à ses contemporaines :

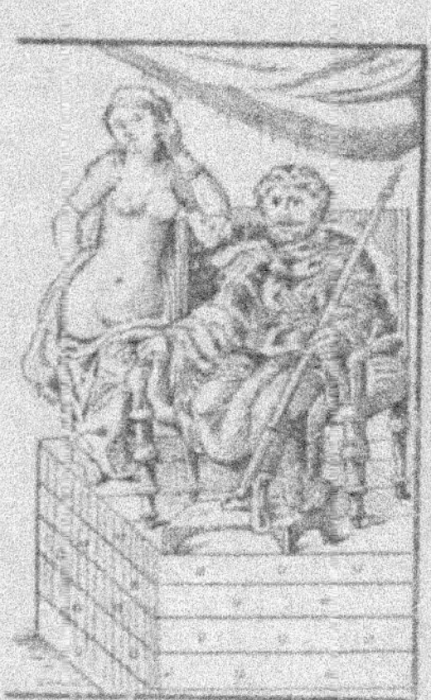

Fig. 99 (1).

Cette nation, dit-il en parlant des Français, journellement livrée à l'orgueil et à la débauche, ne fait que des sottises : tantôt les habits qu'elle adopte sont trop larges, tantôt ils sont trop étroits ; dans un temps, ils sont trop longs : dans un autre, ils sont trop courts. Toujours avide de nouveautés, elle ne peut conserver, pendant l'espace de dix ans, la même forme de vêtement.

Il n'est que trop vrai que la mode est le reflet des mœurs : à

(1) Reproduite dans l'*Histoire de l'art*, par ROCHEBLAVE.
(2)   Il est une déesse inconstante, incommode,
        Bizarre dans ses goûts, folle en ses ornements,
        Qui paraît, fuit, revient, et naît dans tous les temps :
        Protée était son père, et son nom c'est la Mode.

VOLTAIRE.

mœurs honnêtes, modes décentes ; à mœurs corrompues, modes dissolues. La licence des mœurs a eu ses époques célèbres, — le règne de Charles VI, les Valois du XVIe siècle, la Régence, le Directoire — ; ce sont celles qui sont les plus fécondes en renseignements curieux pour l'histoire du costume féminin. Ce n'est pas à dire qu'en dehors de ces époques mémorables, la coquetterie féminine ait abdiqué ses droits et observé la plus grande réserve dans la coupe des vêtements, bien au contraire : à partir du jour où la mode établit son empire en France, c'est-à-dire après les premiers siècles de la monarchie, alors que les robes se portaient longues par en haut et par en bas, les femmes ne cessent d'adopter les costumes et les parures qui font valoir leurs charmes.

Dès le XIIIe siècle, le corsage du bliaut, lacé « estreitement » par derrière, se moule sur les formes supérieures. « Les femmes, dit Dulaure, s'appliquaient à montrer qu'elles étaient en *bon poinct*. » Les poésies de Marie de France confirment ce détail de toilette.

Mais les robes n'étaient pas encore décolletées ; elles ne commencèrent à s'ouvrir que vers 1270, avec l'avènement de Philippe le Hardi (1).

D'abord le bliaut présentait sur le devant de la poitrine une fente longitudinale, mal fermée par une agrafe, nommée *afiche*, comme le donne à supposer ce passage du *Castoiment* (châtiment) *des dames*, de Robert de Blois :

> Sachiés, qui primes controuva
> *Afiches*, que por ce le fist
> Que nus home sa main méist
> En sein de fame où il n'a droit.

Il est déjà question de cette agrafe au IXe siècle, dans le *Roman de la Violette* (vers 814) :

> D'un bliaut ynde crusillé (semé de croisettes)
> A merveille bien entaillié,
> A son col ont mise une *afice*.

(1) D'après VIOLLET-LE-DUC *Dictionnaire du vêtement* et QUICHERAT, *Histoire du costume en France*; mais Augustin Challamel dit, au contraire, que, pendant le règne de Philippe III, les femmes cachaient leur poitrine avec une guimpe et ressemblaient à nos sœurs de charité. « Il paraît que cet usage du frac et de la guimpe fut l'œuvre de Marie, seconde femme du roi, qui avait le cou trop long et la gorge absolument plate. »

On peut voir à Saint-Denis la statue de reine du portail de Notre-Dame de Corbeil, munie d'une grande agrafe à la partie supérieure de son corsage. Il ne s'agit donc pas d'une boucle de ceinture, comme certains auteurs l'ont avancé.

À la fente médiane du bliaut, on ajouta bientôt des fentes latérales qui correspondaient à celles de la cotte, vêtement de dessous, et montraient la *robe-linge*, c'est-à-dire la chemise, ou la peau à nu :

> Une autre laisse, tout de gré,
> Sa char apparoir au costé.

Les prédicateurs appelaient ces découpures les « fenêtres de l'enfer ».

Le *Dit des Cornetes* (1), satire contre la coiffure et la toilette des femmes, à la fin du XIIIe siècle, fait allusion à quelque prêche sévère sur les « cornes » de leurs coiffures et celles de leurs poitrines :

> Si des fames ne nous gardons
> Ocis serommes.
> Cornes ont pour tuer les hommes.
> D'autrui cheveus portent grans sommes,
> Desus lor teste.

- -

(1) La mode des cornes ou cornettes, coiffures « rembourrées de chanvre ou de filin » (fig. 106), prit sa plus grande extension sous Philippe le Bel (1285-1314). Un évêque de Paris, raconte Quicherat, décréta dix jours d'indulgences en faveur de ceux qui honniraient dans la rue les dames ainsi coiffées. Il avait recommandé de crier : « *Harte belia* ! » c'est-à-dire : « Hourte (grimpe dessus), bélier ! » Cette mode de coiffure dura fort longtemps ; elle prit successivement les noms d'escoffions et de hennins. C'est Isabeau de Bavière qui, à son entrée dans Paris (1385), inaugure les hautes cornettes (fig. 111) :

> Je ne say s'ou appelle potences ou corbiaux
> Ce qui soustient leurs cornes.

dit le *Testament de Jehan de Meung*. Tantôt les cheveux concourent à cet échafaudage, tantôt ils restent complètement cachés sous la coiffe ; à certains moments même, il est de bon ton de se faire tondre, comme l'indique le dit des *Mariages des filles au diable*, des premières années du XVe siècle :

> Or venons as dames corues
> Chiès de Paris, testes *tondues*
> Qui se vont pour offrant à vente
> Com cerf rame vont par rues
> En bourrinus (bourrelets), en fars (fardées), en sambues (en lisière).

Pendant le règne de cette coiffure incommode, qui disparait seulement vers 1475, les robes sont fortement échancrées par devant (fig. 107) et par derrière : « Les longs voiles diaphanes qui accompagnaient les coiffes, dit Viollet-le-Duc, donnaient à la peau du visage, du cou et de la poitrine un éclat transparent qui devait être assez piquant. » Aujourd'hui, les cornettes ne sont portées que par les religieuses de la congrégation de Saint-Vincent de Paul, avec la guimpe empesée qui recouvre le cou, les épaules et la poitrine.

Et si on fet cols (1) toz noviaus.
Sor lor cols metent lor jolans,
Et lor crespines
Et font cols du bout des eschines
Et font cornes de lor poitrines.
C'est grant villance
Que fame est de tel contenance.
Je n'ai point de bone espérance

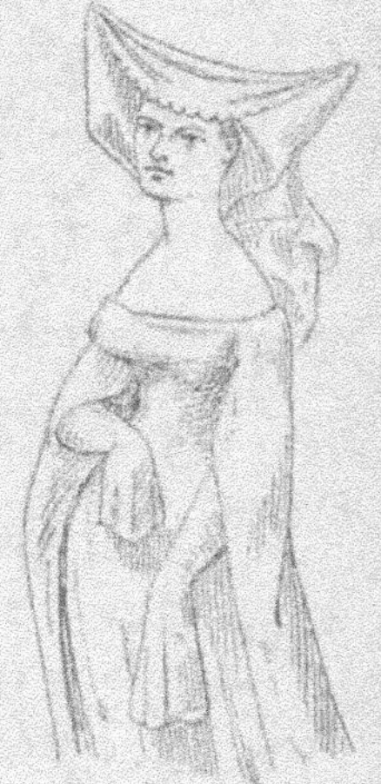

Fig. 100. — Modes de la fin du XIVe
siècle. D'après un man. dela Bibl. Nat.

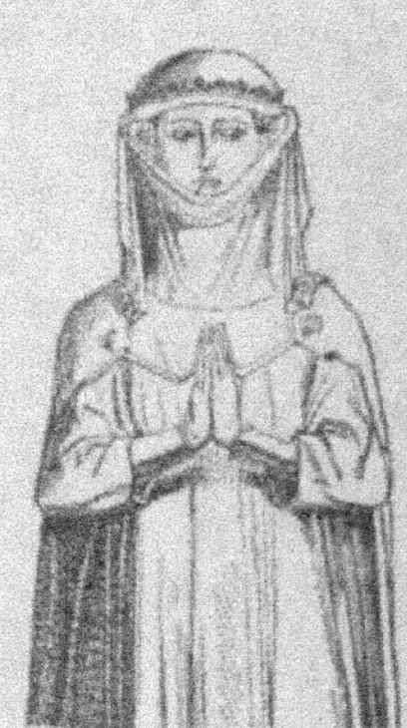

Fig. 101. — Marguerite d'Artois, morte
en 1311. D'après son tombeau (2).

En tel posnée (3)
Robe ainsinques escoletée,
Semble le trou d'une privée (4).
Ne plus ne mains ;
L'en lor puet bien veoir ès sains
L'en i metroit bien ses ij mains
Ou une miche.

....

(1) Collets.
(2) GUILHERMY. *Monographie de l'Église de Saint-Denis* ; Viollet-le-Duc, Quicherat,
loc. cit.
(3) Luxe.
(4) Le trou d'une latrine.

Si croi, se Diex me bénoie
Que fame qui ainsi se lie
Et se desguise,
Et son chartois (1) tant aime et prise,
N'est pas de grant bontéesprise
Dedenz le cuer.
Je ne le croiroie à nul fuer,
S'ele ert ma cousine ou ma suer,
Que ne fust fole.

Écoutons un de ces prédicateurs qui tonnaient en pure perte
« contre ces affiquets inventés pour la perdition des âmes » :

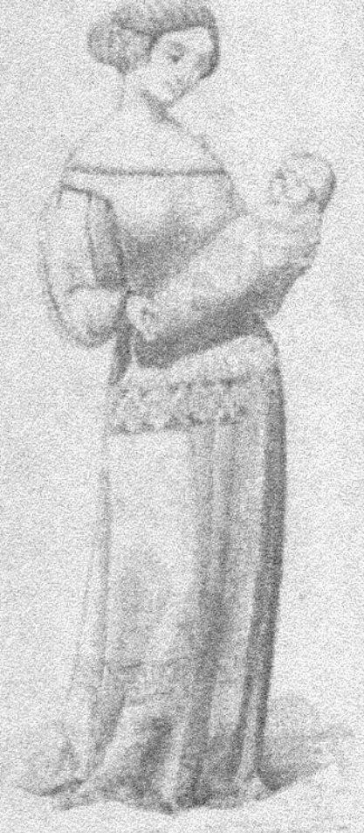

Fig. 102. — Bourgeoise de 1310-20 (2).
D'après un man. de la Bibl. Nat.

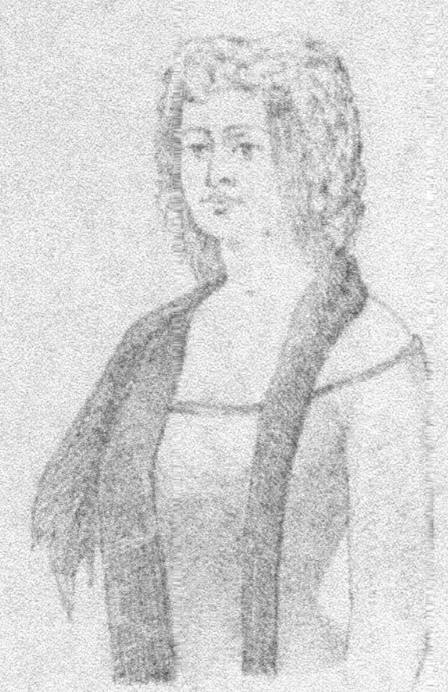

Fig. 103. — Dame noble de 1250 environ, avec chaperon sur ses épaules.
D'après le man. de *Lancelot du Lac*.

C'est de tissus délicats de chanvre et de lin qu'elles font leurs
coiffures ; et elles attirent les débauchés en se promenant ainsi décolletées. Aussi parle-t-on beaucoup de ces cornes dans la ville ; on s'en
moque et il n'y a que les fous qui se laissent prendre à tels bobans.

(1) Sa chair.
(2) Les figures 102, 103, 108 109 et 110 sont tirées du *Dict. du mobilier* de VIOL-
LET-LE-DUC.

Mais, à cette époque, les mondaines seules devaient être « escoletées »; les « preudes fames »

> Qui ne se vuelent pas deffere,
> Ne lor char monstrer par atrère (pour attirer)
> Les léchéors des débauchés!

portaient la *touaille*, sorte de guimpe qui enveloppait le cou et le menton (fig. 101).

Sous Philippe le Bel (1285), le *surcot*, qui avait remplacé le

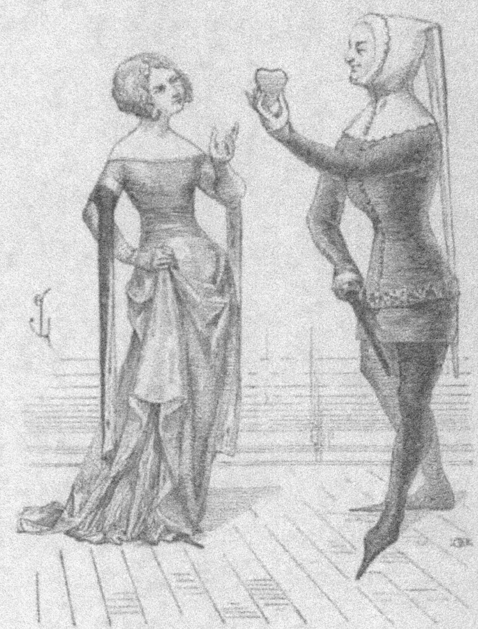

Fig. 101. — Gentilhomme présentant son cœur à une demoiselle (1360).

bliaut, était très décolleté, et les femmes nobles dissimulaient leurs attraits sous des voiles transparents, appelés *gorgières*.

Au commencement du XIV° siècle, l'encolure du surcot s'émancipe encore, même chez les bourgeoises (fig. 102), qui mettaient tous leurs soins à imiter les toilettes des dames nobles (fig. 103,

104, 105). Plus tard, un large collet découvre le cou et la poitrine, *scopato gutture et collo*, comme disait, en 1340, le frère Galvani de la Flamma,

> Or convient un large collet
> Es robe de nouvelle forge,
> Par quoi les tettins et la gorge,
> Par la façon des entrepans,
> Puissent être plus apparans
> De donner plaisance et désir
> De vouloir avec eux gésir.

Vers la fin du XVIᵉ siècle et au début du suivant, les robes sont largement ouvertes : *quod ostendunt mamillas, et videtur quod dictæ mamillæ velint exire de sinu earum* (1), suivant le langage de Jean de Mussi, écrivain lombard de 1388 (2), qui ajoute

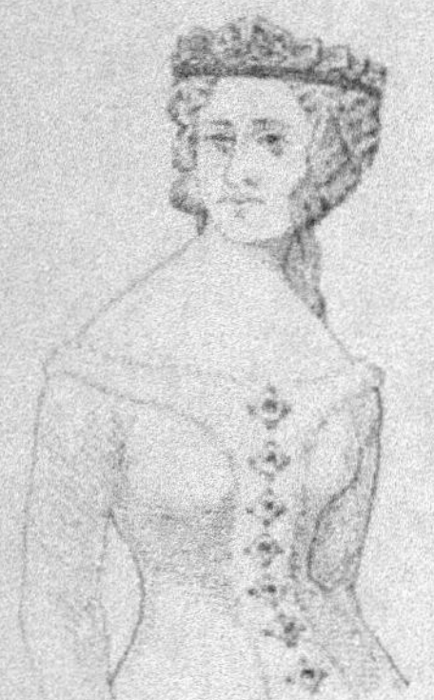

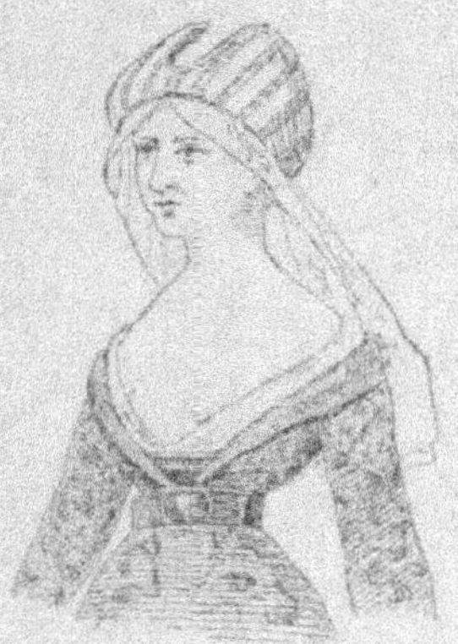

Fig. 105. — Dame noble, vers 1370.   Fig. 106. — Modes de 1425.

naïvement : *Qui habitus esset pulcher, si non ostenderent mamillas, et gulæ essent sic decenter strictæ, quod ad minas mamillæ ab aliquibus non possent videri* (3).

(1) Car elles montrent leurs mamelles et l'on dirait que lesdites mamelles veulent s'élancer hors de leur poitrine.

(2) Cité par Bouvier. *Recherches sur l'usage du corset.*

(3) Quel habillement serait beau, s'il ne laissait voir les mamelles et si les gorges étaient si décemment emprisonnées que tout au moins les mamelles ne pussent être aperçues de quelques-uns ?

A cette époque, c'est la reine Isabeau (1371-1435) qui donne le ton de l'élégance et du dévergondage, « superbe encore en ses vices, majestueuse en ses atours, jusque dans ses emportements éhontés ». Elle imagine les robes ouvertes, surnommées plus tard robes à la *grand'gore* (truie) ; on appelait *gores* ou gaurières les courtisanes de l'époque. « Elle apporta en France, dit Brantôme, les gorgiasetés et les pompes pour habiller superbement et gorgiasement les femmes. » C'était alors le triomphe de la chair dans la toilette (fig. 106, 107, 108). Le franciscain Pierre Des Gros, dans

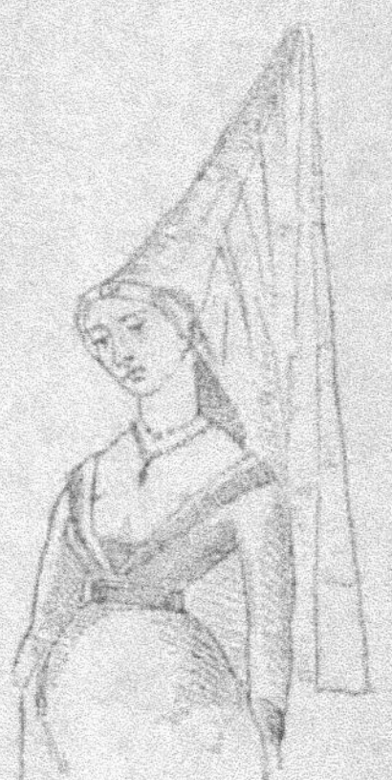

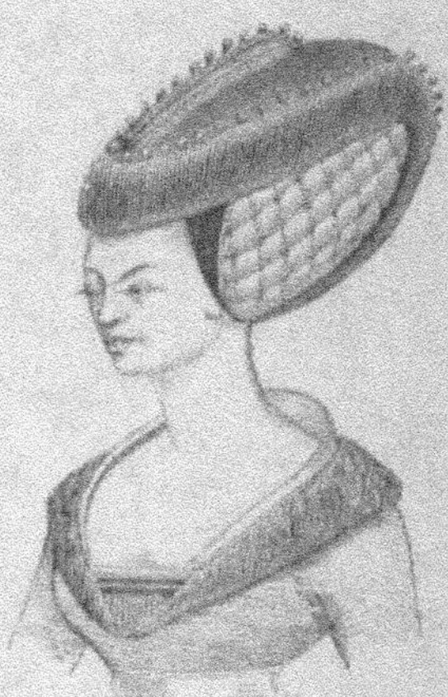

Fig. 107. — Mode de 1430 environ, d'a-   Fig. 108. — Robe à collet en pointe, vers
près un man. de la Bibl. Nat.   1430, Man. de la Bibl. Nat. (Froissard.)

le *Jardin des nobles* (1), s'élève contre l'immodestie des modes :

Un autre mal est au corps. Par détestable vanité, les femmes d'estat (*de condition*) maintenant font faire leurs robes si basses à la poictrine et si ouvertes sur les espaules, que on voit presque leur sein et toutes leurs espaules et bien avant en leur dos ; et si estroites par le faux du corps (*la taille*) que à peine peuvent elles dedans respirer et souventes fois grant doleur y seuffrent pour faire le gent corps menu.

(1) Manuscrit composé en 1464 et dédié à Yves du Fou, chambellan et conseiller de Charles VII et de Louis XI.

Robert de Blois constate le fait, mais ne s'en plaint pas :

> De ce se faict dame blasmer
> Qui veult sa blanche char monstrer
> A ceux de qui n'est pas privée ;
> Aucune lesse deffermée,
> Sa poitrine pour ce l'on voie,
> Comme neige sa char blanchoie ;
> Une autre lesse tout de gré
> Sa char apparoir au costé ;
> Une sa jambe trop descuevre,
> Prud'homme ne loe pas ceste œvre.

Les dames nobles et les bourgeoises étaient seules autorisées à porter les robes à « collets renversez ». Par arrêt du 28 juin 1420, « Deffenses sont faites à toutes femmes amoureuses, filles de joye et paillardes, de ne porter robes à *collets renversez*, queues, ne ceintures dorées (1), sous peine de confiscation et amende ». Les courtisanes pouvaient aussi se décolleter, mais l'encolure de leur robe devait être unie (fig. 109) ou munie de la « collerette », comme l'indique ce passage d'un manuscrit de la Bibliothèque Nationale, de 1468 :

Pour ce que icelle Philippote estoit habillée en autre façon que ne sont les filles de laboureurs, fort *escoletée* et *collerette* par-dessus, cuidans que ce fust la chamberiere du curé de Borieu ou autre fille de joie.

En 1460, les collets des femmes à la mode sont appelés « rebrassés » parce qu'ils descendent jusque sur les bras. Villon en parle dans son *Testament :*

> Dames à *rebrassez colletz*
> De quelconque condiction
> Portant attours et bourreletz
> Mort saisit sans exception.

(1) La reine Blanche fit défendre aux filles publiques ces marques de distinction parce qu'elle s'était trouvée rendre, pendant la messe, le baiser de paix à une courtisane qu'elle avait prise, à ses vêtements, pour une honnête femme ; ce qui donna lieu au proverbe : « Bonne renommée vaut mieux que ceinture dorée. » On attribue une autre origine à ce dicton : lorsque Philippe le Bel étendit cette interdiction aux bourgeoises qui ne purent porter, entre autres objets de luxe, « ne ceintures d'or, ne à perles », elles se consolèrent en disant : « Bonne renommée vaut mieux que ceinture dorée. »

A la mort de Charles VI (1422), il y eut un temps d'arrêt dans l'extravagance du costume, au moins pour son épouse : Isabeau revêtit la guimpe et la barbette des veuves (fig. 110). Les autres

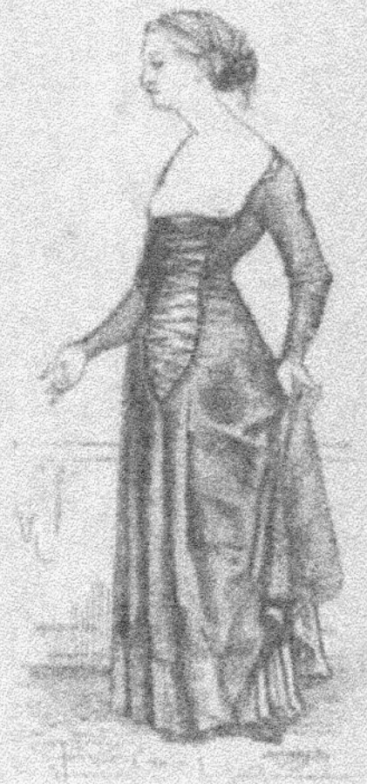

FIG. 109. — D'après un manuscrit de 1459 (1).

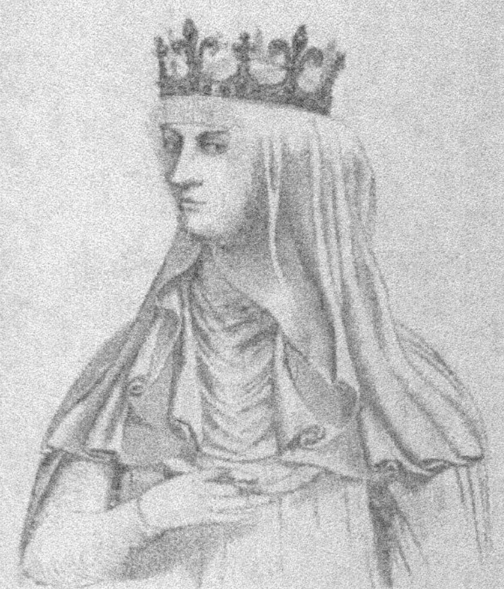

FIG. 110. — Statue d'Isabeau de Bavière. (Église
abbatiale de Saint-Denis.)

femmes continuèrent à n'observer qu'une décence très relative dans leur toilette (fig. 107).

Les dames à la mode, dit Viollet-le-Duc, cherchaient alors à montrer une poitrine *greslette* (2), les épaules basses, la taille haute et fine et le ventre très saillant.

> Qu'on ne cognoist sovent les vuides des enceintes,

comme disait Jehan de Meung des élégantes bombées du siècle précédent.

Jusqu'au milieu du XVe siècle, les corsages restent grands ouverts, montrant la poitrine nue (fig. 108) ou recouverte de la gorgière. Sous cette mousseline, à l'angle d'ouverture du cor-

(1) Cette femme sur la vignette représente un diable cherchant à tenter le roi Josaphat.

(2)   Por ce la dame à son corsel (corset)
                        Ne veit donc nul gros morsel (morceau).

sage, on ne devait pas laisser paraître la chemise ; cela eût été une inconvenance. Aussi dans les *Arrêts d'amour* de Martial d'Auvergne (1), une dame porte-t-elle plainte de ce que son amant, en l'accolant trop rudement, a déchiré sa gorgerette de manière à laisser voir le bout de sa chemise ;

Ce pourquoi elle requiert la cour qu'il lui plaise ordonner que le dit amant soit condamné à ne plus l'approcher sans son congé et à faire amende honorable.

Ces *Arrêts d'amour* font encore mention d'une jeune femme

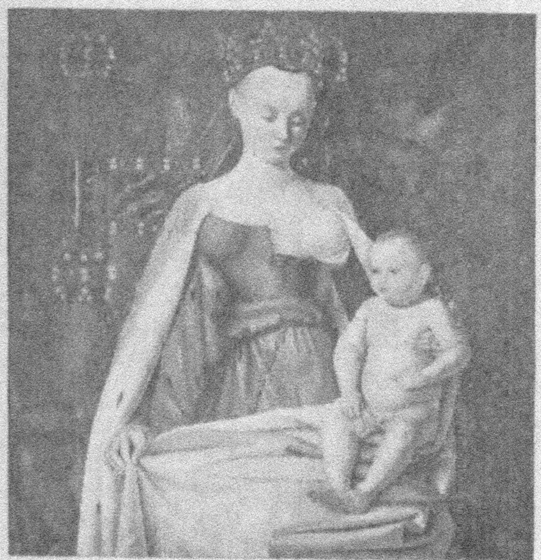
Fig. 110 *bis.*

en appelant de la décision de son mari qui lui défend de porter une robe « parce qu'elle est trop ouverte par devant ».

Agnès Sorel (1409-1450), « la Belle des Belles », « la Dame de beauté » de Charles VII, d'après le chroniqueur Georges Chaste-

(1) Seconde moitié du XV° siècle. — V. *Dict. du mobilier.*

lain, « se découvroit les épaules et le seing devant jusques aux tetons ». C'est ainsi que la représente, sous les traits de la Vierge, un tableau de Jean Fouquet, du musée d'Anvers (fig. 110 *bis*). Son portrait, tracé par Voltaire dans la *Pucelle*, est donc assez exact :

> Sous un cou blanc qui fait honte à l'albâtre,
> Sont deux tétons, séparés, faits au tour,
> Allants, venants, arrondis par l'amour :
> Leur boutonnet a la couleur des roses,
> Téton charmant, qui jamais ne reposes,
> Vous invitiez les mains à vous presser,
> L'œil à vous voir, la bouche à vous baiser... (1).

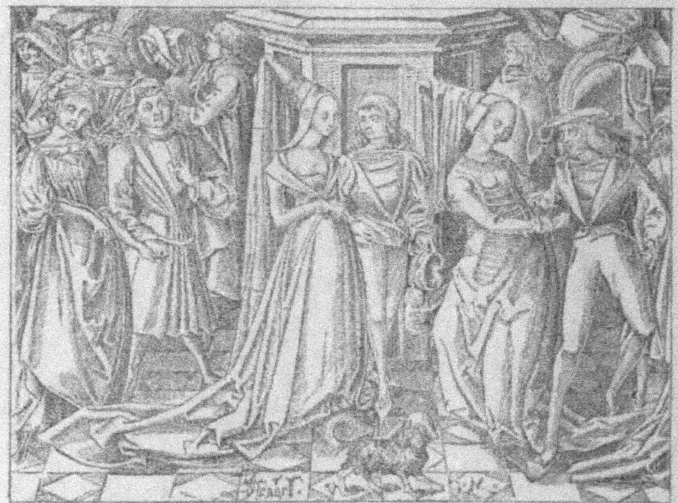

Fig. 111. — D'après l'*Hérodiade*, gravure sur cuivre d'Israël Van Mecken. Fin du XVᵉ siècle.

Après Agnès, la mode des robes décolletées persiste et se répand de plus en plus (fig. 111) ; les corsages finissent même

______

(1) Il y a dans ces vers une réminiscence du *Diable* de La Fontaine :

> *Allant, venant*, sein qui pousse et repousse.
> Et certain sein ne se *repossant* point.

par montrer la poitrine nue jusqu'à la naissance du ventre, *pectus discorpertum usque ad ventrem*, comme dit en chaire un prédicateur de la fin du XV° siècle, Ménot; mais n'exagérait-il pas?

Eloy d'Amerval, dans un poème assez rare (1), s'élève contre l'abus du décolletage des dames de la cour de Charles VIII (1483-1498) :

> .... Elles sont tant descouvertes,
> Qu'on les voit toutes ouvertes
> Jusqu'au dissoubz de la poitrine.

Plus loin il devient plus aimable :

> .... Un espace
> Faict en manière de croissant,
> Qui va fort ma joye accroissant,
> Car il est faict trop à l'amy,
> Et descouvre ainsi qu'à demy
> Les gracieuses tetinettes
> Tant tendrettes et satinettes
> Soubz corcelettes deslyées...

Un poète licencieux lance cette grossière épigramme sur les femmes qui montrent leur sein :

> Les filles qui, au temps passé,
> Souloient descouvrir leur visage,
> Ceste coustume ont delaissé
> Pour de leur sein nous faire hommage ;
> S'elles en continuent l'usage,
> Descouvertes jusqu'à l'arçon,
> Sus, sus ! enfants, prenons courage,
> Nous leur verrons bientost le ...

Ce décolletage audacieux excite la muse libertine de Coquillart (1421-1490), dans les *Droitz nouveaulx :*

> De femmes qui monstrent leurs seins,
> Leurs tetins, leurs poitrines froides,
> On doit présumer que telz sainctz
> Ne demandent que chandelles roides.

------

(1) *S'ensuyt la grant Diablerie qui traicte comment Sathan faict demonstrance à Lucifer de tous les maulx que les mondains font selon leurs estatz, vacations, mestiers et marchandises, et comment il les tire à dampnation par infinies cautelles, etc., etc.* (Réimprimé en 1508.)

Autres quatrains équivoques du même temps :

> A vostre advis celle qui va
> La gorge toute descouverte,
> Fait-elle pas signe par là
> Qu'elle voudroit estre couverte ?

> Madame, cachez vostre sein,
> Avec ce beau tetin de rose,
> Car si quelqu'un y met la main
> Il y voudra mettre autre chose.

Les prudes, ou du moins celles qui voulaient le paraître, recouvrent leurs seins d'une sorte de fichu léger, appelé *gorgerette* ou *gorgias* :

> La *gorgerette* habille la partie
> Honnestement afin qu'on ne mesdie.

Mais, comme la gorgière du siècle précédent, le gorgias laissait voir par transparence ce qu'il était destiné à cacher. Marot (1495-1544) en parle dans le *Blason du beau tetin* :

> Tetin qui soufles et repousses
> Ton *gorgias* de deux bons poulces.

Ce fichu fait encore l'objet du *Débat de la damoiselle et de la bourgeoise* :

LA DAMOISELLE

> Aussi n'oserez-vous avoir
> Robes ne couvertes de soye,
> Ne *gorgias*, donc on peult veoir
> Le tetin qui donne grant joye.

LA BOURGEOISE

> . . . .
> Et pensez qu'un beau corset vert,
> Ou une chausse bien tirée
> Vault bien un tetin descouvert
> Et robe de soye, figurée.

Durant la première moitié du XVIe siècle, les robes à la *grand'gore* du temps d'Ysabeau de Bavière firent de nouveau fureur, et les femmes qui les portaient à la cour de François 1er (1515-1547) étaient appelées *dames à la grand'gorge*. Clément Marot décrit ainsi (vers 1514) la toilette de sa maîtresse :

Elle vous avait puis après
Mancherons d'escarlate verte,
Robe de pers, large et ouverte
(J'entends à l'endroit des tétins).

Rabelais (1483-1553) fait allusion à cette mode dans son catalogue de la librairie ou bibliothèque de Saint-Victor; il s'est

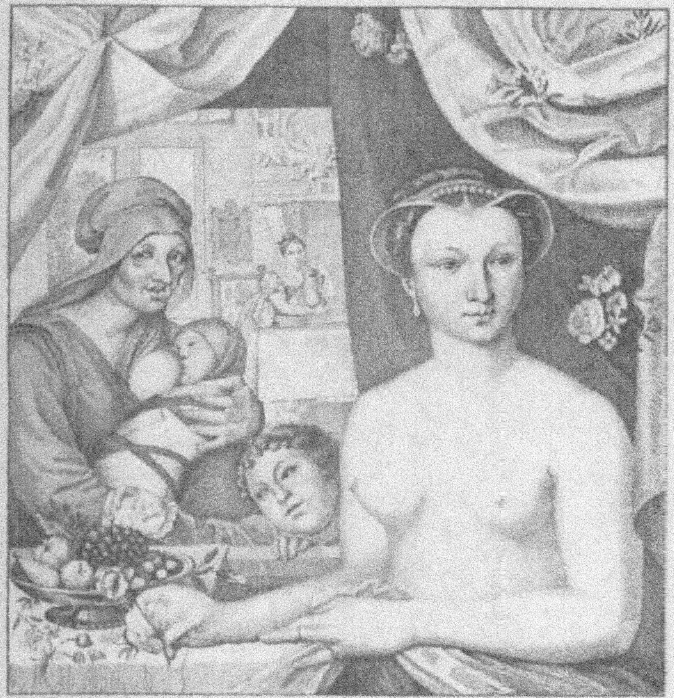

Fig. 112.

amusé à imaginer une ordonnance universitaire sous ce titre drôlatique : *Decretum Universitatis Parisiensis super gorgiasitatem muliercularum ad placitam* (Décret de l'Université de

Paris sur la *gorgiagité* (étalage de la gorge) des jeunes femmes selon leur bon plaisir).

Le règne de Henri II (1547-1559) marque un temps d'arrêt dans le luxe et le déshabillé des femmes. La décence dans la toilette fut réglementée par le roi. Jusque-là elle n'était observée qu'en carême, comme l'indique le *Carême* de Marot :

> Riches habits de noble préférence,
> Veuillez changer, dames et pucelettes,
> Aux ornements de dolente apparence,
> Et resserrer vos blanches mamelettes.

Ainsi, sous Henri II, le corsage d'une robe habillée, « loin d'être décolleté, dit Challamel, montait au contraire de la même manière que le sayon des hommes » ; tout au plus se permet-on quelques fentes sur l'estomac, dans le dos ou sur les épaules, mais elles ne laissaient voir qu'un peu du pourpoint porté en dessous. Si le corsage était ouvert, la gorge était pudiquement recouverte d'un gorgias. Le collet fermé fut, dit-on, imaginé par Henri II pour cacher une cicatrice.

Seule la favorite du roi, Diane de Poitiers (1499-1566), s'octroya le privilège de se faire représenter en sculpture et en peinture dans sa rayonnante nudité, sous les traits de Diane chasseresse (fig. 113) (1) ou dans une baignoire (fig. 112) (2). On sait qu'à la mort de son mari, Louis de Brézé, le 23 juillet 1531,

----

(1) N'eût-il pas été plus logique de lui donner les attributs de Vénus ? Diane était une déesse très décente qui punit cruellement Actéon pour l'avoir aperçue au bain, par hasard.

(2) Ce tableau, attribué au Primatice (1490-1570), se trouve au château de Chantilly ; une copie de Lebrun figure dans les Galeries de Versailles et le catalogue officiel le donne comme un portrait de Gabrielle d'Estrées. Le conservateur du Musée croit, comme nous, que cette toile représente Diane de Poitiers et les enfants de France, jouant autour de sa baignoire. L'historien Dulaure raconte que la maîtresse de Henri IV se fit peindre plusieurs fois, d'après nature, par les peintres ordinaires du roi, Toussaint Dubreuil et Martin Fréminet, « dans le simple appareil d'une baigneuse qui sort du bain ou qui y entre ; ce qui éloigne de ces tableaux naïfs le soupçon d'une pensée libertine ou même voluptueuse, c'est que Gabrielle, en se faisant peindre toute nue, n'a jamais négligé de faire placer dans le fond de la toile les nourrices et les berceuses de ses enfants ». C'est certainement à ce tableau que l'auteur de l'*Histoire de Paris* fait allusion, mais il confond la duchesse de Beaufort avec la duchesse de Valentinois. Celle-ci avait pris l'habitude de donner à tous le spectacle de ses charmes que le ciseau de Jean Goujon a immortalisés. Elle s'est fait aussi représenter une jusqu'aux hanches enveloppée d'une fourrure de martre, dans un tableau de la collection Lachnicki, attribué à Clouet. Les dames de la cour qui l'entourent sont vêtues de robes montantes et lui présentent un enfant nouveau-né de Catherine de Médicis.

elle prit le deuil et ne le quitta plus ; le noir et le blanc devinrent les seules couleurs de ses toilettes et furent adoptées par
Henri II, qui l'appelait sa « belle veuve ». Mais, comme le fait
malicieusement remarquer Brantôme, la coquetterie de Diane
n'eut pas à souffrir de la sévérité de son costume, et la veuve

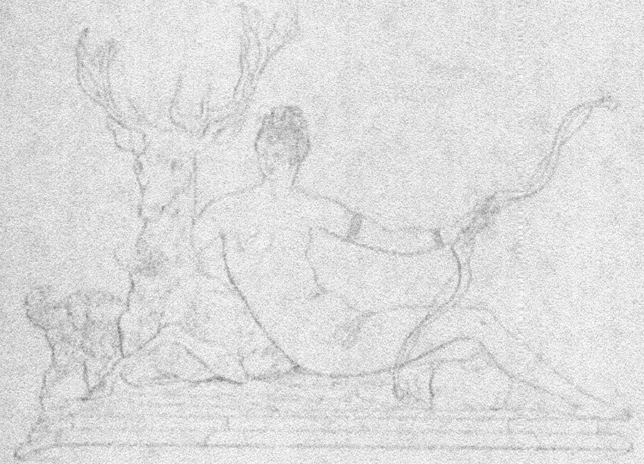

Fig. 113. — Diane de Poitiers en Diane, par Jean Goujon.

inconsolable ne put résister à la tentation de découvrir ses
belles épaules :

Si ne reformait-elle point tant, jusqu'à l'austérité, qu'elle ne s'y
habillast gentiment et pompeusement, mais tout de noir et de blanc ;
y paroissoit plus de mondanité que de réformation ; et surtout montroit toujours sa *belle gorge*. Elle n'était pas de ces veuves hypocrites
et marmiteuses qui s'enterrent avec le défunt.

La pruderie était-elle si grande à la cour de Henri II, que la
favorite du roi eût seule été autorisée à se découvrir en public ?
Nous ne le croyons pas. Sinon, comment expliquer ce passage
de Du Billon sur l'exubérance de vie de ses contemporaines ?

Elles ont la poitrine large, eslevée, nettement couverte d'odorife-
rante charnure, sur laquelle ont esté jointes et separament bien trous-

sées ces deux pommettes, fontaine de vie naturelle, plus dures et plus souhaitables que toute pomme d'or.

Quoi qu'il en soit, l'austérité du costume disparaît avec Henri II. Sous ses successeurs, François II (1559-1560) et Charles IX (1560-1574), les collets, il est vrai, se transforment en collerettes ou *fraises* à plusieurs étages qui emprisonnent le cou, et font comparer, par Pierre de l'Estoile, la tête de la femme « au chef de saint Jean-Baptiste sur son plat »; mais cet encadrement disgracieux s'ouvre peu à peu et devient la collerette en éventail plus ou moins échancré, plutôt plus que moins, s'il faut en croire Montaigne (1533-1692) et Henri Estienne (1528-1598) :

Nos dames, dit le premier, aussi molles et délicates qu'elles sont, elles s'en vont tantost entre-ouvertes jusqu'au nombril.

L'auteur de l'*Apologie pour Hérodote* écrit, de son côté :

Ne faisoit-il pas beau voir non seulement tout le col descouvert, mais souvent tout le haut des espaules, aussi pareillement tout le sein, par le moyen des habillemens échancrez en demi-rond.

Le *Contenz dou monde*, de 1593, constate aussi que :

L'en porra tout veoir et devant et darrieres
Les dames seront nues comme les chambrieres.

Un moment, sous la Ligue (1591), la population assiégée, poussée par la misère et les privations, protesta par des voies de fait contre l'étalage des collerettes provocantes :

Quand une damoiselle porte, non seulement une frèze à la confusion, mais un simple rabat un peu trop long, les autres damoiselles se jettent sur elle et lui arrachent son collet en lui déchirant sa robbe.

Henri III (1574-1589), sans doute aussi sous la pression populaire, avait remis en vigueur les édits somptuaires, promulgués par son frère Charles IX, contre les débordements du luxe des femmes; mais le décolletage exagéré n'était pas interdit, et lui-même se présentait devant la cour stupéfaite vêtu d'un pourpoint échancré sur la poitrine nue (1). Si les comédiens italiens, sur-

(1) L'Estoile écrit, en février 1577, que le roi « ouvroit son pourpoint et descouvroit sa gorge, y portant un collier de perles et trois collets de toile ».
Nous ne connaissons qu'un autre exemple de décolletage masculin, celui du légen-

nommés *i Gelosi*, qui jouaient en la salle de l'hôtel de Bourbon, à Paris, sont expulsés par ordre du Parlement, c'est parce que « toutes ces comédies n'enseignoient que paillardises et adultères » et non en raison du spectacle indécent qui se passait dans la salle.

Le desbord (*désordre*), écrivait Pierre de l'Estoile dans ses registres-journaux, à la date du 26 juin 1577, en annonçant l'expulsion des Gelosi, le desbord y estoit assez grand, sans tels précepteurs, principalement entre les dames et damoiselles, lesquelles sembloient avoir appris la maniere des soldats de ce temps, qui font parade de monstrer leurs poictrinals (*cuirasses*) dorés et reluisans, quand ils vont faire leurs monstres, car tout de mesme elles faisoient monstres de leurs seins et poictrines ouvertes, et autres parties pectorales, qui ont un perpétuel mouvement, que ces bones dames faisoient aller par compas ou mesure, comme une orloge, ou pour mieux dire, comme les soufflets des mareschaux, lesquels allument le feu pour servir à la forge.

En 1597, Guillaume Le Breton publiait son *Paradoxe que les femmes doivent marcher avec le sein découvert*. La femme de Dempster Thomas (1679-1625) prit toutefois trop à la lettre le conseil du poëte amateur des belles formes et se vit rappeler à la décence par le peuple moraliste. Ce savant écossais, raconte Bayle, passait un jour dans les rues de Paris avec sa femme « qui montroit à nu la plus belle gorge et les plus blanches épaules du monde » ; ils furent hués l'un et l'autre par la populace, qui leur jeta de la boue et leur aurait fait un mauvais parti s'ils ne se fussent réfugiés dans une maison. « Une beauté, ainsi étalée dans un pays où cela n'étoit point en pratique, attiroit cette multitude de badauds. » Cela se passait en 1610, vers la fin du règne de Henri IV.

Cependant sous le Vert-Galant, la pudeur n'était pas précisément une monnaie courante, surtout à la cour, et l'impudique Marguerite de Valois (fig. 114) ainsi que la féconde Marie de Médicis (fig. 115) ignoraient les corsages montants.

Jamais, dit Dulaure, les femmes de haut parage n'avaient mis tant de recherches et tant d'apprêts dans l'art de se faire une belle gorge

daire général Maquart, ce cavalier trapu et velu qui chargeait l'ennemi, nu jusqu'à la ceinture.

et de paraître en *bonne conche*, comme on disait alors ; la plus
maigre trouvait moyen, à force de se serrer la taille, de montrer un
simulacre d'embonpoint qui reposait sur des coussinets de bourre ;
la plus grasse ne cherchait pas à dissimuler l'énormité de sa *tabla-*
ture, selon l'expression équivoque empruntée à la notation musicale
du temps. Les vieilles elles-mêmes ne se croyaient pas exemptes de
cet indécent abus des nudités de la gorge. Le *Divorce satyrique* nous

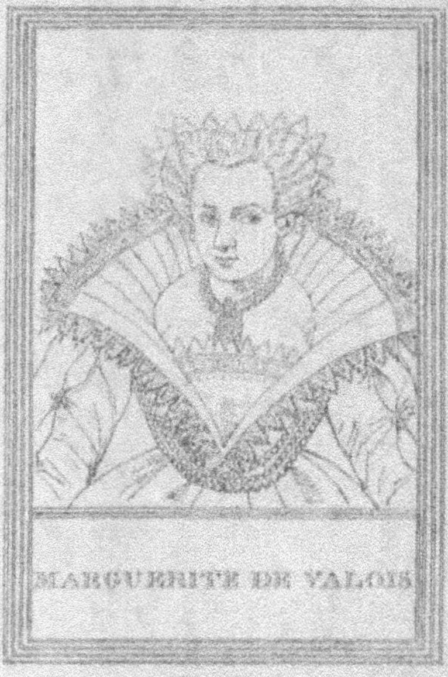

FIG. III.

représente la reine Marguerite, à l'âge de cinquante ou cinquante-
cinq ans, allant recevoir la sainte communion, trois fois par semaine,
« la face plastrée et couverte de rouge, avec une grande gorge descouverte qui ressemble mieux et proprement à un cul que non pas à
un sein ».

Même à l'église, la décence du costume laissait beaucoup à
désirer :

Mais encore le pire, dit la *Dispute et interrogatoire faicte par*

deux poètes françois (1610), si vous entrez dans une église pour
ouyr le sermon, vous voyrez ces poupines dames le tétin desconvert
jusqu'au nombril, lequel en vous amusant à regarder, vous perdrez
la sainte parole.

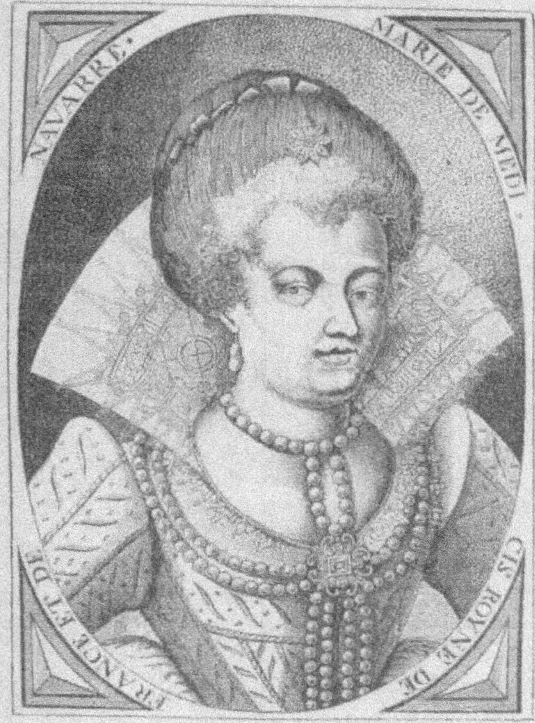

Fig. 115. — Marie de Médicis.

Les plus prudes s'ombrageaient le sein d'un filet de perles à
grands carreaux. On peut voir au musée de Blois un portrait de
Marguerite de Valois qui présente cette charmante particularité.

Que de témoignages, soit dans les libelles, soit chez les prédicateurs, dénoncent ce dévergondage de la toilette au début du

XVIIᵉ siècle! Une facétie imprimée en 1612, la *Mode qui court et les singularités d'icelle*, critique la mode italienne des corsages en cornet, armés de buses d'acier et de baleines, faisant saillir les seins :

On a encore inventé de représenter le téton bondissant et relevé par des engins au dehors, à la veue de qui voudra, pour donner passe-temps aux altérez, et suivant cela, on dit :

> Jeanne qui faict de son téton parure
> Faict veoir à tous que Jeanne veut pasture.

Le *Discours nouveau de la mode* (1613), après avoir décrit

> D'un large sein le tetin bondissant,

fait observer que si la bourgeoise se contentait de se couvrir la poitrine d'un « point coupé » au lieu de porter comme autrefois une robe fermée, la dame de qualité n'avait aucune retenue et montrait « le sein ouvert » :

> La femme du bourgeois, qui aime l'inconstance
> Pour le moins tout autant que la dame de France,
> Pour se couvrir le sein, la façon a appris
> D'user de points couppez ou ouvrages de pris,
> Et non d'avoir le haut de la robe fermée,
> Comme elle avoit jadis de faire accoustumée,
> Et comme font encor beaucoup de nations,
> Où je ne sais pas tant qu'ici d'inventions ;
> Mais les dames, au moins pour la plus-part, n'ont cure
> D'avoir en cest endroit aucune couverture :
> Elles aiment bien mieux avoir le sein ouvert
> Et plus de la moitié du tetin descouvert ;
> Elles aiment bien mieux de leur blanche poitrine
> Faire paroistre à nod la candeur albastrine,
> D'où elles tirent plus de traits luxurieux
> Cent et cent mille fois qu'elles ne font des yeux.

Ce qui prouve une fois de plus que le grand genre n'est pas toujours le bon genre.

De Henri IV à Louis XIII (1610-1643), peu de changement pour la collerette : elle ne partait que des épaules et dégageait hardiment les seins. Les piquantes légendes (1), d'ailleurs cou-

(1) V. p. 63.

testées, de la gorgée de vin, du volant et des pincettes, prouvent sinon la pudibonderie du monarque, au moins l'effronterie des dames de la cour.

En décrivant les *Tracas de Paris*, le poète François Colletet stigmatise l'afféterie et l'effronterie de la bourgeoise :

> Tu vois qu'elles font à dessein
> Une boutique de leur sein,
> Afin de donner dans la vuë,
> Et faire voir leur col de gruë !
> Ne regarde pas leur tétin
> Mais considere leur patin
> Qui d'un demi-pied les esleve.

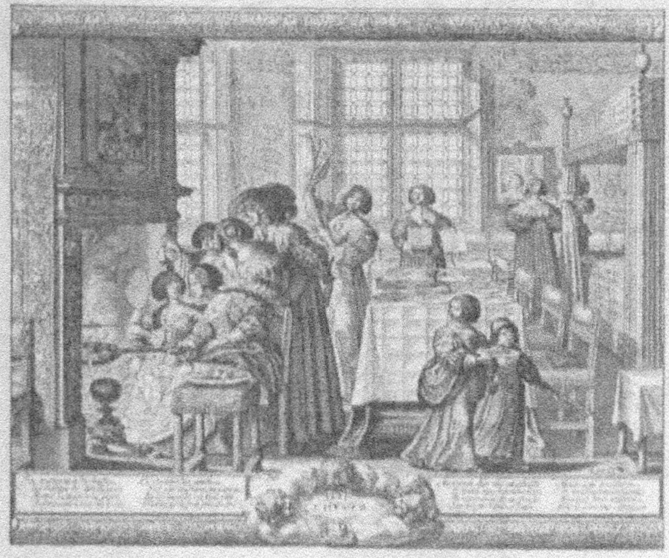

Fig. 116. — *L'Hyver*, de A. Bosse.

Le meilleur commentaire de ce texte se trouve dans les estampes d'Abraham Bosse (fig. 116-117) (1), qui reflètent si

(1) V. aussi du même, l'*Essai des chausseures*.

exactement les modes et les mœurs du XVIIe siècle. L'une d'elles nous montre des jeunes femmes faisant des beignets tandis qu'un galant prend le sein de sa voisine qui, au dire de la légende, proteste bien faiblement :

> Monsieur, dict une maistresse,
> Si vous touchez mon tetin
> Je repandray de la graisse
> Sur vostre habit de satin.

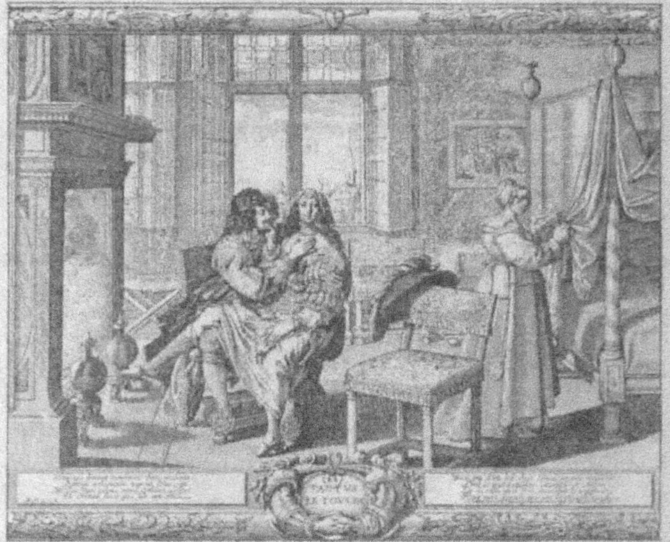

Fig. 117.

Le costume est à peu près décent à l'époque de la minorité de Louis XIV (1643-1715) et sous l'influence de la prude Maintenon ; c'est-à-dire au début et au déclin du règne du roi soleil.

Toutes les femmes qui se faisoient peindre, raconte la comtesse de Genlis, ne donnoient de séances que pour leurs têtes ; le peintre prenoit des modèles étrangers pour la gorge et la taille. Cette délicatesse de décence a fini à la mort de Louis XIV.

Par contre, pas un poète n'entreprenait l'éloge d'une dame sans célébrer ses seins, mais c'était affaire d'imagination.

Autre exemple de retenue dans la toilette des femmes. Le 15 mars 1656, Mazarin écrit à M. le lieutenant civil :

J'ay ouy cotter pour exemple de la toile de soye, dont les dames font maintenant des mouchoirs à mettre sur leurs gorges.

Mais, la même année, des dames de qualité demandaient à Christine de Suède si elles devaient porter leurs éventails l'hiver comme l'été : « Je ne crois pas, leur répondit-elle, vous êtes suffisamment éventées. »

Par une contradiction qui est le propre du caractère féminin, les plus farouches dragons de vertu venaient étaler leurs nudités, comme naguère, en pleine église :

Ce n'est pas seulement dans les maisons particulières, dans les bals, dans les promenades, que les femmes paraissent la gorge nue ; il y en a qui, par une témérité effroyable, viennent insulter à Jésus-Christ jusqu'au pied des autels. Les tribunaux mêmes de la pénitence, qui devraient être arrosés des larmes de ces femmes mondaines, sont profanés par leur nudité (1675).

Cette tenue scandaleuse se généralise au point de provoquer les censures épiscopales. Le mandement des vicaires généraux de Toulouse, que nous avons rapporté plus haut, défend, « sous peine d'excommunication, d'entrer dans le temple et de se présenter aux sacrements en cet état d'immodestie et d'indécence ». Le pape Innocent XI décrète, le 30 novembre 1683, les mêmes peines canoniques contre les femmes qui assistent aux offices en toilettes inconvenantes.

La princesse palatine, mère du Régent, blâmait en termes sévères l'habillement et la conduite de ses contemporaines :

Marly, 1er juillet 1706. — Il s'en faut de beaucoup qu'on voie aujourd'hui d'aussi belles tailles qu'autrefois ; cela vient de ce que les femmes ne veulent plus porter de corps de jupe (corsets) ; cela aussi est cause que la pudeur disparaît, car les femmes habituées à se montrer pour ainsi dire nues devant les hommes, ne rougissent plus de rien devant eux...

Versailles, 1er avril 1706. — Dans tout Paris, personne n'est en « grand habit » ; on ne le porte qu'à la cour. Toutes les femmes à

Paris sont débraillées ; cela me dégoûte ; on leur voit presque le nombril. Jamais tenue n'a été plus extravagante ; on les dirait sorties des Petites-Maisons.

La *Chanson sur les habillemens des dames, en Aoust 1702*, confirme les critiques de la Princesse :

> Pour mieux donner dans la mine,
> Elles sont en gourgandine,
> Moustrant à tous leur estomach.

Ajoutons ce détail de toilette : le corset ouvert laissait voir entre les seins un nœud de brillants, portant le nom suggestif de *boute-en-train* ou de *tâtez-y*.

> Un beau nœud de brillant, dont le sein est saisi,
> S'appelle un *boute-en-train* ou bien un *tâtez-y* (1).

Plus tard, les croix à la Jeannette remplaceront les profanes boute-en-train et seront un nouveau prétexte à découvrir la poitrine. Ces objets de piété, en contact avec des organes aussi charnels, provoqueront des réflexions peu courtoises de la part d'un révérend Père capucin, auteur du *Discours sur la nudité des mamelles des femmes*, dont nous avons déjà parlé :

Que dirons-nous de cette nouvelle dévotion ou pour mieux dire profanation ? Tout au beau milieu de ce sein découvert, on voit pendre l'image du Saint-Esprit ou celle de la Croix, que par un impudent et énorme sacrilège on nomme *baisez-moi*. C'est-à-dire : l'homme est l'arche d'alliance dans le temple de Dagon, l'image du Saint-Esprit sur l'autel de Cupidon et celle de Jésus-Christ sur la couche de Vénus. Quelle alliance peut-il y avoir entre la lumière et les ténèbres, quel accord peut-il y avoir entre Jésus-Christ et le diable ? Eh bien, repartiront les femmes, est-ce donc si mal fait que de porter sur nôtre cœur, au milieu de nôtre sein, l'image de la croix, à l'imitation de l'épouse du Cantique qui demande que son bien-aimé lui fasse un bouquet de myrthe pour reposer au milieu de ses mamelles ? Tout cela serait bon si sous cette dévotion fardée il n'y avait quelqu'autre

---

(1) BOURSAULT. *Les Mots à la mode* (1638-1701). — De nos jours, on donne encore le même nom aux bijoux pendus au cou ; Zola, par exemple, écrit dans l'*Assommoir* :

« A plusieurs reprises, il lui vit ainsi dans les mains des objets gentils, une bague de cornaline, une paire de manches avec une petite dentelle, un de ces cœurs en doublé des *Tâtez-y*, que les filles se mettent entre les deux nénais. »

mystère caché, car sous prétexte de toucher, de baiser cette image, on touche, on baise les monts d'alentour ; c'est communément là que les tétons de nos impudiques ont été pressés et tâtonnés et que les mamelles, dès leurs puberté, ont été toutes froissées à force de vilains attouchements.

Au début du XVIII⁰ siècle, un prédicateur, voyant briller sur la gorge des dames des croix et des petits Saint-Esprit en diamants, s'écria : « Bon Dieu ! peut-on plus mal placer la croix qui représente la mortification et le Saint-Esprit, auteur de toutes bonnes pensées ! »

La croix se plaçait déjà sur la poitrine à nu dans la première moitié du XV⁰ siècle, comme le montre la figure 118, tirée d'un manuscrit de la Bibliothèque Nationale.

De notre temps, les Arlésiennes portent un Saint-Esprit en or sur un fichu en étoffe légère appelé « chapelle ». Ce nom lui viendrait, suivant les uns, de sa couleur qui est toujours blanche ; selon d'autres, de la croix qu'il supporte ; d'autres enfin, jouant sur les mots, disent que ce fichu doit son appellation à sa fonction qui est de protéger les *seins*, comme une chapelle renferme les *saints*.

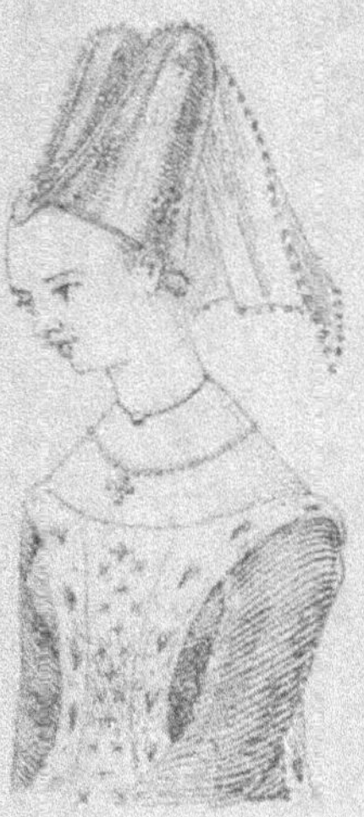

Fig. 118. — Parure de dame noble, vers 1125-30. D'après le man. des *Nobles femmes*.

La mode, qui s'était quelque peu gourmée sous l'influence monacale de M⁰ᵉ de Maintenon, reprit ses aises avec la Régence (1715-1723) ; le décolleté reparut avec toutes ses audaces.

Plus de robes à forme janséniste, dit Ed. Fournier (1), c'est-à-dire naïves et montantes ; il fut d'étiquette de n'aller à la cour du Palais-Royal qu'avec des corsages extrêmement décolletés, si bien que la princesse palatine, mère du régent, plus réservée que les autres femmes, crut devoir couvrir ses épaules de cette espèce de mante en fourrure qu'à cause d'elle on appela *palatine*.

Sous Louis XV (1645-1774), les paniers donnent aux robes

(1) Art. *Mode* du *Dict. de la cour*.

une ampleur considérable ; le décolletage est toujours de rigueur chez les grandes dames qui affectent un air provocant, mais les femmes de la bourgeoisie sont plus austères dans leur tenue.

Viennent ensuite les fantaisies de Marie-Antoinette (fig. 119),

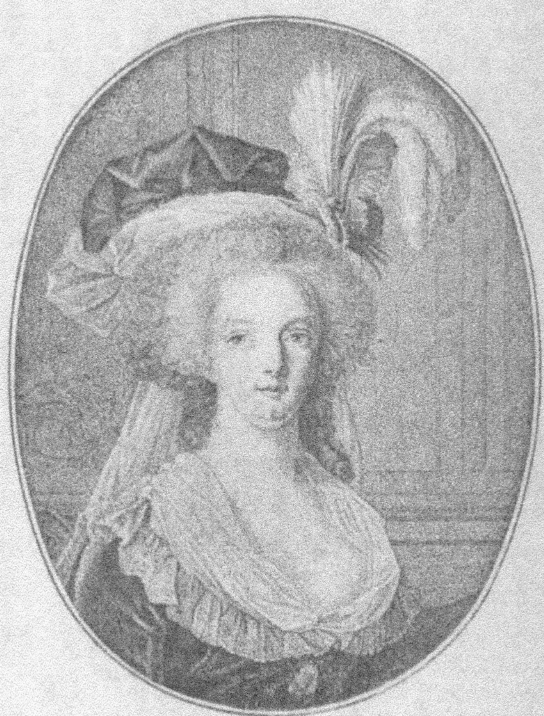

FIG. 119. — Marie-Antoinette, d'après Le Brun.

qui font passer les modes des excès d'une frivolité extravagante à la simplicité la plus rustique, pour subir en dernier lieu l'invasion du costume anglo-américain. Cet horrible accoutrement couvre au lieu de découvrir ; il donne aux femmes une tournure masculine, avec la badine en main, les robes en redingotes et les chapeaux d'homme. Parmi ces caprices de la mode, il en est qui intéressent tout particulièrement notre sujet : tels le *fichu menteur* et les *robes à la Jeanne d'Arc*. Le premier (1776-1778) était un fichu de linon, bouffant outre mesure, et simulant l'opulence des seins « comme gonflés par le lait de la maternité ». Il avait été imaginé sous l'influence des objurgations de Rousseau conseillant aux mères de nourrir leurs enfants. Nous empruntons à Mercier de Compiègne, ce joli conte sur le *Fichu menteur* :

Près d'une ci-devant beauté,
Dorval, faisant sa visière,
Cherchoit si le double hémisphère
Apparoîtroit à son œil enchanté.
Vains efforts ! la recherche avide
Que trompe un gros fichu menteur,
N'offre à ses regards que du vide
Dont enrage l'observateur.
Bref, il n'étoit resté le moindre atôme
A la dame de ses appas.
Pour se venger, que fait notre homme ?
Où fut logé ce qu'il ne trouve pas,
Adroitement une carte est glissée ;
De l'action la dame embarrassée
Lui dit : Dorval, que faites-vous !
— Ah ! de grâce, point de courroux !
Il ne faut pas que ceci vous étonne,
Je voulais voir un mien ami,
Mais, hélas ! n'y trouvant personne,
Ainsi que l'usage l'ordonne,
Je laisse ma carte chez lui.

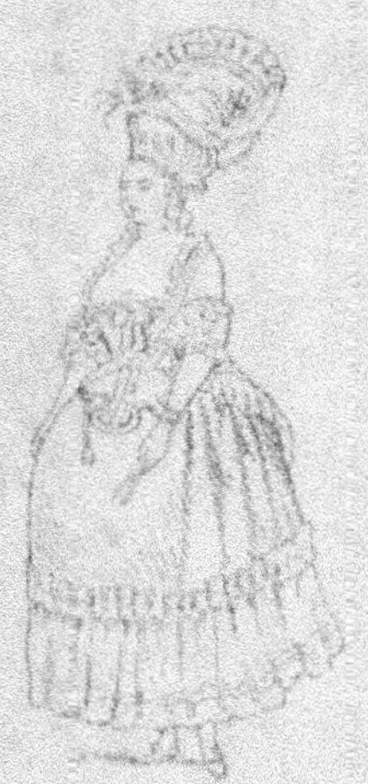

Fig. 120. — Ajustement à la Jeanne d'Arc. D'après le XVIIIᵉ Siècle, de Paul Lacroix (1).

Dans l'*Ajustement à la Jeanne d'Arc* (fig. 120), d'après Desrais et Racinet, on avait les seins à peu près nus et la jambe lestement dégagée. Inventée en 1778, cette mode fut rééditée en 1781,

avec une addition qui fit de son nom une telle antiphrase que décidément le mauvais goût en parut par trop éclatant : on imagina, en signe d'allégresse et malgré la jupe courte, de simuler avec cet ajustement une grossesse, par sympathie pour celle de la reine qui portait alors le premier Dauphin (2).

(1) Jeune dame à l'*Astraciane*, manches en sabots, dits à l'*Isabelle*, avec une veste à la *Péruvienne*, par dessus laquelle passe une ceinture en bandoulière. (RACINET.)

(2) A la naissance du duc de Normandie, autrement dit Louis XVII, on porta les

A la chute du trône, toute espèce de décence fut abolie.

A quelques exceptions près, dit Mme de Genlis, les femmes s'habillèrent en *Vénus de Médicis*; les hommes les tutoyèrent, ce qui était fort naturel. Dans ces costumes transparens, on vit rarement des *Grecques*, mais on ne vit plus de Françaises ; toutes les grâces qui les avoient caractérisées jusque-là les abandonnèrent avec la pudeur.

En effet, le Directoire (1795-1799) a été l'âge d'or du nu (fig. 121) : « la robe se retire peu à peu de la gorge ».

> Le diamant seul doit parer
> Des attraits que blesse la laine.

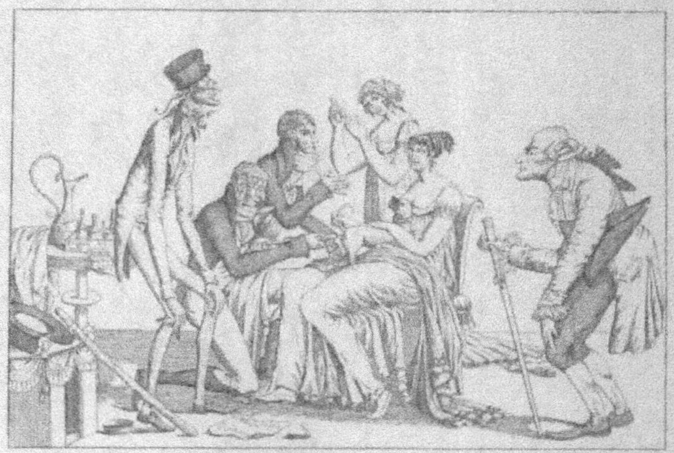

Fig. 121. — La folie du jour. Costumes du Directoire.

La Tallien, dit de Goncourt, se montre ce soir (décembre 1796), à l'Opéra, la gorge enserrée dans une rivière de diamants ; le diamant, en sa chaîne ondulante, côtoie les seins d'un contour d'étincelles, mettant comme une rampe de feu à ces orbes proconsulaires ; il s'abaisse, il se relève à chaque battement de cœur, faisant jaillir sur

baguès à *l'enfantement*, composées de l'enchâssement d'une pierre centrale dans d'autres pierres formant chaton.

la peau mate mille étoiles enflammées : c'est le *cartouche*, — ainsi est baptisée cette ceinture de Vénus remontée ; et Mme Tallien défie Minerve et Junon : Mme de Staël et Mme Raguet. Cette Mme Raguet resplendit au théâtre, le buste entier cuirassé de diamants.

A défaut de diamants, les courtisanes montrent à nu leurs charmes, sur les promenades publiques : principalement au jardin Égalité, devenu « le jardin lupanar ». Comme les années précédentes (1790-92), les balcons sont meublés de filles « en jupons courts, les jambes croisées, retenant leur sein pour y attirer les regards » (1).

La chair triomphe donc plus insolemment que jamais : est-ce corruption morale ? est-ce simplement affaire de mode ou d'entraînement ? Le retour à l'antique, propagé par l'école de David, ramène le nu dans le costume comme dans les arts ; on montre la nature sous la gaze la plus fine et la plus transparente :

> Qu'ils étaient gênants ces habits
> Que jadis portaient nos grand'mères !
> Grands paniers, robes à grands plis,
> Contre l'amour que de barrières !
> La mode aujourd'hui, par bonheur,
> Prenant la liberté pour base,
> Entre le plaisir et l'honneur
> Ne laisse plus rien qu'une gaze (2).

Dans l'audace même du nu, écrit de Goncourt, il y a des audaces : un décadi soir de l'an V (1796-97), deux femmes se promènent aux Champs-Élysées, nues, dans un fourreau de gaze ; une autre s'y montre les seins entièrement découverts. A cet excès d'impudicité plastique, les huées éclatent ; on reconduit dans les brocards et les apostrophes mérités, jusqu'à leurs voitures, ces Grecques en costume de statues (3).

Leroy a fixé cet incident sur la toile (fig. 122), et ce tableau, qui a figuré au Salon de 1876, a été offert au musée de Nantes par le Dr Gosset. Morlot a reproduit le même épisode, *Une mode nouvelle sous le Directoire*; mais il mit en scène trois personnes, au lieu de deux, signalées par les documents de l'époque.

(1) DE GONCOURT, *Histoire de la Société française pendant la Révolution*.
(2) 1797.
(3) *Petite poste*, messidor (juin-juillet) an V.

Quicherat pense que ces deux audacieuses exhibitionnistes étaient Mme Hamelin, femme de l'officier de marine bien connu et une de ses amies.

Cette aventure, observe-t-il, remit en mémoire la fiction du joyeux

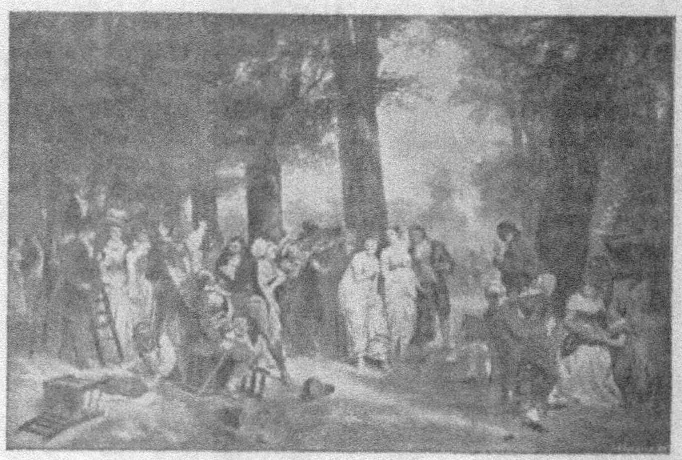

Fig. 122

Panard, faisant délibérer l'Olympe sur ce qu'on pouvait faire de plus léger en vêtement pour les dames de Paris, et Vénus proposait une robe d'air tramé !

La chlamyde grecque met le sein complètement à découvert, et un satirique de l'époque dépeint ainsi les Merveilleuses :

> Leurs bras sont dévoilés dans toute leur longueur ;
> Leur sein, non moins rebelle aux lois de la décence,
> Par ses battements nus trouble l'adolescence.

La grécomanie était donc à l'ordre du jour ; on délibérait sur le costume « à la sauvage » de Mme Tallien et sur la tunique de gaze de Mme Hamelin. Le corset devient une superfluité, comme l'indique la chanson de Despréaux sur les *Modes du Directoire :*

> Grâce à la mode
> On n'a plus d'corset (bis),
>   Ah! qu'c'est commode,
> On n'a plus d'corset,
>   C'est plus tôt fait!
>   Grâce à la mode
> On n'a rien d'caché (bis),
>   Ah! qu'c'est commode!
>   J'en suis fâché!

Bientôt on supprime la chemise, « ce vêtement antique, dont les plis ondulants et maladroits font perdre de sa grâce et de sa précision »; donc rien qu'un maillot de soie rose, moulant les jambes des « sans chemise » :

> Grâce à la mode
> Un' chemise suffit (bis),
>   Ah! qu'c'est commode!
> Un' chemise suffit
>   C'est tout profit.

Cette mode apparaît en octobre 1798, et persiste une partie de l'hiver. Ainsi, en *décembre* de la même année, on chante le couplet de Panard :

> Les attraits qu'en tous lieux
> Sans voile, aujourd'hui l'on admire,
> A force de parler aux yeux
> Au cœur ne laiss'ront rien à dire.

Mais l'hygiène et la mode ont toujours été des sœurs ennemies, et l'on croit sans peine le Dr Desessarts qui, à cette époque, affirme « avoir vu mourir plus de jeunes filles, depuis le système des nudités gazées, que dans les quarante années précédentes ».

> Sous un mince et léger costume,
> Elle cherchait des compliments
> Et revenait avec un rhume,

dit un poète contemporain.

La mode des « Sans-chemise » fut, il est vrai, de courte durée, car Mme Hamelin fit bientôt annoncer par un journal qu'elle s'était décidée à remettre ses chemises.

Autre détail de toilette : les tuniques grecques ne comportant pas de poches, les femmes logeaient dans leurs seins leur bourse en maroquin et confiaient leur mouchoir à un tiers, jusqu'à l'apparition du *réticule* ou *ridicule*.

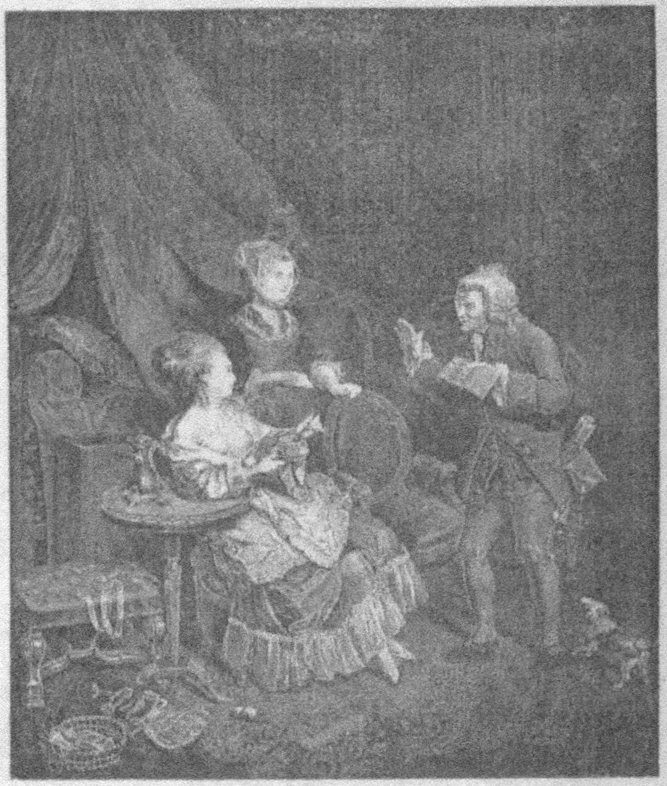

Fig. 123. — Dédicace d'un poème épique, de Wille (1).

Avant de quitter le XVIIIe siècle, rappelons un mode tout

(1) Un vieux poète lit son œuvre devant une femme en négligé du matin, la poitrine complètement à l'air, pour bien montrer l'opposition avec les seins emprisonnés de l'*Essai de corset*, du même auteur, reproduit plus loin et qui lui sert de pendant.

spécial de décolletage dans la vie intime. A cette époque, les
dames n'avaient pas de jour de réception ; on leur faisait visite
à toute heure de la journée, au lit, pendant la seconde toilette
(fig. 123) (1), voire même au bain, et dans ce cas, on avait soin
de blanchir l'eau « avec une peinte de lait, ou bien on posait
sur la baignoire un couvercle canné qui empêchait de voir la

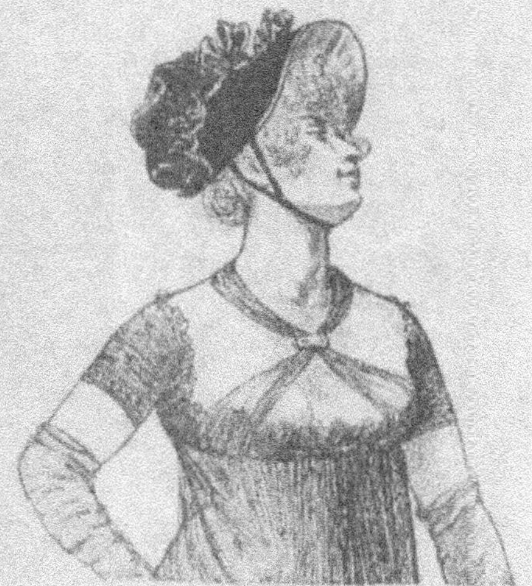

Fig. 124. — Tirée de la *Vie Parisienne*.

baigneuse » (2) ; mais la poitrine émergeait en entier de ce bain
lactescent.

À l'époque du Consulat (1799-1801), les corsages sont toujours
très échancrés ; on exhibe alors « des appas grenadiers ». Le décolletage est tellement exagéré en l'an VIII et IX, qu'on imagine
le fichu en X (fig. 124) « qui gaze sans rien cacher » ; quant aux
coquettes de l'an X, elles se plaisent, comme leurs sœurs des

(1) La seconde toilette, succédant à la première qui était secrète, avait pour témoins les amis de la maison, que l'on introduisait à onze heures sonnant. C'est à ce
moment que se présentaient les abbés galants ; voyez l'estampe de Lavreince :
Qu'en dit l'abbé ? (fig. 10).
(2) A. FRANKLIN. *Les soins de la toilette et du savoir-vivre.*

années précédentes, à « faire galoper leurs attraits » (fig. 125)
dans un décolleté excessif. Cette mode persiste malgré les rigueurs de l'hiver et fait de nombreuses victimes : Mmes Ch. de
Noailles, morte à 19 ans ; Mlle de Juigné, à 18 ; Mlle Chaptal, à

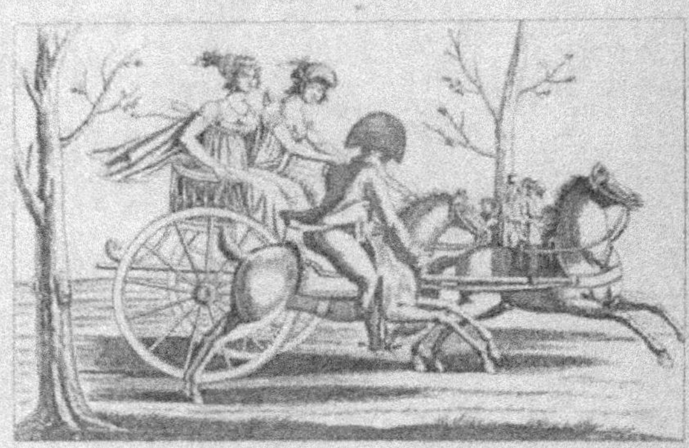

Fig. 125. — La partie de Longchamp (1801-1804).

16, etc. Dans le cimetière de Vaugirard, on lit encore cette
épitaphe :

22 décembre 1802.

LOUISE LEFEBVRE,

âgée de 23 ans,

VICTIME DE LA MODE MEURTRIÈRE.

Et Rose elle vécut ce que vivent les roses.

A combien d'autres jeunes imprudentes pouvait-on appliquer
ce vers de l'ode fameuse de Malherbe à Dupérier, sur la mort de
sa fille !

En 1802, le *Journal des dames et des modes* nous apprend
que la grande vogue est aux robes coupées à la Psyché (fig. 125),
qui toutes étaient fort décolletées. Vers 1807, le déshabillé
féminin est encore de mode et Prud'hon écrit que les femmes
« ont l'air de sortir de leur baignoire ». Celles qui étaient
privées de charmes naturels recouraient aux gorges factices

« imitant la nature dans toute sa beauté et sa fraîcheur »,

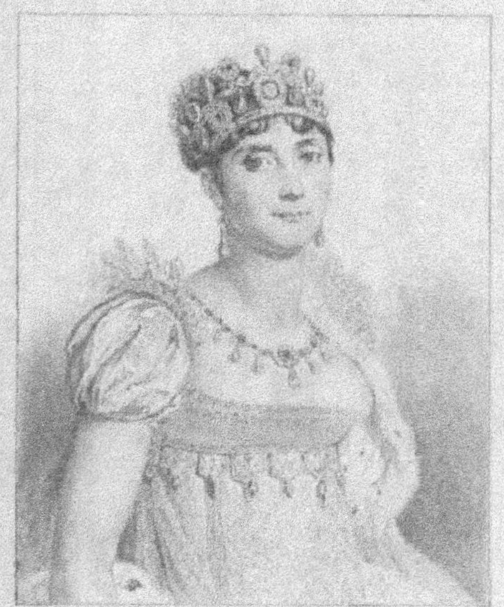

Fig. 126. — Joséphine (1814). D'après le portrait de Léthière.

disent les prospectus de l'époque. D'ailleurs, pendant la durée du premier Empire (1804-1814), bien que la taille remontât très haut, les robes mettaient à nu la gorge, refoulée sous le menton par la ceinture qui passait sous les aisselles (fig. 126, 127). Quant aux professionnelles, elles continuaient, comme devant, à exhiber en public, à la promenade (fig. 125) ou en boutique (fig. 128), leurs attraits provocants.

Nous savons que le sceptique Louis XVIII (1814-1824) était un

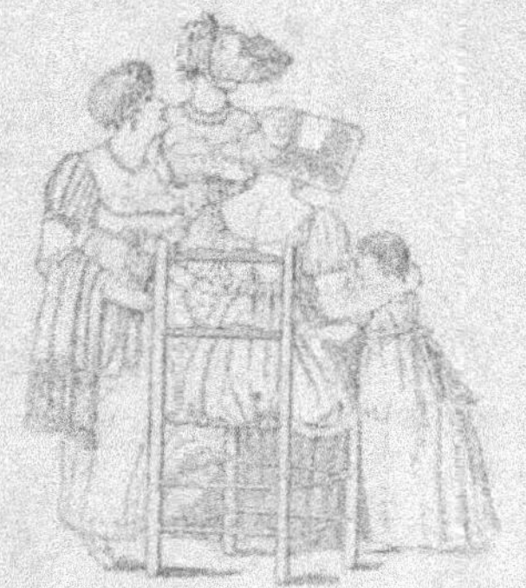

Fig. 127. — Groupe principal d'une soirée de Coblentz. (*Le Bon Genre*, n° 20.)

fervent admirateur des épaules blanches et étoffées, en parti-

culier de celles de sa favorite en titre, la comtesse Zoé du Cayla,
sur lesquelles il aspirait avec volupté sa prise de tabac,
« comme il l'aurait fait dans le cœur d'une rose », dit M. de

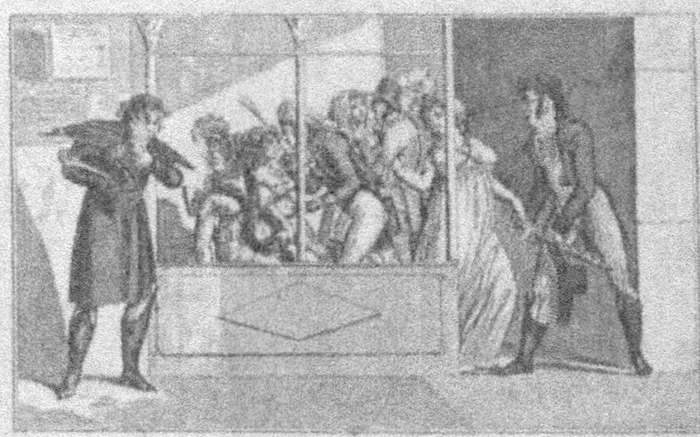

Fig. 128. — Le sérail en boutique (1812-1813).

Vitrolles (1). Cependant, un soir, à la cour, il fut obligé de rappeler aux convenances la duchesse de Berry, qui se plaisait à
montrer en public, sans le moindre collier de perles ou de gre-
nats, ses épaules osseuses : « Prenez garde, ma fille, lui dit-il,
votre robe tombe ! »

Au sujet de la prise royale, l'*Intermédiaire des Chercheurs
et des Curieux* exhume le dialogue suivant :

J'entendis, un jour, une respectable douairière se quereller à ce
propos avec un mauvais plaisant. Il prétendait que le père de la
Charte aimait à léviger son tabac sur les splendides épaules de
Mme du Cayla ; ce qui était une façon de la *priser*.

— Taisez-vous, mauvaise langue ! répliqua la douairière ; je réponds
de sa vertu comme de la mienne !

Il y eut un sourire. La bonne dame, septuagénaire et bossue, était
d'une laideur fabuleuse.

C'était du reste la seule liberté qu'il prit avec elle, et il eût

(1) Un caricaturiste moins respectueux a représenté le roi prenant sa prise sur
le postérieur de la comtesse, figuré par une volumineuse et rouge tomate, légume
que le monarque avait mis en honneur.

pu dire, comme le poète Scarron à la belle Françoise d'Aubigné :
« Je lui apprendrai bien des bêtises, mais je ne lui en ferai
point » (1).

A la cour de Louis XVIII, la duchesse de Berry (fig. 129),

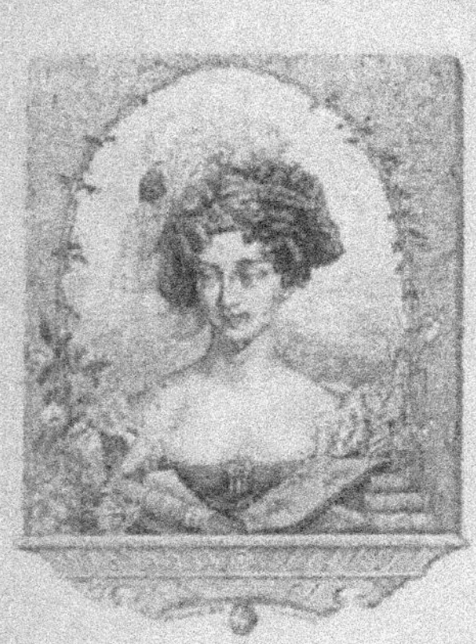

FIG. 129.

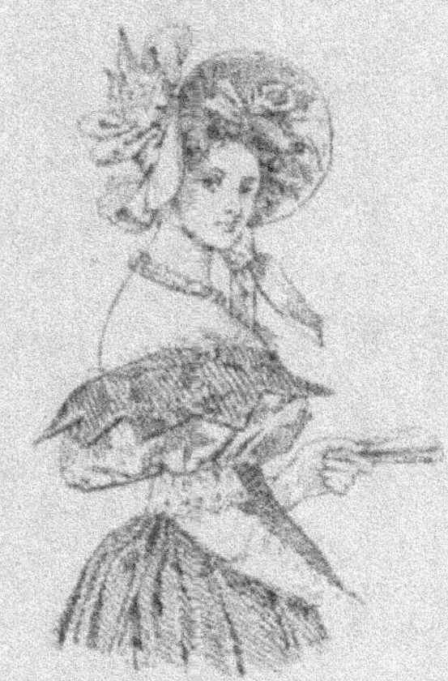

FIG. 130. — Mode de 1830. Collection
du Cabinet des estampes.

déjà nommée, représentait l'élément jeune et novateur de la
mode. Aussi voit-on aux Tuileries les deux influences se côtoyer.

Les femmes qui suivent le vieux et austère courant en sont revenues
au turban du commencement du siècle ; elles le portent « à la juive »
d'abord, « à la moabite » et « à la sultane ». La dévotion, qui s'est
emparée d'elles, leur fait cacher chastement leur poitrine sous un
corsage « à la scapulaire », à l'époque où cette même dévotion faisait
allonger les jupes des danseuses de l'Opéra (2).

Sous le roi très chrétien Charles X (1824-1830), les robes se
ferment religieusement ; les cous s'entourent d'un carcan de
velours ou de plumes frisées, appelé « sentiment ». Mais avec
le révolutionnaire à l'eau de rose, Louis-Philippe (1830-1848),
les corsages s'émancipent, d'abord avec réserve, puis avec

(1) LAROUSSE. *Grand Diction. du XIX⁰ siècle.*
(2) G. D'EZE. *Histoire de la coiffure des femmes en France.*

audace (fig. 130). De cette époque date la réponse topique d'une
jeune fille, à qui sa mère recommandait de placer toujours avec
soin son fichu sur son sein, lui disant qu'une jeune personne ne
devait jamais se montrer la gorge découverte. « Mais, maman,
répondit-elle, avec quoi voulez-vous donc que je me pare ? » (1).

Cette émule de Phryné connaissait le couplet, déjà célèbre, de
Marie, opéra-comique de Planard et Hérold (1826) :

> Oui, telle est la parure
> Dont je suis enchanté,
> Car toujours la nature
> Embellit la beauté.

Comme au début du siècle, on aurait pu dresser un nouveau
martyrologe de la coquetterie ; témoin la magnifique pièce des
Orientales, intitulée *Fantômes* :

> Hélas ! que j'en ai vu mourir de jeunes filles ;

où Hugo pleure la fin prématurée de celles que la mort mois-
sonne dans la fleur de l'âge. Il en cite une surtout, un *ange*, une
jeune Espagnole :

> ...Non, ce n'est point d'amour qu'elle est morte.
> . . . .
> Elle aimait trop le bal, c'est ce qui l'a tuée !
> . . . .
> Elle est morte à quinze ans, belle, heureuse, adorée,
> Morte au sortir d'un bal qui nous mit tous en deuil.

La République athénienne de 48 n'empêcha pas les femmes de
porter des corsages à la Raphaël, fortement échancrés en cœur.

Sous le second Empire (1851-1870), l'impératrice Eugénie

(1) Cette anecdote a été souvent versifiée :
> Agnès, d'un œil content, voyait déjà paraître
> Ses jeunes et tendres appas ;
> Quinze printemps l'avaient vu croître
> Et son cœur soupirait pour le jeune Lucas,
> Un jour à sa maman austère,
> Agnès parut le sein à demi-nu.
> Pourquoi n'avoir point de fichu ?
> Lui dit-elle d'un ton sévère.
> Agnès répond, en soupirant tout bas,
> De beaux habits pour moi vous êtes trop avare,
> Et si je cache mes appas,
> Avec quoi voulez-vous, maman, que je me pare ?

(fig. 131) avait de trop belles épaules pour ne pas les montrer au grand jour. Les anecdotes suivantes prouvent que les dames de la cour ne se firent pas prier pour imiter leur souveraine :

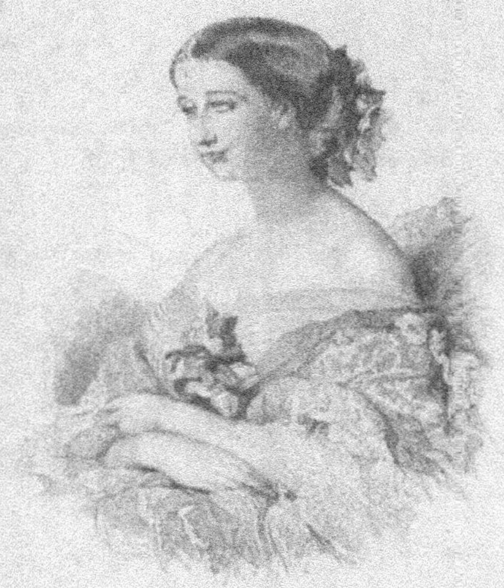

Fig. 131. — Eugénie, impératrice. Gravée par Pollet.

elles arrivèrent même bien vite à dépasser l'immodestie du modèle.

Une dame qui arrive de Paris — écrit lord Malmesbury, en février 1866 — me conte qu'à un bal des Tuileries, Mme Korsakoff portait une robe décolletée presque jusqu'à la ceinture, avec une longue traîne sur laquelle un homme vint à marcher.

— Fichu maladroit! lui dit-elle avec humeur.

— Madame, a-t-il répondu, le fichu serait mieux placé sur vos épaules que dans votre bouche.

Autre historiette, tirée des *Mémoires* de M. Claude :

Une nuit que le baron Dupin admirait à sa manière la foule bigarrée d'un des grands bals des Tuileries, il avisa une duchesse étrangère au port superbe, vaguement entourée de flots de gaze verte, décolletée jusqu'à l'équateur du corsage, coiffée d'algues, de perles et de corail.

— Magnifique costume ! s'écria le pétillant procureur général ; comment l'appelez-vous, duchesse ?

— Je suis Amphitrite, répondit-elle modestement.

— A la marée basse ! riposta le baron Dupin, dont l'esprit n'échoua qu'au coup d'État, pour éviter Mazas.

Le manque absolu de réserve dans la toilette et dans la tenue excite la verve sarcastique d'Alphonse Karr :

On voit, dit l'auteur des *Guêpes*,

> Dans ces bals et dans ces cohues,
> Où les femmes vont toutes nues,
> Sous prétexte de s'habiller,

les femmes se décolleter avec tant d'audace qu'il serait difficile de dire où s'arrêtera celle qui se sait un joli signe. Pour beaucoup, la décence commence où finit la beauté.

Quant à notre Président, Félix Faure, nous sommes peu docu-

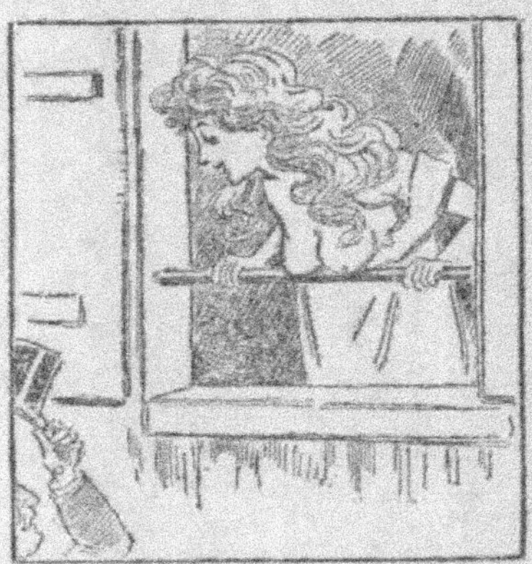

FIG. 132.

menté à son égard, et sur le chapitre de ses préférences esthétiques nous en sommes réduit à de vagues conjectures. Cependant, si nous en croyons un épisode de son voyage effectué en août 1897, lors des manœuvres alpines, il ne semble pas appartenir à l'école timorée de Louis XIII ; il se rapprocherait plutôt de Louis XVIII, grand amateur de belles gorges :

Un peu avant Bourg-Saint-Maurice, raconte malicieusement Ch. Chincholle, au passage des dragons, une belle fille, qui a dû soudain bondir de son lit, se met à la fenêtre ; de sa chemise sortent deux seins de montagnarde, qui se montrent juste au moment où arrive la voiture présidentielle.

— Ah ! ! fait M. Félix Faure, en saluant avec admiration.
On peut être Président, on n'en est pas moins homme.

Le spirituel crayon de Gil Baer n'a pas manqué de consigner le fait, désormais historique, dans sa revue mensuelle du *Supplément* (fig. 132), en l'agrémentant de cette légende :

Pour fêter l'arrivée de M. Félix Faure à Thermignon, une montagnarde sort ses deux ballons en guise d'illumination.

Décolletage actuel. — Nos contemporaines arborent tous les genres de décolletage, et, selon l'étendue de la nudité, elles

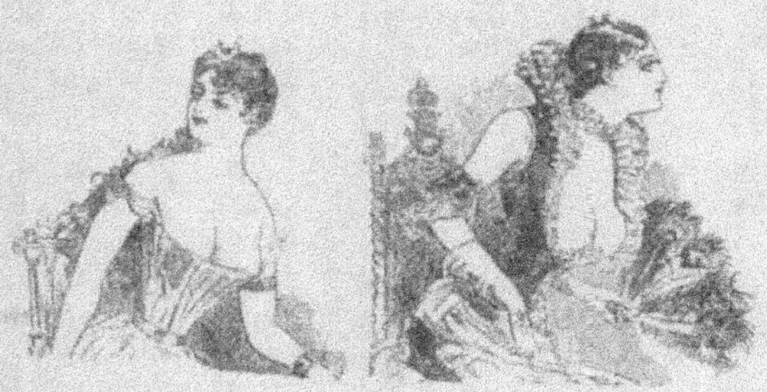

FIG. 133.FIG. 134.

disent qu'elles sont « en peau » (1), « en demi-peau », « en quart de peau ». Il n'y a donc pas de style propre à l'époque ; c'est le règne de l'éclectisme. Passons en revue, avec la *Vie Parisienne*, les décolletages adoptés en l'an de grâce 1895 :

Le décolletage à la grecque (fig. 133). — Corsage formé de plis

(1) Le vocable du dernier cri est « carte postale », c'est-à-dire sans enveloppe.

étroits à la taille et s'élargissant du haut. Entoure les épaules sans avoir l'air de les toucher ; on croirait sans cesse que la femme va sortir de là tout entière. Chaste ou provocant ; gracieux lorsqu'il caresse la poitrine encore indécise de la jeune fille ; superbe lorsqu'il modèle une poitrine droite et ferme ; horrible lorsqu'il est mal porté.

LE DÉCOLLETAGE HENRI II (fig. 134). — Montant du dos, et largement ouvert devant, en suivant la courbe de l'épaule. Ravissant lorsqu'on a la poitrine très haute *naturellement*, mais raide et imposant. N'éveille aucune idée folichonne ; très apprécié par les maris, mais par eux seulement.

LE DÉCOLLETAGE EMPIRE. — Ni rond, ni carré, ni long, ni pointu, mais absolument indécent. Arboré seulement par la *naïve* qui *ne sait pas*, ou par l'*intrépide* qui est résolue à ne reculer devant aucune audace.

LE DÉCOLLETAGE 1830. — Disgracieux, honnête et pot-au-feu. Enlaidit les plus jolies épaules, et donne un air vieillot à une femme de vingt ans.

LE DÉCOLLETAGE TOUT ROND. — Exige pour être joli des épaules tombantes d'une pureté de courbe irréprochable. Permet d'avoir la poitrine plate, la « berthe » fait illusion, et pourvu que le « haut » soit blanc et suffisamment potelé, ça suffit. Avec ce corsage, honnête par excellence, aucun effet imprévu ni calculé. Généralement porté par des jeunes filles ou des femmes très vertueuses.

LE CORSAGE CARRÉ. — Appétissant, provocant ; laisse tout voir sans rien montrer et est rarement sincère. Excelle à faire croire à la présence des absents ; a causé bien des amères déceptions. Se méfier absolument du corsage carré ; car pour le bien porter, il n'est pas nécessaire d'avoir une jolie poitrine, il faut seulement savoir s'en servir. Par une pression habilement dirigée, on obtient une boule là où quelquefois la nature a négligé de la placer. Rien n'est plus charmant que deux globes rosés, à demi voilés de crêpe ou de dentelle, et caressés par un bouquet qui semble se reposer sur eux avec volupté.

LE DÉCOLLETAGE EN CŒUR. — Longtemps dédaigné et bien joli pourtant, celui-là ! — met admirablement les avantages en lumière : par exemple, il faut n'avoir *que* des avantages, car il est impitoyablement franc. Très bas sur l'épaule, remontant légèrement pour redescendre ensuite encore plus bas, il n'a de secrets pour personne : aussi ne doit-on lui confier que les secrets bons à divulguer. Avec ce corsage, énormément d'imprévu ; le moindre mouvement laisse voir l'imperceptible

pli rose qui marque l'attache du bras ou permet de se livrer à des...
explorations agréables et instructives. Charmant au théâtre, fait la joie
des « plongeurs ».

LE DÉCOLLETAGE EN POINTE. — Rond sur l'épaule, se termine en
pointe devant et derrière. Cache le haut de l'épaule, mais laisse voir
beaucoup d'autres jolies choses ; fait admirablement valoir les fossettes
du dos et le... contraire du devant, et avec cela un air bon enfant qui
ferait vraiment croire qu'on n'y entend pas malice.

Complétons l'esthétique du décolletage par les règles données
dans le *Figaro* (1893), sous la signature de Marc Legrand. C'est
la réponse à cette question : Quel est au juste le degré de « montant » que doit avoir une robe pour un dîner, une soirée, un théâtre
ou un bal ?

La toilette de dîner comprend trois sortes de décolletage : la robe
avec manche et légèrement échancrée au cou, si le dîner est tout intime,
dans une maison élégante ; la robe décolletée en carré ou en pointe,
avec des demi-manches pour le « grand dîner » ; la robe décolletée et
sans manche, lorsque le « grand dîner » est suivi d'un bal ou d'une
réception.

Le décolletage au théâtre est de mise seulement à l'Opéra, à l'Opéra-
Comique et à la Comédie-Française.

Dans ces deux derniers théâtres, on porte des robes décolletées et
sans manches aux premières et les jours d'abonnement, mais *dans les
loges seulement*.

A l'Opéra, le grand décolletage est de mode dans les loges. Mais
une femme élégante ne portera à l'amphithéâtre que la toilette de dîner
décolletée, avec manche ou demi-manche. Ne mettre, sous aucun prétexte, un chapeau avec une robe même à peine échancrée. C'est une
grossière faute de goût que l'on commet souvent aujourd'hui, et
qu'une femme distinguée devra surtout éviter.

Au bal, le grand décolletage sans manche est de rigueur ; mais il
peut être carré, arrondi ou en pointe, suivant le goût de chacune, car
la mode à ce sujet est aujourd'hui très éclectique.

Un décolletage carré est plus seyant pour les femmes maigres : il
dissimule les salières. Un décolletage arrondi est préférable pour les
femmes grasses et pour celles dont le cou est court.

Opinions, pensées et réflexions sur le décolletage. —
Le même journal, ayant ouvert une enquête pour savoir ce que

ses lecteurs pensent du décolletage, reçut ou imagina les réponses suivantes :

UN PARTISAN DE L'AMNISTIE. — Élargissons les prisonniers.

UN JARDINIER. — Préservons les plates-bandes.

UN GOURMET. — Les femmes devraient se décolleter... au dessert.

UN DIPLOMATE. — Que de femmes montrent leur gorge et cachent leurs intentions !

UN PEINTRE. — Les plus beaux tableaux ne sont pas ceux qui ont le plus de toile.

UN MARI TROMPÉ. — J'ai songé à défendre le décolletage à ma femme. Hélas ! c'était trop tard !

UN QUI VA L'ÊTRE. — Angèle a la poitrine bien faite : pourquoi s'en cacherait-elle ?

UN PROFESSEUR. — Si Cléopâtre eût été moins décolletée, la face du monde aurait été changée.

UN GRINCHEUX. — Qu'importe la dimension du décolletage ? Le corset vous dit : tu n'iras pas plus loin !

UN DIRECTEUR DE THÉATRE. — Les avant-scènes découvertes doivent être garnies.

UN DANSEUR. — O palpitante gorge des femmes, qui rythme les pas du couple éperdu !... Et vous voudriez cacher ça ?

WILLY. — Le moite est haïssable.

FRANÇOIS COPPÉE. —

> Oh ! les premiers baisers près de la chemisette !...

FRÉDÉRIC PASSY. — Pourquoi la femme se décolleterait-elle ? Est-ce que je me décollète, moi ?

JULES SIMON. — On commence par la gorge et on finit par...

UN BLASÉ. — Plus on en voit, moins on en veut.

UN POTACHE. — Voir Cicéron.

UN ASCENSIONNISTE. — La vue d'une gorge accidentée invite aux petits voyages.

M. BÉRENGER, *sénateur*. — Cachez, cachez ce sein que je ne saurais voir.

UN JEUNE LIEUTENANT DE VAISSEAU. — Découvrons les aimables récifs où se brise l'écume des dentelles.

UN MYOPE. — Le décolletage ne m'intéresse qu'en cabinet particulier.

SULLY-PRUDHOMME. —

> Une prude, dont le corsage
> Découvre de maigres appas.

Semble dire sur son passage :
« Ils sont brisés, n'y touchez pas ! »

Armand Silvestre. —

Ta voisine a de l'embonpoint
Et ne se décollète point !
Ne va pas lui faire reproche :
Les melons mûrissent sous cloche !

Claude Larcher, *psychologue*. — À un centimètre près, la largeur de l'échancrure du corsage est en raison inverse de l'âge de la femme.

Un officier d'infanterie. — Il est beau, surtout pour une femme, de combattre à poitrine découverte.

Un prêtre. — Aux dames impudiquement décolletées, je suis toujours tenté d'offrir mon rabat.

Un architecte. — Étayez les vieilles façades, mais découvrez les jeunes.

Q. de Beaurepaire. — Le décolletage? Délit prévu dans le Code : excitation de mineurs.

Un astronome. — Pourquoi s'inquiéter de globes dont on connaît la situation dans l'espace?

Ajoutons l'opinion d'un critique d'art, Charles Blanc :

Cacher et montrer, ou plutôt laisser deviner et laisser voir, ce sont les deux objets du corsage; mais il ne faut pas oublier que souvent ce que l'on cache est justement ce que l'on veut montrer.

La *Vie Parisienne*, en connaisseuse, admet trois catégories de femmes qui recherchent le décolletage :

Celle qui a un signe bien placé le fait voir à tout prix : elle ferait plutôt un trou à son corsage pour le laisser passer; on ne peut monter le signe, on descend la robe. — Celle qui a une poitrine irréprochable (très rare celle-là) se penche et s'arrange pour faire bâiller son corsage; personne ne s'en plaint. — Celle qui a des fossettes se place de trois-quarts dans sa loge pour bien poser le dos en lumière.

Cette classification concorde avec les conseils donnés, en 1618, par l'auteur de la *Descouverte du style impudique des courtisannes de Normandie à celles de Paris, envoyée pour estrennes, de l'invention d'une courtisanne angloise* :

Celles qui auront la gorge blanche et bien taillée et les tetons blancs et bien relevez, qu'elles se donnent bien de garde de mettre rien de leurs affutages au devant, qui empêchent la vue des regardans, mais leur fassent souhaiter de s'en servir de concinets.

Celles quy l'auront au contraire ci-dessus, qu'elles mettent de larges paremens à leurs collets et robbes, et n'en fassent paroistre que des eschantillons.

La même opinion est délayée dans les stances libertines d'un long plaidoyer, *Sur la défence des gorges découvertes des dames :*

> Je ne sçay par quelle malice
> On dit aujourd'hui que c'est vice,
> De montrer son sein rondelet,
> Veu qu'au temps premier d'innocence,
> La femme n'eut mie connoissance
> Ny de robe ny de collet.
>
> Elle cheminoit toute nuë
> Par les prés sur l'herbe menuë,
> Parlant avec son amoureux ;
> Blâmerons-nous les femmes belles,
> Qui commencent par leurs mamelles
> A ramener ce temps heureux ?
>
> Il faut cacher la main sauvage,
> Pleine de sang et de carnage,
> Et couvrir la bouche qui ment ;
> Mais une mamelle gentille
> Et le blanc tetin d'une fille
> Ne se doit cacher nullement.
>
> Il faut enfermer sans lumière
> Au plus profond d'une tanière
> Le serpent et l'ours affamé ;
> Mais un beau sein que l'on decouvre
> N'a le venin d'une couleuvre,
> Pour être clos et renfermé.
>
> Fol est l'usurier qui resserre
> Ses facultez dedans la terre
> Et tient son or ensevely ;
> Mais les pucelles libérales
> Entre deux pommes bien égalles
> Montrent l'ivoire bien poly.
>
> Tout aussitôt que nos déesses
> Voulurent montrer les richesses

De leurs beaux tettons précieux,
Amour, aveugle de nature,
Ne vola plus à l'aventure,
Et se débanda les deux yeux.

Il rougit une double fraise
Dedans le feu de la fournaise,
Deux soufflets furent les tettons
Qui de chaude vapeur s'enflèrent,
Et dedans nos âmes soufflèrent
Le feu d'amour que nous sentons.

Mais que servent ces jardinages,
Tout de couleurs et de feuillages,
Si l'œil humain en est absent,
Et voyons-nous dessus l'épine
Fleurir une rose pourprine
Pour la cacher lors qu'elle sent ?

Quand Aquilon par l'air galoppe,
Et qu'en Janvier il enveloppe
La terre d'un pâle bandeau,
Tous ces plaisirs elle abandonne,
Elle gémit ; elle frissonne,
Comme un prisonnier au cordeau.

Mais quand Zéphire la courtise,
Luy dépouillant sa robe grise,
Pleine de cent mille glaçons,
Elle est du soleil pénétrée,
Et enfante d'une ventrée
Mille fleurs de mille façons.

Vénus honteusement traittée
Devant les Dieux fut garottée
Avecque Mars son favory,
Promptement accourut Jeunesse,
Qui vint détacher sa maitresse
En dépit du vieu mary.

Pour éternelle récompense
La mère d'amour à Jouvence
Dépouilla ces deux monts charmus
De là vient que les demoiselles,
Quand on leur tâte leurs mamelles,
Ont souvenance de Vénus.

Le décolletage a ses dangers, aussi bien pour un sexe que
pour l'autre ; souvent il détermine des crises profondes dans

l'ordre à la fois moral, sentimental et social. Chez l'homme, il met tous les sens en délire,

> Et cela fait venir de coupables pensées,

même à Tartuffe.

> En voyant ces tétons,
>   Belle Sylvie,
> Si beaux, si blancs, si ronds,
> Pour savoir s'ils sont durs, j'ai formé le dessein
> De passer mon envie
> Et d'y porter la main.

Montrer un sein que l'on ne peut toucher, c'est infliger un supplice renouvelé de Tantale ; « c'est, dit Mercier, de Compiègne, nous condamner à la mort de Moyse, qui expira en voyant la terre promise et qui n'y put entrer ». Un galant, qui n'avait su résister à la tentation, s'excuse de son audace dans cette fine improvisation :

> Je suis un imprudent, un sot, un téméraire,
> Je n'ai point de raison, j'ai l'esprit mal tourné ;
> Je n'ai pour tout talent que celui de déplaire ;
> Indigne de vous voir, digne d'être berné.
>
>   Voilà, Philis, les épithétes
> Que je reçois de vous, en l'humeur où vous êtes ;
> Et de tout ce courroux vous avez pour raison,
> Que ma main a voulu toucher votre téton.
>
> C'est trop punir, Philis, une main criminelle :
> Que nous sommes, hélas ! bien différens d'humeur !
> Pour toucher votre sein vous me faites querelle,
> Moi, je ne vous dis rien d'avoir touché mon cœur !

Montreuil, moins entreprenant, reproche avec amertume à une cruelle aimée de se décolleter en sa présence :

> Pourquoi me montrer votre sein,
> Puisqu'un fâcheux jaloux s'oppose à mon dessein !
> Votre bonté me tue autant qu'elle me plaît.
> Mes yeux sont trop heureux, ma bouche est malheureuse,
> Et pour mon pauvre cœur, il ne sait ce qu'il est.

Il est vrai que, couvertes ou non, les rotondités mamillaires exercent toujours sur les sens une impression des plus vives ; c'est déjà l'avis de Marot :

> Quand je voy Barbe, en habit bien duisant,
> Qui l'estomac blanc et poly descœuvre,
> Je la compare à maint rubis luisant,
> Fort bien taillé, mis de mesmes en œuvre.
> Mais quand je voy Jaquette qui se cœuvre
> Le dur tetin, le corps de bonne prise,
> D'un simple gris accoustrement de frise,
> Adonc je dy pour la beauté d'icelle,
> Ton habit gris est une cendre grise
> Couvrant un feu qui tousjours estincelle.

Certes les charmes du visage sont aussi troublants que ceux du corsage, et une femme n'a pas besoin de montrer ses épaules pour griser les sens et faire battre les cœurs; la flamme de ses yeux suffit. C'est bien ce que Charles Cotin exprime à une dame qui ne veut pas se décolleter:

> Vous cachez votre sein, mais vous montrez vos yeux,
> Qui de tout vaincre ont le beau privilège;
> N'est-ce pas me sauver du milieu de la neige,
> Pour m'exposer au feu des cieux.

Quant à la femme qui pratique le décolletage, à quoi ne s'expose-t-elle pas? D'abord sa santé y court les plus grands risques, témoin les exemples meurtriers déjà cités.

> Mesdames, avouez que pour vous la santé
> Est moins que le plaisir et que la vanité;
> Que pour montrer un sein, des bras, un dos d'albâtre,
> Il vous importe peu qu'un rhume opiniâtre,
> Flétrisse tous vos traits, déchire vos poumons;
> On dirait que pour vous il n'est pas de saisons
> Que celle de charmer....

D'autre part, l'étalage de trésors réservés à l'époux, outre les larrons qu'il attire, provoque des réflexions désobligeantes, comme dans ce sonnet, intitulé *Pourquoi*:

> Pourquoi donc, lors qu'il pleut, sur le trottoir humide
> Laisser traîner ainsi votre riche satin?
> Serait-ce pour voiler votre mollet mondain
> Serré dans son bas blanc à tout regard, perfide?
>
> Serait-ce par pudeur et seriez-vous candide?
> A votre mari seul ce spectacle divin
> Serait-il réservé? — Je chercherais en vain.
> Alors, pourquoi le soir, à quelque bal splendide,

> Toujours vous découvrez — très bas — aux yeux de tous
> Deux seins, propriété de votre noble époux.
> Ma foi, pour éviter quelque déconvenue
>
> A son front, il vaudrait, selon moi, beaucoup mieux
> Laisser voir votre jambe au passant curieux
> Que d'exhiber au bal votre poitrine nue !

Une pareille exhibition justifie aussi les critiques les plus acerbes ; celle de Xavier Eyma, par exemple :

La mode, de nos jours, force tellement les femmes à se décolleter, que partout où elles doivent être en toilette, on est sûr qu'elles seront déshabillées. Notre bonne mère Ève, qui peut, à bon droit, se vanter d'avoir inventé le décolletage, serait scandalisée de l'abus qu'on en fait aujourd'hui. Certaines femmes n'ont pas honte, dans les salons, au théâtre, en public, d'étaler à tous les yeux des trésors qu'elles devraient cacher ; et lorsqu'elles se mettent au lit avec leurs maris ou leurs amants, elles ont bien soin d'enfermer tout cela très pudiquement, sous une double barrière de camisole et de chemise. Cela vient de ce que souvent l'amour, dont les femmes jouissent, ne vaut pas les succès qu'elles recherchent et l'amour qu'elles veulent inspirer.

En recherchant des succès de beauté, les mondaines font naître des désirs, des passions, dont elles sont les premières victimes et tombent elles-mêmes dans leur propre piège. Que de faux pas, que de chutes, provoqués par leurs corsages trop échancrés ! [Mais la coquetterie n'a ni yeux ni oreilles, et pour elle, l'hygiène et la morale sont quantités négligeables.

Pourtant il nous faut conclure. A l'hypocrisie de Tartuffe, qui s'écrie avec indignation :

> Cachez, cachez ce sein que je ne saurais voir,

et au rigorisme de Corbière, disant à sa maîtresse :

> Pourquoi, belle Aglaé, nous faire apercevoir
> Ce sein éblouissant où le regard s'attache ?
> On aime le fichu qui le laisse entrevoir ;
> Mais on aime encor plus la pudeur qui le cache.

nous préférons — sans toutefois la prendre trop à la lettre — la franchise de cette maxime du siècle dernier : « Il suffit à une

femme d'être chaste de la ceinture en bas (1) », et nous dirons à
notre tour : Décolletez-vous, mesdames, si la nature vous a grati-
fiées de formes impeccables, mais surtout évitez l'exagération :

> L'amour fuit les attraits qu'il découvre
> Pour les charmes qu'il ne voit pas.

Écoutez l'apologue, *le Sein et la gaze*, adressé par Le Mar-
chant de la Vieville (2) aux jeunes frivoles qui aspirent à l'éman-
cipation des corsages :

> A la Gaze qui la couvrait
> Une gorge très éclatante
> Avec humeur, un jour, disait :
> « Tu me rends moins intéressante,
> « Et je veux désormais
> « Briller de mes propres attraits. »
> La Gaze, comme on peut le croire,
> Fut bientôt mise de côté ;
> Et ce beau sein par l'amour agité,
> Se montra dans toute sa gloire.
> De ce spectacle on est d'abord charmé :
> Chacun et le fixe et l'admire,
> Plus d'un mortel même en soupire ;
> Mais bientôt l'œil accoutumé,
> Le voit avec indifférence,
> Et de sa nudité
> Est même révolté,
> Car le moins sage aime aussi la décence.
> La Gaze alors lui dit : — Mon tissu délicat
> Voile et ne cache rien ; à ta blancheur extrême
> Il prêtait encor plus d'éclat :
> Cependant si tu veux me rendre mon état,
> Tu pourras recouvrer la puissance suprême. —
> Le Sein revint de son erreur
> La Gaze lui rendit cette décence aimable
> Qui sied si bien à ce sexe enchanteur,
> Et son empire fut durable.

(1) Non de la ceinture d'Arlequin comme le veut cette épigramme :

> Une belle et galante dame,
> Écoutant volontiers les contes un peu gras,
> Disait pour s'excuser : Il suffit qu'une femme
> Soit chaste seulement de la ceinture en bas.
> — Oh ! oh ! dit un railleur, la maxime est commode,
> Et sur un tel avis, le sexe féminin
> Pourra bien amener la mode
> De la ceinture d'Arlequin.

(2) 1804.

> La jeunesse toujours nous plaît,
> Mais sa pudeur nous en impose.
> De la coquette le secret
> Est de laisser désirer quelque chose.

Souvenez-vous enfin de la réflexion philosophique de Montaigne : « La faim entière est bien plus âpre que celle qu'on a déjà rassasiée. » Et méditez les conseils donnés par Anacréon à l'artiste qu'il avait chargé de faire le portrait de sa maîtresse : « Revêts-la d'un peplum de pourpre et laisse voir de ses charmes assez pour que l'œil devine ce que cache le vêtement. »

Citons, pour terminer, les remarques plus ou moins fantaisistes des auteurs profanes (1) qui ont effleuré notre sujet.

Boursault était un admirateur du sexe et ressentait la plus vive impression à la vue d'une belle gorge ; mais c'était un gourmet, et, dans une lettre à Mlle de Beaumont où il fait sa profession de foi sur le décolletage, il pense, comme nous, que les seins ne doivent être ni trop cachés ni trop découverts :

Le point dont elle se couvre la gorge est assez raisonnable pour en laisser voir assez peu, pour ne point causer de désirs qui blessent le respect que l'on doit à Climène ; et toutefois il en montre assez pour donner envie de voir le reste. Tout le défaut qu'elle a, cette gorge, c'est qu'elle est aussi dure que son cœur.

Il y a dans *Amours, Amitiés et Amourettes* (2) de Le Pays (3) une page agréable sur le décolletage. C'est un ouvrage dans le goût de Voiture, en prose et en vers ; le passage signalé est en prose ; il blâme le soin que prend Margoton de cacher ses tétons :

J'ay aussi un nouvel avis à vous donner, sur ce que je vis hier que vous teniez vos petits tétons enfermez aussi exactement qu'une religieuse. Vous avez tort, Margoton, de tenir ainsi en prison deux jeunes innocens, qui n'ont point encore fait de crime. Je vous assure qu'ils souffrent cette closture à contre cœur. Malgré le linge qui les

---

(1) V. les Opinions religieuses, chap. II.

(2) Liv. II, lettre III.

(3) Cet auteur badin préfère, comme le précédent, la qualité à la quantité ; c'est du moins ce qu'il donne à entendre à sa Caliste qui, à l'exemple de la plus belle femme du monde, ne pouvait donner que ce qu'elle avait : « Votre sein n'est pas des plus remplis, mais ce que vous en avez est blanc ; et, s'il m'est permis de le dire comme je le pense, le morceau, pour être en petit, laisse pas d'être délicat. »

resserre, j'ay remarqué qu'ils en soupirent de tristesse et qu'ils en
sont tout enflez de colère. A cause que vous estes sage de bonne
heure, vous voulez peut estre qu'ils vous imitent. Mais ne sçavez-
vous pas qu'ils sont plus jeunes que vous, que vous avez quatorze
ans, et qu'ils n'ont que quatorze mois, et qu'ainsi quand vous seriez
déjà sérieuse, il leur seroit permis de faire encore les badins ? Lors
que vous n'estiez pas plus âgée qu'ils le sont présentement, votre
nourrice n'avoit point de honte de vous montrer toute nuë ; pourquoy
en auriez-vous donc, de nous montrer à nu deux jeunes enfans, qui
d'ailleurs ne sont jamais si beaux que quand ils sont découverts ?
Est-ce point que la Tante qui vous gouverne, a peur que si vous les
laissez sans contrainte, ils n'usassent mal de leur liberté et qu'ils
l'employassent à attaquer la nostre ? Si c'est par cette raison qu'elle
vous les fait couvrir si soigneusement, elle devoit aussi vous obliger
à cacher vos yeux et vos autres appas, puisque vous n'en avez aucun
qui ne dérobe tous les jours quelque cœur ou quelque liberté.

Mais je veux bien luy apprendre que vos tétons en deviendront
plus malicieux, plus ils seront enfermez : car si dans leur prison ils
découvrent quelque trou, par où ils puissent voir le jour, ils se met-
tront là en sentinelle, pour assassiner le premier homme qui les
regardera. Si bien qu'on fera mieux de leur donner liberté toute
entière, car alors on s'apprivoisera avec eux et tout de bon ; ils en
deviendront moins dangereux.

Gustave Toudouze soutient, dans *Fleur d'oranger*, une thèse
déjà défendue par Sancho dans l'île de Barataria : il ne croit
pas à la femme séduite, mais à la femme essentiellement séduc-
trice de l'homme et dont le décolletage est l'arme principale :

Pourquoi ces étoffes moulant les seins, les jambes, la croupe, si ce
n'est pour donner envie de ces formes voluptueuses, pour chatouiller,
non pas un homme, mais tous les hommes ? Séduire, toujours
séduire, elle passe sa vie à perfectionner, à varier la séduction.

Puis il aborde le décolletage des robes, au théâtre, au bal, partout
où la femme peut faire œuvre de séduction, découvrant audacieuse-
ment son dos, sa gorge aussi bas que possible, étalant sous les yeux le
plus qu'elle peut de sa chair satinée, à nu pour les épaules et les bras,
à travers les mailles de soie de bas tramés à jour pour les chevilles
et les jambes, donnant des tentations à ceux qui y songent le moins

Adolphe Ricard émet, sur l'interdiction du décolletage imposée aux jeunes filles, une opinion fort discutable :

Dans la recommandation qu'une mère fait à sa fille de ne point se décolleter pour aller au bal, il y a peut-être moins de respect pour les convenances que de jalousie secrète. — Les femmes ne consentent jamais de bon cœur à voir chez d'autres les attraits qu'elles ne possèdent plus.

Le *Journal* (1) des Goncourt nous donne l'impression d'un Chinois, à la vue de mondaines « en peau » ; elle n'est pas précisément flatteuse pour nos compatriotes :

Ce soir, rue de Berri, on cause du décolletage des femmes, et comme je disais que la gorge de la femme honnête devrait être la chose la plus secrete pour les autres, autres que le mari, d'Ocagne nous raconte la présentation d'un Chinois qu'il a faite chez About : ce Chinois s'étant obstinément arrêté à la porte du salon, il avait été obligé d'aller le rechercher et de le forcer à entrer. Et, comme en sortant, il lui demandait la raison de son hésitation à pénétrer dans le salon, il lui répondait que devant ces femmes qui avaient leurs gorges à l'air, il avait cru à une mystification et qu'au lieu de l'avoir conduit dans un intérieur familial de lettré, d'Ocagne l'avait mené dans un bateau de fleurs (2).

Relevons une observation philologique de Gabriel Prévost :

Le mot *décolleter* est peut-être un euphémisme, car ce n'est certainement pas le cou qui est en cause.

On pourrait en dire autant du mot *gorge*, nom donné au passage situé entre deux montagnes et qui sert, en même temps, à désigner les monticules mammaires.

Du même auteur, un conseil aux déshéritées de la nature :

Faites bouillonner une gaze, une dentelle quelconque ; l'œil verra les proéminences consolantes à la place des absents regrettés : *Architecture cachée est à moitié pardonnée.*

Particularités ethniques sur le décolletage. — Au point de vue de la pudeur, les femmes des divers pays ont, sur l'exhibition des seins, des idées bien différentes. C'est une question de latitude.

.
. .

A Sparte, Lycurgue institua des exercices et des danses où

<hr>

(1) Année 1895 ; mercredi 9 janvier.
(2) Maison de prostitution asiatique.

les jeunes filles et les jeunes garçons figuraient en public entièrement nus. « La nudité des filles, dit Plutarque, n'avait rien de
choquant parce que la vertu leur servait de voile et écartait toute
idée d'intempérance. »

Dans les pays orientaux, le visage était et est encore la partie
honteuse du beau sexe ; un long voile le dérobe aux yeux des
curieux. Ces femmes cachent ce que nos Européennes mettent
à découvert et montrent sans difficulté ce que celles-ci couvrent
scrupuleusement.

Les Égyptiennes, occupées aux travaux des champs, à l'ap-

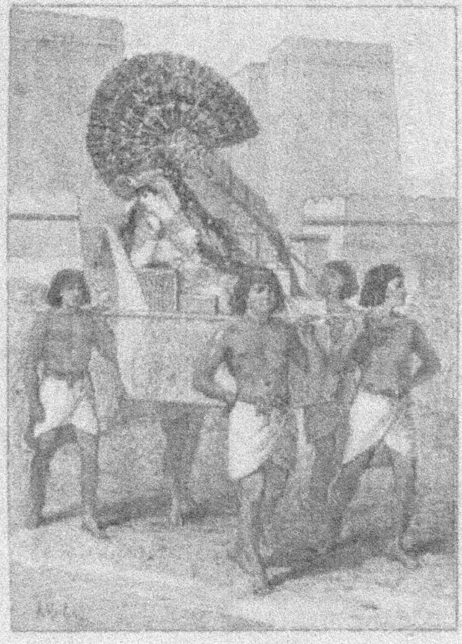

Fig. 135.

proche d'un étranger, s'empressent de relever leur vêtement et
se découvrent le derrière pour cacher leur visage. De même une
Orientale, surprise au bain, se hâte de se couvrir la figure avec
les mains, sans se préoccuper de la nudité des autres parties du

corps. Autrefois les Égyptiennes se montraient, en public, le visage et le buste nus. C'est ainsi que Gustave Lebon, dans les *Premières civilisations* (1), représente une reine d'Égypte sortant d'un palais de Thèbes (fig. 135) (2).

Les femmes fellahs modernes ont pour unique vêtement une longue robe bleue, fendue sur la poitrine.

Cette robe, dit Théophile Gautier, laisse entrevoir, lorsque la fellah est jeune ou n'a pas eu d'enfants, des contours d'une pureté sculpturale, qui rappellent la gorge aiguë des sphinx. La pudeur musulmane ne s'inquiète pas autant du corps que la pudeur européenne ; elle se réserve pour le visage, et ne s'alarme pas beaucoup de ces légères trahisons de la draperie, que corrige, de temps à autre, une main négligente.

* *

En Afrique, d'après Maistre (3), la vertu des femmes est en rapport avec l'exiguïté de leur costume. Les plus honnêtes sont complètement nues. Cette remarque est encore vraie pour le peuple, mais les femmes de la haute société commencent à adopter les costumes européens, sans toutefois abuser du décolletage. Ainsi Ranavalo, la reine de Madagascar, avant son exil, avait commandé à Paris, chez Lemaire, une robe de cérémonie de 2,200 francs. Cette robe était de satin rouge, soutachée de broderies en relief qui rappelaient les armes de la reine, avec une jupe semée de couronnes d'or. Le corsage était à peine ouvert : une guimpe cachait le peu de peau que montrait la robe. Et tandis que les civilisées ne sont jamais en si grande toilette qu'en se dénudant comme des sauvages, les sauvages, dans leurs toilettes d'apparat, se couvrent comme des civilisées.

* *

Cependant, au Soudan, les mères, les jeunes filles blanches portent toutes une veste de couleur éclatante, mais tellement échancrée qu'on la prendrait pour une simple ceinture régence destinée seulement à soutenir les seins.

(1) Flammarion, édit.
(2) Les documents qui ont servi à cette restitution ont été empruntés à des peintures murales des tombeaux de Thèbes, du XV⁵ siècle environ avant notre ère.
(3) *Du Congo au Niger.*

Ils s'épanouissent largement, splendidement, aux yeux émerveillés, dit Stanley. Ce qu'en Europe on doit honnêtement dissimuler, au Soudan on l'étale avec une prodigalité, un sans-gêne qui exclut toute idée de coquetterie ou de dépravation. — Est-ce que les seins, disait une grande dame, n'ont pas été créés pour l'homme ? C'est son bien, c'est là où il a puisé sa première nourriture ; il en a pris possession, pourquoi donc les lui cacher ?... Mais, en revanche, on dérobe soigneusement à la vue les jambes et les pieds. Là gît la pudeur africaine chez les personnes distinguées.

*\
**

Les femmes Musgo, de l'Afrique centrale, se couvrent scrupuleusement les fesses et laissent à nu toute la partie antérieure du corps.

*\
**

Les Hindoues de caste *ordinaire* se couvrent les épaules et la partie supérieure des seins d'une sorte de veste courte laissant les bras à nu, mais la portion du corps, comprise entre le mamelon et le nombril, reste à découvert (1). Pour les danseuses de l'Inde ou *decadasis* (favorisées de Dieu), le décolletage commence aussi au-dessous des seins qui sont emprisonnés dans une petite brassière, pour empêcher leur ballottement disgracieux pendant la danse.

*\
**

A Ceylan, les jeunes filles et les femmes considèrent leurs seins comme des ornements naturels qu'elles se gardent bien de dissimuler. C'est en vain que les missionnaires anglais ont cherché à engager les Ceylanaises à recouvrir leur poitrine.

*\
**

A Java, d'après Racinet, l'étiquette ordonnait jadis aux femmes qui se présentaient à la cour d'avoir, comme les courtisanes, le torse nu.

Dans l'Inde, disent les lettres de Lazare Popi, cité par Ferraris, les femmes de la caste Tchégoï, ainsi que celle de Najer, ne peuvent paraître avec le sein couvert en présence des per-

(1) *Le Correspondant médical.*

sonnes au-dessus d'elles. Cet usage est général au Malabar et dans tout le reste de la péninsule.

**

En Perse, au contraire, l'aspect de la nudité est d'un mauvais augure, et les règles de la bienséance défendent même aux artistes de dessiner des figures nues.

**

Dante, dans son *Purgatoire* (1), parle de l'impudicité des Florentines au XIIIe siècle :

O mon doux frère, que veux-tu que je dise ? Un âge futur m'apparaît, âge pour lequel l'heure présente ne sera pas très vieille ;

Age où les prédicateurs défendront en chaire aux impudiques Florentines d'étaler leurs mamelles.

Contre quelles femmes barbares ou quelles Sarrasines fut-on obligé d'évoquer des censures spirituelles ou d'autres lois, pour les forcer à se couvrir ?

Si elles savaient, ces dévergondées, le sort prochain dont le ciel les menace, elles auraient déjà la bouche ouverte pour hurler.

**

A Venise, assure Galliccioli (2), la sodomie, venue d'Orient, était si répandue au XVe siècle, que le gouvernement ordonna aux courtisanes de se tenir à leur fenêtre, « la gorge entièrement nue », pour attirer les hommes et les détourner du péché contre nature.

A la même époque, en Allemagne, les femmes sortaient en public la poitrine entièrement découverte (fig. 136), si l'on s'en rapporte aux dessins d'Albert Dürer (1471-1528), artiste qui résume tout le génie de sa patrie.

**

En Serbie, les femmes et les jeunes filles sont habillées plus que légèrement en raison de la chaleur du climat. Or, c'est de plus la coutume, lorsqu'un étranger arrive, que la fille de la

(1) Chant 23.
(2) T. VI.

maison vienne lui offrir, sur un plateau, un verre d'eau et un pot de confitures, dont il prend une cuillerée pour faire honneur à ses hôtes.

Un jour, dit Larousse, un voyageur, peu au fait de cet usage, et ébloui par la beauté des seins de la jeune fille qui offrait à ses regards

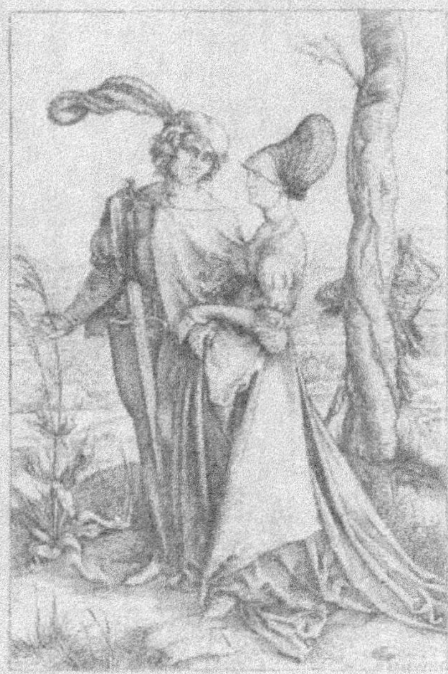

Fig. 134. — Le seigneur et la dame, 1471 (1).

ses attraits presque sans voile, resta un quart d'heure absorbé par cette contemplation et mangea tout le pot de confitures. La jeune beauté restait là, rougissante sous ses regards ardents, n'osant se retirer de peur d'impolitesse. Des Français qui ont séjourné longtemps dans le pays nous ont confirmé ce fait et nous ont aussi attesté le suivant.

Toutes sortes de fêtes sont prodiguées à l'étranger; quand on danse le colo, danse nationale, il est placé au milieu; toutes les femmes l'entourent comme d'une chaîne de fleurs, et il peut les contempler à

(1) *Histoire des Peintres. — Albert Dürer à Venise et dans les Pays-Bas.*

son aise ; il peut même, si l'envie lui en prend, s'approcher des plus belles et porter la main sur les trésors qu'on étale si libéralement à ses yeux. Loin de s'en fâcher, les pères, les frères et les maris sont très fiers de son approbation et de cet éloge peu équivoque donné à la beauté de leurs femmes.

.·.

Les Madrilènes, d'après Théophile Gautier, se promènent au Prado décolletées comme pour un bal, les bras nus et des fleurs à la tête. Mais ce que les Espagnoles évitent de montrer, c'est leur pied :

Elles veulent marcher par-dessus leurs robes, dit Mme d'Aulnay, dans son *Mémoire sur la cour d'Espagne*, afin qu'on ne puisse voir le pied, qui est la partie de leur corps qu'elles cachent le plus soigneusement. J'ai entendu dire qu'une dame, après qu'elle a eu toutes les complaisances possibles pour un cavalier, c'est en lui montrant son pied qu'elle lui confirme sa tendresse, et c'est ce qu'on appelle ici la dernière faveur.

.·.

Dans les pays septentrionaux, à Saint-Pétersbourg, à Christiania, les mondaines vont en soirée ou au théâtre, par les plus grands froids, avec des toilettes très décolletées ; et malgré leurs épaisses fourrures, elles courent le risque de graves refroidissements ; mais à défaut de charmes naturels, il faut bien montrer ses perles et ses diamants.

.·.

De même à Hambourg, raconte Théophile Gauthier, au cœur de l'hiver, de jeunes fillettes de la petite bourgeoisie, coiffées en cheveux, décolletées et les bras découverts, sortaient pour aller aux provisions.

Nous tremblions dans notre paletot de les voir si légèrement vêtues. Chose bizarre, les femmes du Nord échancrent leurs robes, vont les bras et la tête nus, tandis que les femmes du Midi se couvrent de vestes, de haïcks, de pelisses et de vêtements chauds !

.·.

L'aventure désagréable arrivée à la femme du savant Demps-

ter (1), pendant leur voyage de noces à Paris, donne à penser
que le décolletage était habituel en Écosse.

Il paraît en avoir été de même en Angleterre, si l'on s'en
réfère à la lettre adressée par Pavillon (1632-1705) à Mme Pel-
lisson, dont la fille voyageait dans cette partie de la Grande-
Bretagne :

Nous mènerons au premier jour votre fille à Windsor ; c'est un lieu
charmant où le bon roi Stuart tient maintenant cour plénière. Elle
prétend lui demander un don, qui est la reformation des tétons dans
toute l'étendue de son royaume, suivant le modèle qu'elle lui en pré-

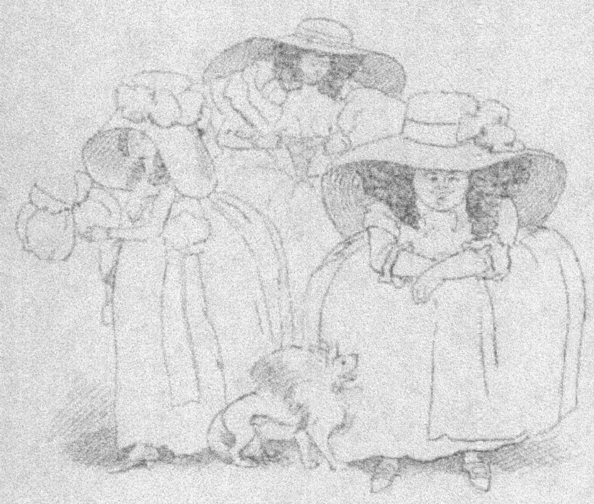

Fig. 137.

sentera elle-même. Vous saurez, madame, qu'en tous ces quartiers,
la plupart des tétons, sous prétexte qu'ils sont blancs comme neige,
n'ont point honte d'aller tout nuds dans les rues, et qui plus est, de
se baiser hardiment à la vue de tout le monde, sans crainte de Dieu
et des hommes. Les gens du pays pensent que cette réforme sera
facile à établir, parce que les tétons de ce territoire étant de leur
nature fort dociles, on peut aisément les réduire à en faire tout ce
qu'on voudra.

Au temple, à la ville, si l'on en croit certains documents

(1) V. p. 197.

figurés du XVIII° siècle, le décolletage était à l'ordre du jour.
Voyez plus haut (fig. 96) la gravure d'Hogarth (1697-1764),
représentant un clergyman en prière, qui lance un regard
de convoitise sur la poitrine opulente de sa voisine endormie.
Un autre humoriste, Rowlandson, dans la *The supplemental
Magazine*, plaisante la mode des grands chapeaux et des
tournures de 1786, et montre qu'à cette époque les femmes
portaient des corsages plus qu'entr'ouverts (fig. 137). N'est-ce
pas le cas de rappeler ce distique d'un poète moraliste :

> Mais vous, sages Anglais, qui méprisez nos goûts,
> Vous avez des folies tout aussi bien que nous.

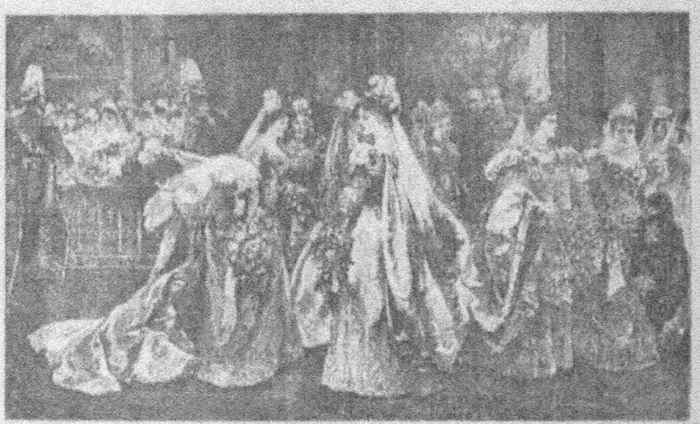

Fig. 138. — D'après le *Monde illustré*.

De nos jours, les mœurs anglaises sont moins relâchées et il
serait difficile de rencontrer dans les rues des *ladies* décolletées ;
mais en soirée et surtout à la cour, les robes ouvertes sont
obligatoires. « Madame Grande-Bretagne », comme les Anglais
appellent familièrement leur reine, donne facilement de l'air à
ses épaules, et pour ne pas se singulariser, elle exige que ses

dames d'honneur et toutes les *ladies* qui paraissent aux *drawings-rooms* du palais Buckingham (fig. 138) soient carrément décolletées.

La mode a envahi la bourgeoisie, au point que les clergymen, dignes émules des ecclésiastiques français du XVIIIᵉ siècle, ont condamné du haut de la chaire (1889) l'abus des nudités de gorge. L'un d'eux a même eu l'audace d'accuser la reine d'excitation à l'indécence.

.·.

Mais la reine d'Angleterre n'est pas la seule souveraine qui se soit décolletée à un âge avancé : une autre princesse, Marguerite, comtesse du Tyrol (1300-1366), a eu, paraît-il, cette faiblesse, d'autant moins justifiée qu'elle était fort laide : on l'avait surnommée *Maulstasche*, c'est-à-dire *Gueule de sac* (fig. 139). Ce portrait, que Champfleury regarde comme une caricature, figure au musée de Versailles, après avoir fait partie, sous Louis-Philippe, de la collection du château d'Eu.

Qu'on s'imagine, dit Champfleury, une guenon de foire, coiffée d'un bonnet du XIVᵉ siècle ; qu'on emprisonne ses mamelles plissées dans un justaucorps assez échancré pour qu'aucun détail ne soit perdu des rides des glandes mammaires, et qu'on écrive sous la cage d'un pareil monstre : *Marguerite à la grande gueule*, comtesse du Tyrol.

Pourquoi un bouton de rose dans le voisinage des seins ? Est-ce ironie de l'artiste ou prétention du modèle ?

.·.

En Amérique, cette patrie des *professional beauties*, la pudibonderie est élevée à la hauteur d'une institution : témoin les pantalons mis aux statues qui décorent Philadelphie et Baltimore (1) et l'obligation imposée à un sculpteur, par la municipalité de Chicago, de vêtir une Hébé destinée à une fontaine. Dans tous les États-Unis, on ne rencontrerait pas une statue entièrement nue.

Ainsi s'explique la campagne entreprise par plusieurs Améri-

(1) De Falloux, nommé président du jury d'une exposition de sculpture à Lyon, fit aussi, par respect pour la pudeur, cacher toutes les nudités avec des chemises.

caines (des maigres probablement) contre les robes décolletées.
Une d'elles a même écrit à Mme Cleveland pour la blâmer de

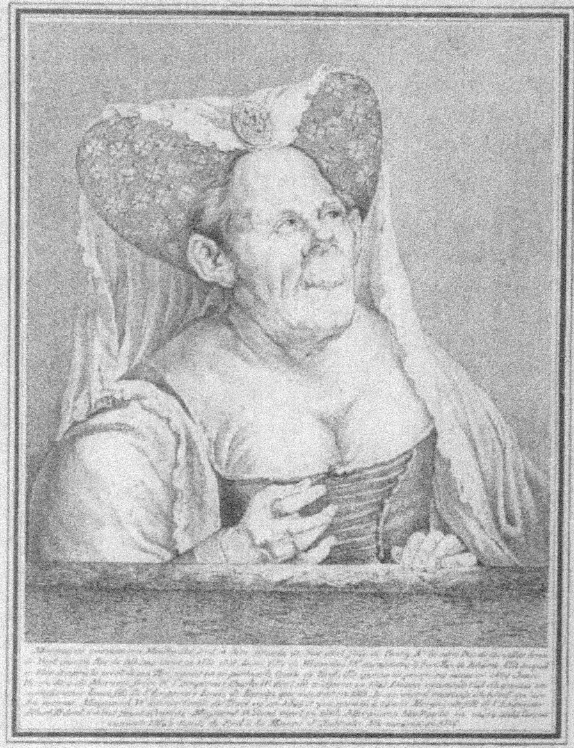

Fig. 139.

montrer ses épaules et « d'encourager l'immodestie dans le costume ».

M. Salvador a raconté l'incident en ces termes :

La sœur du président, qui n'avait pas cru devoir tenir compte des
lettres anonymes et des articles de journaux qui traitaient de la question des robes décolletées, vient de répondre cependant à Mme Élisa-

beth Cady Stanton, la présidente de l'Association pour les droits des femmes, qui lui avait posé, dans une lettre rendue publique, les questions suivantes :

Est-il raisonnable, de la part des nièces de l'oncle Sam, de s'habiller comme les demi-mondaines de Paris, lesquelles n'ont qu'un but — agir sur les passions des hommes ? Si elles tiennent absolument à exhiber une partie de leur corps, ne vaudrait-il pas mieux se couvrir les bras et les épaules, et garder les jambes nues (c'est le mot *limb*, — extrémité, dont se sert Mme S.), puisque là, au moins, il n'y a pas d'organes vitaux ?

Dans sa réponse, Mlle Cleveland repousse l'idée de montrer... ses extrémités, et préfère s'en tenir au « décolletage ». — « J'estime, dit-elle, qu'il y a une ligne de démarcation entre le col et la gorge, et qu'il appartient aux couturières de marquer cette ligne. »

Et voici toutes nos Américaines qui délibèrent sur ce point grave : Où est la ligne dont parle Mlle Cleveland ?

Il en est, comme Mme Stanton — dont le fils, par parenthèse, M. Théodore Stanton, est un de nos meilleurs confrères de la presse américaine de Paris — qui veulent faire monter les robes des jeunes misses jusqu'aux oreilles. D'autres prétendent que le buste, c'est-à-dire ce qui est compris entre la clavicule et le sternum, peut s'exhiber sans dépasser la fameuse ligne. Il y en a encore qui affirment que le corsage décolleté en pointe est « du bon côté » de la ligne, tandis que le corsage décolleté en carré, à l'anglaise, est tout simplement indécent — car si le premier vous montre de belles épaules, le carré ouvert attire votre attention sur... mais le voyageur a déjà compris.

Chacun, par exemple, est d'accord sur ce point, que la décence américaine exige (n'en déplaise à la belle Mme G.) que les bras soient couverts. Un corsage sans manches ne saurait être toléré dans aucun salon américain, et il faut encore que les manches soient fortement cousues au corsage.

C'est cependant d'Amérique que vient ce raffinement de coquetterie qui consiste à vacciner les filles, grandes ou petites, à la partie externe du mollet ou de la cuisse, pour que les cicatrices vaccinales n'enlaidissent pas la partie supérieure du bras, appelée à être décolletée.

∴

Nous rencontrons tout aussi bien, en dehors de l'Angleterre et de l'Amérique, quelques-uns de ces accès de pudeur, assez isolés cependant. Ainsi, d'après le *Figaro* de janvier 1889, à Lunebourg, en Allemagne, on a refusé l'entrée d'un bal à un volontaire de la marine, parce que le col ouvert de son uniforme pouvait choquer les dames.

D'autre part, en janvier 1892, le tribunal correctionnel de Vienne (Autriche) fit comparaître, pour offense à la pudeur, une artiste lyrique dont le décolletage avait paru inconvenant. Pour sa défense, l'artiste répondit que c'était tout accidentellement qu'elle avait laissé voir sa gorge : dans le feu du débit, un nœud de son corsage s'était indiscrétement défait ; le tribunal, à l'exemple des héliastes qui jugèrent Phryné, eut la courtoisie et la sagesse d'acquitter la prévenue.

En 1853, Mᵐᵉ Tesseyre, à Paris, montra plus de pruderie ou de prudence ; elle qualifia de trop décolleté un personnage des *Vins de France*, de Paul Sirandin, qu'elle avait à interpréter, refusa le rôle et par suite même résilia son engagement. Le cas est assez rare pour être noté et nous ne surprendrons personne en disant que cette artiste ne semble pas avoir fait école dans nos théâtres, où le mot « décolleté » ne serait plus aujourd'hui qu'un euphémisme : c'est « déshabillé » qu'il faudrait dire. Par exemple, dans la *Revue chaste* du Divan Japonais, on a beaucoup applaudi un duel à sensation entre deux jolies femmes, l'une brune, Mˡˡᵉ Cyclamen Daix ; l'autre blonde, Mˡˡᵉ Lise Dérieux.

Toutes les deux, écrit M. Francisque Sarcey dans le *Temps*, mettent habit bas, je veux dire corsage bas ; il ne reste qu'une chemisette qui tombe dans la chaleur de l'action ; chacune d'elles présente au fleuret de l'autre une poitrine parfaitement nue. Comme le beau est toujours chaste, ces poitrines n'ont paru offusquer personne. Mˡˡᵉ Cyclamen Daix est jeune, fort jolie et chante gentiment. Mˡˡᵉ Dérieux aurait *ex æquo* le premier prix de poitrine ; elle n'aurait que le second pour tout le reste.

CHAPITRE IV

Histoire du Corset.

I. — ANTIQUITÉ

Autrefois, pour soutenir les seins, les femmes se servaient de
bandes ou ceintures appelées, par les Hébreux, *phetegil*, ceinture
virginale des filles de Sion (1); par les Grecs, ἀναμασχάλιστρ
(fig. 141), ἀπόδεσμος (fig. 142), μίτρα, περίδεσμος, στηθόδεσμος (fig. 143),

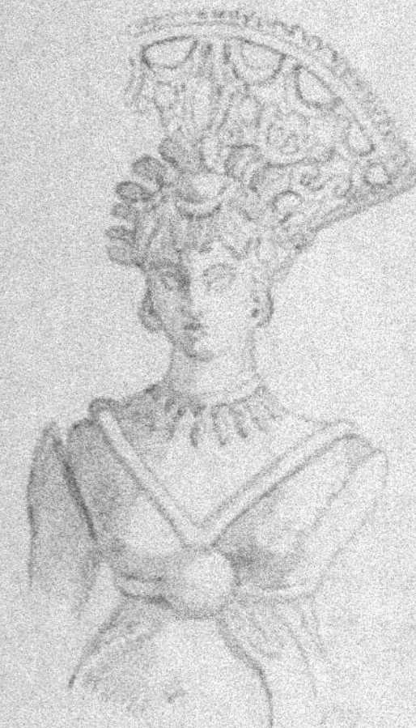

Fig. 141 (2).

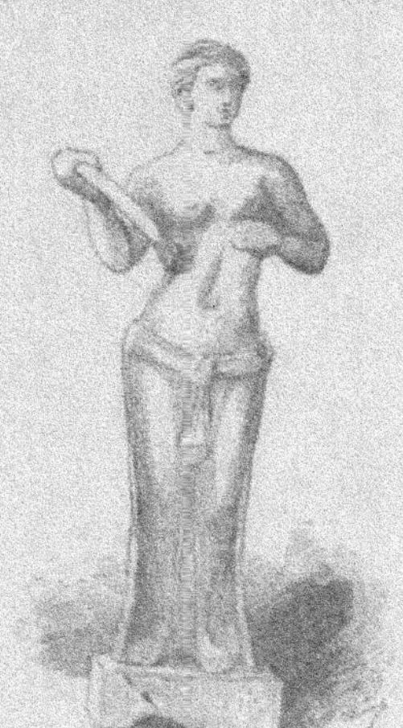

Fig. 142. — D'après une statue antique.

(1) Isaïe, chap. III.
(2) Cette figure représente une Vénus Aphrodite orientale portant l'anamaschalister,
signalé par Pollux dans l'*Onomasticon* (Musée du Louvre). Elle a été trouvée près
de Smyrne, dans la nécropole de Myrina. Voir aussi pl. 22 Stackelberg *Graeber der
Hellenen*, représentant une leçon de dame armée : deux fils attachés à la ceinture
par des boutons la soutiennent comme des bretelles.

ταινία, μαστόδετον, ταινίδιον; et par les Romains, *fascia pectoralis*

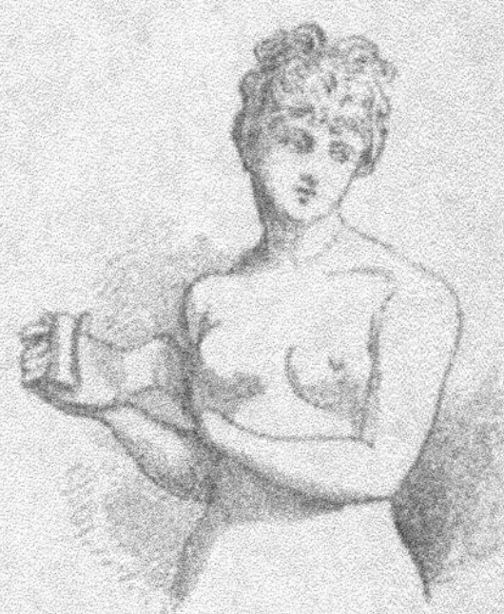

Fig. 143. — Stéthodesme, d'après une statuette du musée de Florence.

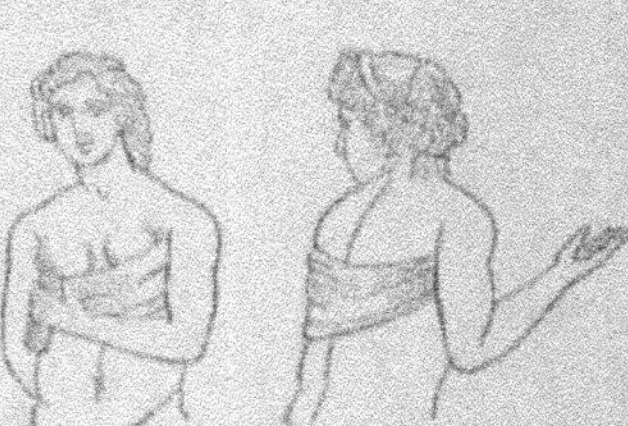

Fig. 144. — *Fascia mamillaris*, d'après une statue antique (1).

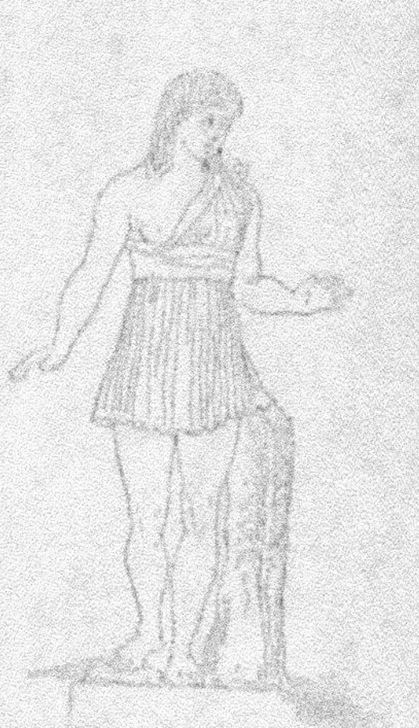

Fig. 145. — *Strophium*, d'après une statue antique, représentant une jeune Dorienne prête pour la course à pied.

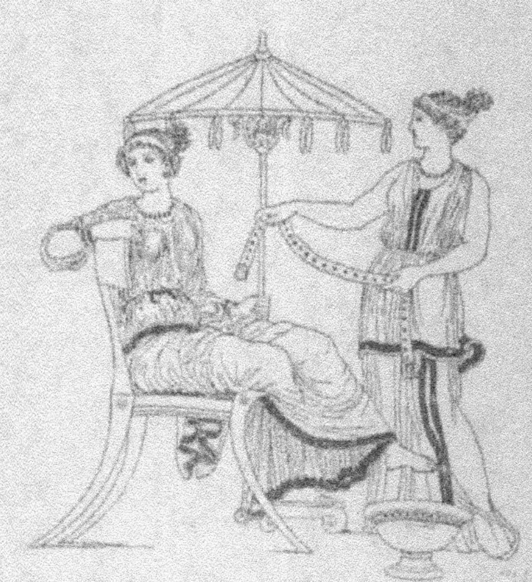

Fig. 146. — Servante présentant le *strophium*.

(1) V. CAMPANA. *Ant.*, *Opere in plastica*; reproduite par le *Dictionnaire des antiquités*.

(fig. 144, 147, 148), *fasciola* (saint Jérôme), *amictorium mamillare*, *tænia*, *strophium* (fig. 145, 146). Il y avait à Rome une classe de marchands de modes appelés *strophiarii*.

Les bandelettes pour les seins s'appliquaient directement sur la peau, tandis que la ζώνη, le στρόφιον, le *cingulum*, le *capitium*, aux couleurs voyantes, se portaient par-dessus la tunique intérieure, ou chemisette (1).

Avant de placer ce lien, la dame grecque, selon Nomachius,

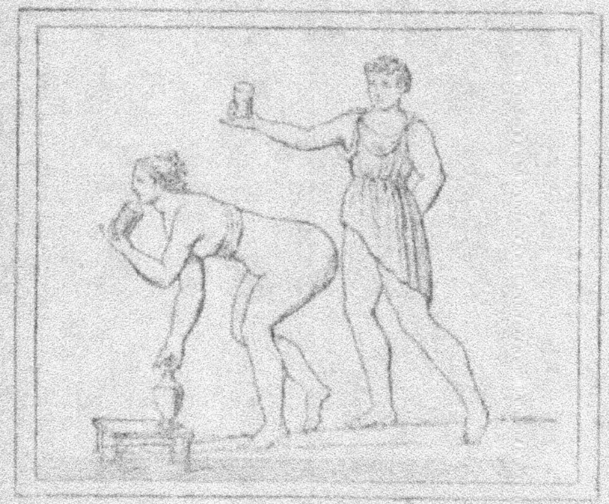

FIG. 147 (2).

se servait du pinceau pour donner du lustre au sein, en nuançant sa blancheur avec le pourpre de l'hyacinthe, avec le beau vert ou jaspe de l'Inde (3). On parait le sein de l'accouchée à l'aide de bandelettes travaillées dans les temples et qui, à cause de leur origine, avaient des vertus surnaturelles (4).

Ces bandes étaient quelquefois en étoffe de couleur : sur les

(1) DAREMBERG et SAGLIO, *Dictionnaire des antiquités grecques et romaines.* — FERRARI, *De re vestiaria.*

(2) Cette fresque, trouvée à Pompéi (1829), représente des funambules équilibristes sur deux cordes, remplissant de grands verres et les vidant ensuite sans en avoir répandu une seule goutte, pour donner une preuve de leur adresse. Ces histrions court vêtus, faisaient les délices de Néron et de Tibère. (*Musée d'Herculanum et de Pompéi.*)

(3) RACINET, *Histoire du costume.*

(4) TERTULLIEN, *De anima*, 39.

peintures de Pompéi (fig. 147, 148), elles sont vertes ou rouges. Ausone (IVe siècle), dans ses épigrammes, parle d'une *zona* orangée) :

Tunica turgentes redimebat zona papillas.

Diverses ceintures, comme le *cingulum*, la *zona*, concouraient, avec les bandes mamillaires, à amincir la taille. Un torse antique du musée de Cannes (fig. 149) donne à penser que

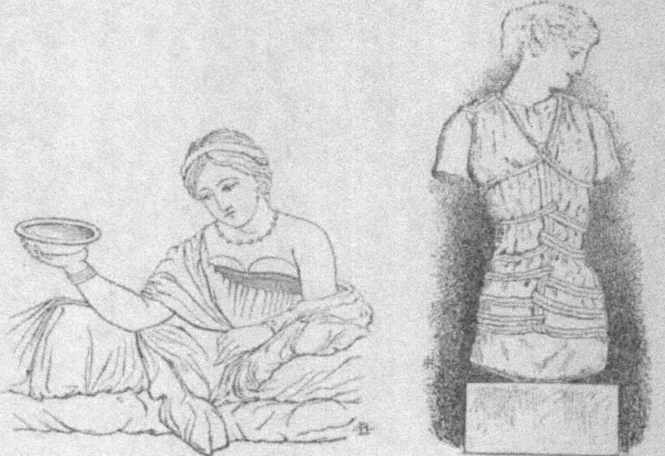

FIG. 148. — *Mamillare*, d'après une peinture de Pompéi, qui représente Sophoclabe.

FIG. 149. — Tirée du *Voyage au pays enchanté*.

les femmes du littoral se contentaient d'une simple corde enroulée autour du torse.

Autrefois, les artistes et même les littérateurs avaient une certaine tendance à affubler les divinités mythiques des modes de leur époque. Ces anachronismes volontaires sont de précieux documents pour l'histoire vestimentaire. Ainsi, dans un recueil des antiquités du cabinet Médicis, on peut voir la reproduction d'un camée antique figurant Vénus servie par les Grâces : le vêtement de la déesse, à demi découvert, laisse voir la bande qui entoure son corps au-dessous du sein.

A quelques statues antiques, dit Winckelmann, cette ceinture était aussi large qu'une sangle : telle est celle de la Muse colossale de la Chancellerie, à Rome, et celle de l'Aurore de l'arc de Constantin. La bacchante de la Villa Madama et la muse tragique,la grave Melpomène, portent aussi une large ceinture.

De même le chantre de l'*Iliade* donne à Vénus un *ceste*, une ceinture, sorte de talisman, recélant tous les charmes, qu'elle détache de son sein pour en parer Junon : « Prends et cache dans ton sein, lui dit-elle, ce *ceste* d'un merveilleux travail, qui renferme tous les attraits » (1).

Dans diverses épigrammes — (*Sur la statue de Julie, Sur la ceinture*) — Martial mentionne le *ceste*.

Les documents littéraires concernant l'usage des bandes mammaires chez les anciens, ne sont pas moins nombreux que les témoignages archéologiques.

Dans l'*Eunuchus*, Térence (194-158) nous révèle les confidences de Chérea à son affranchi Parménon, au sujet d'une beauté dont il était épris :

Ce n'est pas une fille comme les nôtres, que leurs mères obligent à se rabattre les épaules, à se sangler la poitrine, pour avoir une taille mince. Si quelqu'une est un peu plus solidement taillée, on dit qu'elle tourne à l'athlète, on lui rogne les vivres, et elles ont beau être nées avec une bonne constitution, on n'en fait pas moins d'elles, grâce à ce régime, de véritables roseaux. Aussi, comme on les aime !

Cette comédie étant imitée de Ménandre (342-290), la même critique s'adressait donc aux jeunes Grecques du IVᵉ siècle avant notre ère. A Rome, le compliment qui flattait le plus l'amour-propre d'une femme, était de comparer sa taille à un jonc : « *Es juncea.* » Nous disons aujourd'hui une taille de libellule, de cigale, de guêpe. Alfred de Vigny, dans *Stello*, écrit : « Sa taille, faite en guêpe, était à tenir dans la main d'une fille de douze ans. » Quant à la taille d'abeille, célébrée par *Don Pasquale* :

> Taille d'abeille et teint rosé
> Plus frais que la groseille.

(1) *Iliade*, XIV.

cette comparaison n'est pas des plus heureuses, car l'hyménoptère cité a la taille plutôt épaisse que déliée.

Mais laissons aux poètes la sottise de vanter les tailles artificielles « qui tiennent entre dix doigts », et protestons, au nom de l'esthétique et de l'hygiène, contre cette horrible déformation qui donne au corps de la femme l'aspect d'un sablier ; mieux vaut chanter avec Béranger :

> Moi, je crois que son corset
> Lui rend la taille moins fine.

Catulle (87-40), dans l'*Epithalame de Thétis et Pélée*, peint la douleur d'Ariadne qui, abandonnée sur son rocher de Naxos, ne prend plus soin de sa parure :

> *Non flavo retinens subtilem vertice mitram,*
> *Non contecta levi velatum pectus amictu,*
> *Non tereti strophio lactantes vincta papillas.*

> Sur l'or de ses cheveux, plus de léger bandeau ;
> Plus, sur son jeune sein, de modeste réseau,
> Plus de souple lien d'une gorge rebelle.

Ovide (63-18) engage les femmes, dans l'*Art d'aimer* (1), à réprimer avec la *fascia* une poitrine trop exubérante :

> *Inflatum circa fascia pectus eat.*

Ailleurs, il est vrai, le même poète s'oppose à la compression des seins volumineux :

> *Omne papilla,*
> *Pectus habeat tumida ; fascia nulla tegat*

> Ses tétons énormes
> Garnissent toute sa poitrine ; que nulle *fascia* ne les cache.

Cependant il place les *papillæ tumidæ*, les gorges exagérées, en première ligne des « Remèdes contre l'amour », et Martial (43-104) flétrit du nom de *mammosæ* celles qui sont atteintes de cette difformité. Ce poète conseille à une matrone, pourvue de trop d'appas, d'employer tout le dos d'un taureau à se comprimer la poitrine, car une simple bande de cuir (*pellis*) ne suffirait pas :

(1) Ch. III.

> *Taurino poteras pectus constringere tergo :*
> *Nam pellis mammas non capit ista tuas.*

Tu pourrais comprimer ta poitrine avec tout le dos d'un taureau,
Car une simple bande de cuir ne contiendrait pas tes mamelles.

Mais il permet à sa maîtresse l'usage de la *fascia* (1) :

> *Fascia crescentes dominæ compesce papillas,*
> *Ut sit quod capiat nostra tegatque manus.*

O *fascia*, comprime les tétons grossissants de ma maîtresse,
Que ma main puisse les prendre et les couvrir tout entiers.

Pétrone, mort en 66, parle aussi de la *fascia* dans son *Satyricon*.

L'épouse de l'empereur Claude, Messaline, en sensuelle raffinée, avait remplacé les bandelettes ordinaires par d'autres artifices plus favorables à ses charmes. Le jour, elle s'enveloppait le buste nu d'un linge de lin très fin et dès qu'elle était habillée, ses femmes lui retiraient cette sorte de chemisette qui, en remontant, obligeait la gorge à se déployer dans toute son ampleur. La nuit, quand elle sortait, sous le nom de Lycisca, pour satisfaire ses instincts dépravés, elle simplifiait sa toilette et, au dire de Juvénal (42-120), elle soutenait ses seins avec une résille d'or (2).

> *... Tunc, nuda papillis*
> *Constitit auratis...*
>
> ... Le sein nu
> Par un réseau doré seulement retenu...

d'après la traduction de Barré de Jallais, plus exacte que celle de Denys Chalfine, « advocat au Parlement de Paris », qui fait dire au poète satirique :

> Cette princesse alors se découvrant le sein,
> Paré de chaînes d'or pour un sale dessein...

Bien d'autres fragments d'auteurs anciens témoignent de l'usage des bandelettes mammaires, *fascia*, *tænia*, *zona* ou *strophium* :

Tacite (55-135) raconte l'histoire d'une courtisane, Epicharis,

---

(1) Epig. CXXXIV, liv. XIV.
(2) C'est ainsi que la représente une statue de Brunet. (Musée de Saint-Brieuc.) Messaline est couchée, nue, prête à se livrer au premier qui se présentera.

qui, pour échapper aux tortures de la question, à laquelle elle avait été soumise une première fois, s'étrangla avec la *fascia* « servant à lui soutenir la poitrine (1) ».

Dans Apulée, au deuxième siècle, il est fait mention du *tænia* :

Elle se déshabille entièrement, même elle enlève les bandes (*tæniæ*) qui emprisonnaient une gorge charmante (2).

Lucien (120-200), dans le *Dialogue des amours*, fait connaître l'emploi de la *zona*, lorsqu'il dit, à l'occasion des tuniques un peu trop transparentes de ses contemporaines :

Sous ce vêtement tout se voit mieux que le visage, excepté les seins, qui tomberaient en avant d'une manière difforme si la *zona* ne les retenait constamment captifs.

Ailleurs (3), cet écrivain indique un usage particulier du *strophium*, qui servait déjà, comme le fera plus tard le corset, de boîte aux lettres. De même Turpilius prête ces paroles à une jeune fille : « Qu'ai-je fait, malheureuse ! J'ai perdu en chemin ces tablettes que j'avais mises entre ma chemise et mon *strophium* » (*inter tuniculam et strophium*) (4).

Un passage d'Alexis d'Athènes nous apprend que les buses ne sont pas d'invention toute moderne :

A-t-elle trop peu de hanches? on lui en met de fausses qui la font passer aux yeux de tous pour une Callipyge. Son ventre est-il trop gros? au plastron qu'elle se met, comme les acteurs de la comédie, on adapte des supports rigides qui le resserrent et le repoussent en arrière.

Enfin Galien (132-201), dans son livre *Des causes des maladies*, signale le danger des *fasciæ* trop serrées :

Dans le but d'augmenter le volume des parties voisines des hanches et des flancs, par rapport au thorax, les nourrices (c'est-à-dire les domestiques) mettent aux jeunes filles des bandes (*fasciæ*), qu'elles serrent fortement sur les omoplates et tout autour de la poitrine, et comme la pression qui en résulte est souvent inégale, le thorax devient proéminent en avant, ou bien la région opposée, celle du

(1) *Annales*, liv. XV.
(2) *L'Ane d'or*, liv. X.
(3) *Dial. des Courtisanes*.
(4) *Ap. Non.* XIV.

rachis, devient gibbeuse... Une épaule est soulevée, tandis que l'autre est affaissée.

Mais Ovide conseille de corriger cette déviation « à l'aide de légers coussins qui rétablissent le niveau des omoplates » :

Conveniunt tenues scapulis analectides albis.

II. — LE CORSET EN FRANCE

Une vieille tradition veut qu'un boucher du XIIIᵉ siècle ait appliqué le corset pour la première fois à sa femme, comme instrument de torture, en punition de sa loquacité.

Ce barbare mari, fait observer *The Lancet*, ne trouva rien de meilleur que de la comprimer entre deux étaux qui l'empêchaient de reprendre souffle. D'autres maris suivirent bientôt ce terrible exemple et enfermèrent leurs femmes dans ces prisons portatives. Les femmes ne voulurent pas céder, s'habituèrent, par coup de tête et petit à petit, à leur *carcere*, le modifièrent, et d'une punition barbare, firent, par esprit de contradiction et pour se conformer aux lois de la mode, le corset actuel, que portent également, sans vouloir en reconnaître les inconvénients, grandes dames comme femmes du peuple.

Se non è vero è bene trovato. Quelle que soit son origine, le corset a subi des transformations caractéristiques aux différentes époques de notre histoire, et toujours en rapport avec celles du costume.

Carlovingiens. — Les tuniques flottantes des Gallo-Romaines devinrent des robes collantes, de véritables fourreaux, sous le règne de Charlemagne (768-814), et les corsages que, paraît-il, on cousait directement sur le corps, étaient si serrés qu'ils remplissaient l'office de corsets.

Sous Charles le Chauve, les ceintures prennent une certaine importance, mais contrairement à celles des Gallo-Romaines et des Mérovingiennes (1) qui serraient surtout la taille (2), les

(1) Quand Radegonde, femme de Clotaire Iᵉʳ, prit le voile, elle brisa sa riche ceinture d'or.

(2) Les femmes de l'époque mérovingienne, dit Quicherat, représentées sur les mosaïques, ont des tuniques étroites, presque sans plis, ceintes très haut sur la poitrine.

ceintures des Carlovingiennes passaient au-dessus des hanches ou de la taille et servaient plutôt d'ornement que d'appareil de constriction.

La princesse Irmentrude était très coquette et la reine Rachilde rivalisait avec elle. Elles portaient toutes deux d'énormes ceintures, garnies de plaques d'or et de pierreries, posées plus haut que la taille et retenues sur les épaules par des attelles d'or. Leur mère Judith, femme de Louis le Débonnaire, qui les avait mises à la mode, en avait une où le métal était si peu épargné qu'elle pesait au moins trois livres (1).

Jusqu'à l'apparition du véritable corset, les larges ceintures y suppléaient ; mais leur usage n'était pas constant ; les femmes les quittaient un moment pour les reprendre ensuite, suivant les exigences de la mode.

Capétiens. — Au XII⁰ siècle, « une tunique étroite » (2), lacée sur le côté ou par derrière, était indispensable pour réduire, selon le goût du jour, la poitrine aux proportions les plus minimes. L'auteur de la *Vie de sainte Thaïs*, qui vivait à cette époque, nous apprend que les Françaises étaient « si étroitement lacées qu'elles ne pouvoient plier leur corps ni leurs bras ». Cette pièce, ajustée sur le buste comme une cuirasse, se nommait *gipe* ou *gipon*, première forme du mot jupe. Ainsi, à l'origine et longtemps après (3), le *gipon* ou *jupon*, était un vêtement qui ne se portait que sur la partie supérieure du corps.

En Angleterre, l'ébauche du corset apparaît aussi dès le XII⁰ siècle, sous la forme de corsages lacés. Une caricature (fig. 150), reproduite par Thomas Wright (4), nous montre une femme sous la figure d'un démon (5), portant un costume à la

(1) C. MATTIO.

(2) Vers 1120, l'abbé Guibert, de Nogent, s'exprime ainsi : « Leurs vêtements sont bien loin de l'ancienne simplicité…, leurs *tuniques étroites…* tout enfin nous montre avec évidence l'oubli de toute décence. Une femme se croit parvenue au comble du malheur quand elle passe pour n'avoir point d'amant. » Et le sénateur Bérenger se plaint de la licence de nos mœurs !

(3) Dans une lettre de rémission de 1359, jupon est synonyme de corset ou garde-corps : « Ostèrent avec ce aus dictes femmes troys jupons appelez corsez. »

(4) *Histoire de la caricature*. Figure extraite d'un manuscrit du Musée Britannique.

(5) Les démons personnifiaient alors les vices de l'époque.

mode, avec les longues manches, dont l'une, beaucoup plus
longue que l'autre (1), est raccourcie, comme la robe, par un
nœud. Le corsage se moule étroitement sur la taille au moyen
d'un lacet.

La Française du XIIe siècle aimait se serrer au point que son
buste, emprisonné dans un corsage collant, était encore étranglé
à la taille par une ceinture rigide. Le *Roman de Parthenopeas*

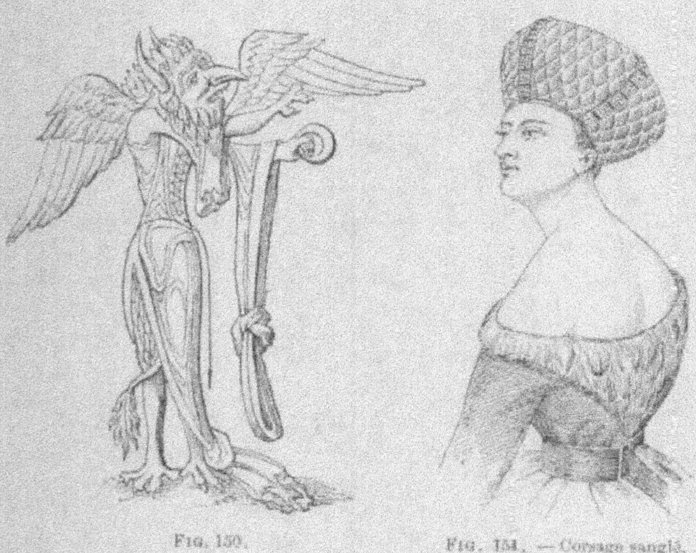

FIG. 150.

FIG. 151. — Corsage sanglé,
vers 1405. D'après un man.
de la Bib. Nat.

de Blois, écrit au déclin du XIIe siècle, parle des dames de qualité
occupées à leur toilette et recourant, comme de nos jours, aux
soins d'une camériste habile qui les aide à modeler les grâces
de leur buste ; nous traduisons, avec Quicherat, la langue du vieux
trouvère :

Les dames mettent beaucoup de temps à se parer. Elles sont

(1) En 1140, les Françaises portaient aussi des manches très longues d'origine byzan-
tine, qu'elles étaient obligées de nouer, comme on le voit sur une statue du portail
de la cathédrale de Chartres.

vêtues étroit avec des fuzeaux jusqu'aux hanches. Il faut qu'elles soient debout pour s'affubler et se serrer avec grâce. Elles tiennent devant elles la boucle et le pendant de leur ceinture, et font maints essais pour trouver une pose irréprochable. La grande affaire est de l'attacher… Comme celle-ci elle est trop haute ! comme celle-là elle est trop plate ! Voilà trop de découvert ; tu ne me serres pas assez. Ce pli prend mal. Il est trop lâche. Donne-moi ce miroir ; regarde par derrière pendant que je regarde par devant.

Vers le milieu du XIIe siècle, les femmes ne se contentent plus de se serrer la taille, elles lacent leur *bliaut*, ou robe de dessus, jusqu'au bas du ventre.

Au commencement du XIIIe siècle, les *cottes*, ou robes de dessous, serrées par une ceinture allongeant la taille, « la gorge, dit Viollet-le-Duc (1), était évidemment maintenue sous cet habit par un corset ».

C'est au milieu de ce siècle que, pour la première fois, il est fait mention du *corcet* ou garde-corps, commun aux deux sexes, par le sire de Joinville : « Madame Monsire est venue doncques saillit sus (arriva) la Royne, si comme elle feust effrée, et vesti un *corcet*. »

A la même époque, on portait des corsages collants jusqu'à la hauteur des seins, ainsi que l'indique l'effigie d'une élégante du temps, sculptée sur l'un des bas-reliefs de la porte méridionale de Notre-Dame. Le *Lai de Lanval* (2) confirme ce détail de toilette :

> Unques n'eut veues si beles
> Vestues, furent richement
> Et *laciés* estréitement
> De deux bliauts de purpre bis.

Un passage du *Lai de Gugemer*, de la même femme poète, dit encore :

> Il la retint entre ses bras
> De son bliaut trança les *laz*
> La ceinture voleil ovrir.

Le corsage des femmes qui allaitaient s'ouvrait sur les côtés,

---

(1) *Dict. du mobilier.*
(2) *Poésies* de Marie de France, XIIIe siècle.

comme on peut le voir dans le bas-relief de la Prédication de saint Étienne, portail méridional de Notre-Dame.

Valois. — Sous Charles V (1314-1380), les dames de la noblesse semblaient encore cousues en leur robe « trop estraintes ». D'après Challamel, la reine Jeanne de Bourbon inaugura l'usage d'une mante appelée *corset*, qui avait la forme d'une courte chasuble de prêtre, fendue sur le côté. La *mante* ou *mantille* n'avait donc du corset que le nom. Cette apellation s'adressait à des vêtements de coupe différente, mais qui tous servaient de corsages ajustés à l'aide d'un lacet. Ainsi le *Livre du chevalier de la Tour Landry*, du XIVe siècle, donne ce renseignement : « Ce furent celles (les dames anglaises) qui premierement admenèrent cest estat de Bretaigne des grans pourfilz et des *corsès* fendus es costez. »

Pendant toute la durée de ce siècle et la moitié du suivant, les corsets prennent plus d'ampleur, mais « toujours ajustés à la taille, dit Viollet-le-Duc, et munis de manches », ils sont de trois sortes : le corset de chambre, le corset de voyage ou de char et le corset à parer. Dans les comptes de 1387, on relève : « six paires de manches de six *corsès* pour madame la Royne ».

Vers 1390, les femmes portent la *sorquanie* (1), sorte de *surcot* lacé en arrière, emprisonnant la taille et moulé sur la poitrine.

> Car nule robe n'est si bele
> Que sorquanie à damoisele ;
> Fame est plus cointe et mignote
> En sorquanie qu'en cote.

Cette citation est tirée du *Roman de la Rose* (2).

Dès le début du XIVe siècle, le *surcot* ou *surcotte* fut généralement adopté par les femmes. Ce vêtement recouvrait la cotte ou la remplaçait à l'occasion, comme on peut l'inférer de ce passage d'une chanson attribuée à Guillaume de Machault :

> Quant on ot chanté tout à trait,
> Chascuns ala à son retrait,

---

(1) La *sorquenie* ou *sorquanie*, première forme de notre mot *souquenille*, était une façon de cotte décolletée, mais taillée par le haut, de manière à dessiner le buste, qui fut surtout au goût des galants. — Quicherat.

(2) Partie de Guillaume de Lorris, vers 1215.

> Qui dut son *corset* devestir,
> Pour le *sercot* ouvert vestir.

Les surcots évidés sur les côtés (fig. 113), constituaient, avec les corsets de drap d'or et de fourrure, le costume de cérémonie des très grandes dames. A ce titre, ils sont mentionnés dans les inventaires de l'époque et composent l'habillement d'un certain nombre de statues funéraires.

Le surcot, dit Racinet, c'est la robe sans ceinture au corsage lacé (fig. 152, 153), dont la large et longue ouverture laissait voir la chemise transparente se prolongeant jusqu'à la naissance du ventre, auquel on donnait le volume d'une grossesse de quelques mois, dans le genre de ce que plus tard on devait appeler le quart de terme, le demi-terme, etc., affectés au temps des grossesses de Marie-Antoinette et à la suite de la Terreur de 1793. Après la guerre de Cent ans (1337-1453), il s'agissait de repeupler la France, à laquelle il fallait des hommes, en un temps où les villes furent réduites à la protection des femmes, comme on le vit de Jeanne Hachette, à la tête des Beauvaisines défendant Beauvais contre les Bourguignons.

En 1377, les ventres s'affaissent un moment et sont remplacés par des poitrines et des tournures de contrebande, dont se gaussent les chansonniers de l'époque :

> Et ainsi ara la meschine
> Gresle corps, gros cul et poitrine
> Par l'ordonnance qu'elle y met
> De l'ouvrier qui s'en entremet (1).

Au commencement du XV° siècle, les jeunes femmes portent toujours le surcot lacé jusqu'au bas du ventre (fig. 152) ou la *houppelande* au corsage ajusté ; elles se sanglent aussi la taille avec des ceintures très larges, bouclées en arrière (fig. 151), faisant l'office d'un petit corset.

Avec le surcot ajusté des femmes nobles, dit Viollet-le-Duc, le corset était de rigueur, mais ce vêtement de dessous était alors monté, bordé d'acier et muni de la *coche*, sorte de busc de bois mince posé sur le devant du corset des femmes.

Cet auteur renvoie pour le mot *coche*, et pour la façon

____

(1) EUSTACHE DESCHAMPS : *le Miroer du mariaige.*

dont il l'interprète, à Villon, *Poésies*, p. 300, édition Jannet.
Mais il s'est très probablement mépris. *Coche*, dans ce passage
du *Franc Archer de Baignolet* :

> ... et puis je pris la lance
> Et la vous portoye sur la panse,
> Toujours troussé comme une *coche*.

ne signifie pas autre chose que la femelle du cochon, la truie.

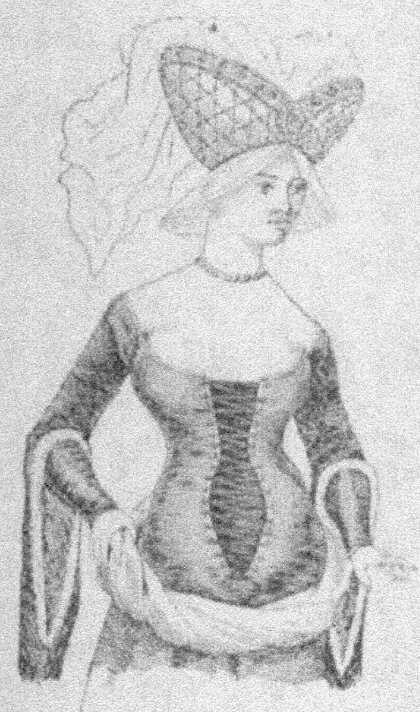

Fig. 152. — Corsage de 1415. D'après le
Livre des merveilles du monde.

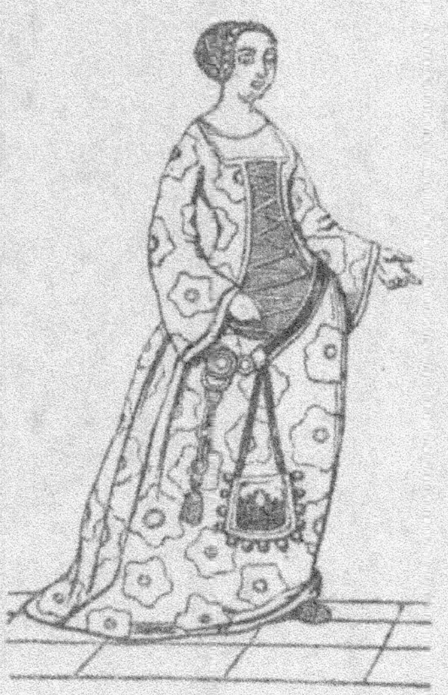

Fig. 153.

L'interprétation est difficile, car ce passage est obscur, mais on
ne voit pas qu'il puisse être question du véritable corset. Nous
retrouverons bientôt ce mot *coche* dans un extrait de Montaigne
pour désigner le busc ou la *planchette* du corset, sans doute
en raison des *coches* ou entailles que cette tige rigide faisait
à la peau.

A la fin du règne de Charles VI (1422), les tailles se raccourcissent, mais sont toujours emprisonnées dans une ceinture
chargée d'orfèvrerie.

Vers le milieu de ce siècle, en 1459, sous Charles VII, les élégantes adoptent une seconde ceinture, la *surceinte*, pour le vêtement de dessus, qui était la houppelande modifiée ou la *cotte hardie*, s'ouvrant en pointe sur la poitrine et dans le dos. Sauval (1), en établissant les comptes de la prévôté de Paris de cette époque, relève ce détail : la demoiselle Laurence de Villers « femme amoureuse » s'est constituée prisonnière pour avoir porté une ceinture et une *surceinte* « ferrées de boucle, mordant et clous d'argent doré » lesquelles furent en outre confisquées.

Nous savons que pendant les XIV⁰ et XV⁰ siècles, plusieurs édits royaux interdirent aux courtisanes et même aux bourgeoises le port de la ceinture brodée d'or, qui était pour les femmes de qualité une marque honorable. Cela ne voulait pas dire que toutes les dames qui s'en ceignaient la taille en étaient dignes ; de là une des origines possibles du dicton : « Bonne renommée vaux mieux que ceinture dorée » (2).

Parquoy, dit Estienne Pasquier, dans les *Recherches de la France*, celuy qui premièrement mit en avant ce proverbe, voulut tout autant dire, comme quand nous disons que *l'habit ne fait pas le moine*; qui est un proverbe ancien, dont usa autresfois Jean de Mehun, dans son Roman de la Roze.

Une vignette (fig. 153) et un passage du manuscrit d'Olivier de la Marche, le *Parement des dames d'honneur* (1491), nous montrent que, de son temps, le lacet du corsage, appelé par ce poète *corset* ou *cotte de chasteté*, « lye le corps »

Et cotte et pièce entre-tient fermement.

Il s'agissait de la *pièce* de l'estomac, destinée à couvrir l'échancrure du corset :

Une *pièce* fault à ma dame avoir,
De cramoisy le plus ardent qu'on fasse.

Olivier de la Marche, dans son poème, nous parle de la « pièce de bonne pensée », du « lacet de loyauté », de la « chemise d'honnêteté » et du « demi-ceint de magnanimité » :

---

(1) *Antiquités de la Ville de Paris.*
(2) V. page 187 pour les autres explications de ce proverbe.

> Le corset ou la cotte est en beau damas blanc,
> Dessus est la *pièce de bonne pensée*;
> ....
> La *pièce* couvre le cœur et foreille (comprise)
> Le beau du corps et les nobles parties,
> L'estomac tient en chaleur naturelle,
> Parfois se montre, parfois elle se cèle.

La « chemise d'honnêteté » était de la trame la plus fine. Sous Louis XI (1461-1483), se place en France l'importation des tissus de fil hollandais, d'une finesse et d'une blancheur merveilleuses ; les élégantes aimaient à montrer leurs chemises de toile de Hollande, et pour en découvrir le plus possible, les fentes des corsages et des jupes deviennent des fenêtres toutes grandes ouvertes.

D'aucunes, dépourvues de charmes naturels, y suppléaient en ajoutant à leurs chemises des poches « rembourrées » (1).

Le *demi-ceint* était une ceinture lâche qui descendait au-dessous des hanches ; Olivier de la Marche la décrit ainsi :

> Un *demi-ceint*, qui soit noir comme meure (mûre),
> Ma dame aura pour son gentil corps ceindre,
> Ferré tout d'or, du meilleur qui se trouve.
> ....
> Le *demi-ceint* ne doit le corps estreindre,
> Mais supporter le fais et soutenir
> Des mystères que dame doit porter.

Les jolies femmes d'alors se gardèrent bien de suivre les conseils d'Olivier de la Marche, et non contentes des agents ordinaires de constriction, c'est-à-dire des lacets, des ceintures et des surceintes, elles recoururent à des bandes de toile, renouvelées des *fasciæ* antiques, pour « estreindre » leur corps. Un passage du poème du *Champion des dames* en fait foi ; voici comment l'avocat du diable, Malebouche, autrement dit la Médisance, nous révèle les secrets d'une toilette sous Charles VIII (1483-1498) :

> Emilde prendez les clés, car là sera
> La poix dont arrachent leurs crins
> Et d'autres outils y aura
> Dont telle quelle se fera

(1) V, p. 24.

> La fausse femme pour mieux plaire,
> Ne vois-tu comme leurs front tendent ?
> Visages et poitrines paindent,
> Dressent leurs mamelles qui peindent,
> Ou à l'avantage se ceident
> *Drapeaux* entour elles estraindent,
> A faire apparoir les beaux reins ?

En 1514, dans son *Dialogue des amoureux*, Clément Marot trace le portrait d'une coquette du temps et parle, pour la première fois, de la robe qui a détrôné le surcot :

> Elle vous avait puis après
> Mancherons d'écarlate verte,
> *Robe* de pers, large et ouverte.
> Et au-dessous de la robe,
> Elle vous avoit un corset
> D'un fin bleu, lacé d'un lacet
> Jaune, qu'elle avoit faict exprès.

Avec François I** (1515-1547) apparaît la *basquine* ou *vasquine*, sorte de corsage en forme d'entonnoir, doublé d'une toille apprêtée ou garni de fils de laiton. En 1530, Rabelais (1) fait dire à Gargantua, en l'abbaye de Thélème :

Par dessus la chemise, elles vestoient la belle *casquine* de quelque beau camelot de soye ; sur icelle vestoient la vertugale (2) de taffetas blanc, rouge, gris... Au-dessus, la cotte de taffetas d'argent...

La basquine était munie, sur le devant, d'un *buste, busque* ou *buse* (3). Henri Estienne (1528-1598) nous apprend, dans son *Dialogue du nouveau langage italianisé*, que les dames donnaient ce nom « à un os de baleine (ou autre chose à faute de ceci) qu'elles mettent par-dessous leur poitrine, au beau milieu, pour se tenir plus droites ». Ce buse, d'abord en bois, était unique (4) ; on en confectionna, par la suite, en acier, en argent, en

---

(1) *Gargantua*, l. 1, VI.

(2) La *vertugade* ou *vertugale*, appelée plus tard le *vertugadin*, faisait par en bas le même effet que la basquine par en haut, mais en sens contraire, car elle était destinée à donner au vêtement, à partir de la ceinture, le maintien d'un entonnoir. Elle consistait en un jupon de gros canevas empesé, que les dames riches faisaient recouvrir de taffetas, et s'attachait par-dessus les pans de la basquine. (J. QUICHERAT. *Loc. cit.*)

(3) Du mot latin *buxeus*, qui signifie bois ; ou, d'après Littré, de l'italien *busto*, corps de jupe.

(4) De nos jours, le buse est double ; celui du côté droit est muni de quatre ou

ivoire ; puis on les couvrit d'ornements et le surcot s'échancra
pour les montrer. Un de ces buses, faisant partie de la collection
Jubinal, porte l'inscription suivante :

> Ai de madame ceste grace
> D'estre sur son sein longuement,
> D'où j'ouïs sospirer son amant,
> Qui voudroit bien tenir ma place.

En 1541, une ordonnance tente de supprimer les corsets ou du
moins d'en atténuer les effets. D'aucuns soutiennent la thèse
royale :

> Laissez ces vilaines basquines
> Qui vous font laides comme quines (singes) ;
> Vestez-vous comme prudes femmes,
> Sans plus porter ces busqs infâmes.

Une chanson de Guillaume Hyver, dont voici le refrain,
suffit à tout annihiler :

> La vertugale nous aurons
> Malgré eux et leur faulse envie,
> Et le busque au sein porterons
> N'est-ce pas usance jolye ?

Les prédicateurs tonnent et détonnent du haut de la chaire
contre les buses, « ces bricoles infâmes », et l'aumônier de la
reine, s'adressant aux dames de la cour, n'hésite pas à leur
dire que les femmes qui les revêtent portent le diable en croupe.

Il appartenait à Catherine de Médicis (1519-1589) d'importer
d'Italie les *corps* à buse et à baleines juxtaposées, que les princesses de l'époque ne tardèrent pas à adopter et qui donnaient
à leur taille une rigidité si pénible et si disgracieuse. Mais la
suprême élégance consistait à paraître mince et les plus riches
gorges étaient impitoyablement écrasées par le bois ou le fer. Les
corsets étaient alors de véritables cuirasses métalliques dont nos
musées ont conservé quelques curieux spécimens (fig. 154 à 156).

Sous Charles IX (1560-1574) apparaissent les *corps piqués*,

cinq agrafes qui se fixent aux boutons correspondants de la partie gauche. Le buse
de chaque côté comprend deux lamelles d'acier superposées, à la façon des ressorts
de voiture, qui lui donnent de la souplesse et de la solidité ; de là son nom d'*encuiras-
sable*. On ferme le corset par devant, en commençant par l'agrafe inférieure.

que le secrétaire de Lippomans, ambassadeur vénitien auprès
du roi de France, décrit ainsi :

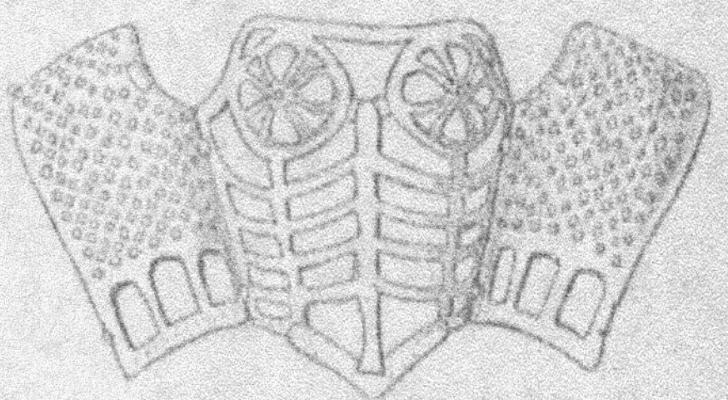

FIG. 154. — *Buste* du XVIe siècle, d'origine vénitienne.

Par-dessus la chemise, les femmes portent un buste ou corsage,
qu'elles appellent *corps piqué*, qui leur donne du maintien; il est
attaché par derrière, ce qui avantage la poitrine.

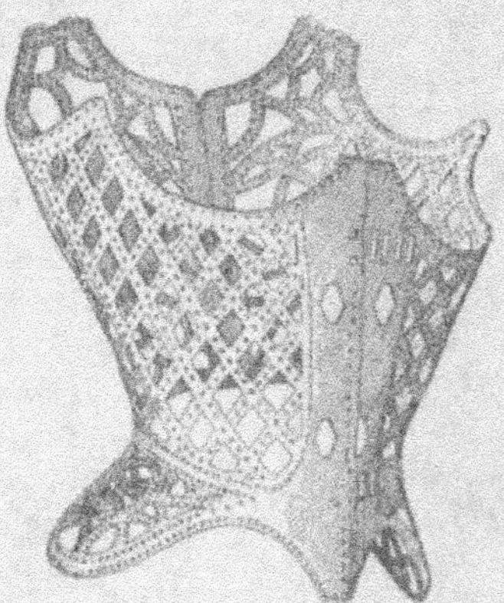

FIG. 155. — Corselet de fer, d'origine
flamande, du commencement du XVIe
siècle. (Musée de Cluny) (1).

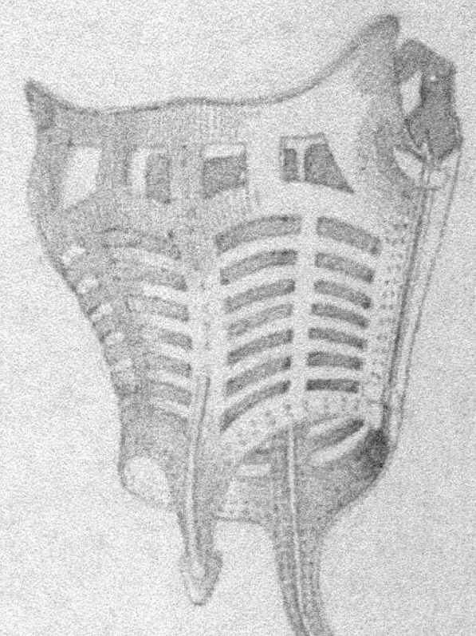

FIG. 156. — Corselet de fer. (Musée Car-
navalet.)

Ce « maintien », dans les portraits de l'époque (fig. 157), nous
semble aujourd'hui fort déplaisant.

(1) Les figures 155-157, 161-163, 167, 168 et 176 sont tirées du *Corset à travers
les âges*, de Léoty.

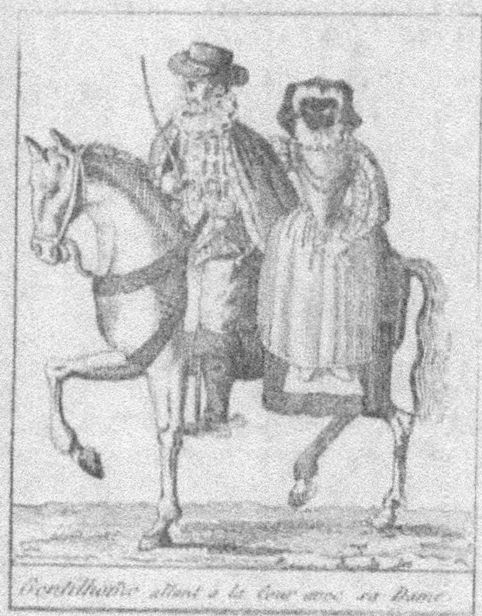

Fig. 157. — Gravure du XVIᵉ siècle.

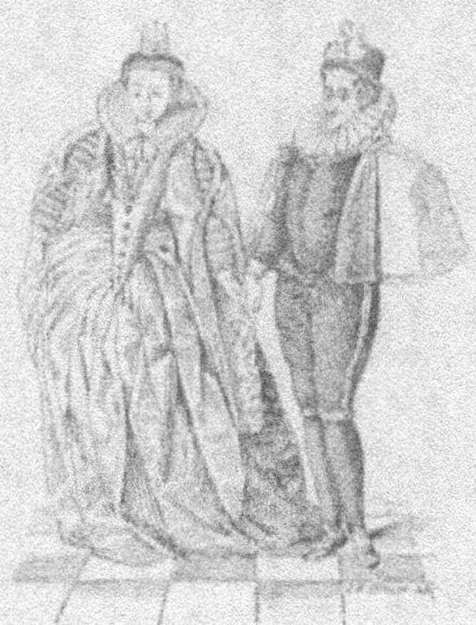

Fig. 158. — Marguerite de Vaudemont et Anne de Joyeuse ; groupe tiré du tableau du Louvre.

Michel de Montaigne (1533-1592) se garde bien de porter un jugement aussi favorable sur les corps piqués :

Le corset, écrit-il, était une espèce de gaîne qui emboîtait la poitrine depuis le dessous des seins jusqu'au défaut des côtes, et qui finissait en pointe sur le ventre... Pour faire un corps bien espagnolé (1), quelle gehenne les femmes ne souffrent-elles pas, guindées et sanglées avec de grosses coches (2) sur les costes jusqu'à la chair vive. Oui, quelquefois à en mourir. Et Ambroise Paré, qui avait vu sur la table de dissection de ces jolies personnes à fines tailles, lève le cuir et la chair et nous montre leurs costes chevauchant les unes par dessus les autres (3).

A l'époque de Henri III (1574-1589), les corps à baleine, comme les basquines, donnaient à la taille l'apparence d'un éteignoir renversé, tandis que la vertugale faisait « baller » les cotillons des robes de manière à figurer un tambour. « Outrageusement serrés à la taille, dit Quicherat, au-dessous de laquelle le devant du corsage descendait en pointe, les corps à baleine produisaient un effet qu'Henri Estienne appelait «l'espoitrinement des femmes ». Le Musée du Louvre nous offre un spécimen de ces modes dans le tableau des *Noces de Joyeuse* et de Marguerite de Vaudemont, sœur de la reine (fig. 158). Noces fameuses que celles de ce mignon ! On y dépensa, rien qu'en toilette, plus de douze cent mille écus, ce qui, en tenant compte de la valeur relative des monnaies, représente à peu près quatorze millions d'aujourd'hui (4). En présence d'une telle prodigalité, on comprend l'utilité des édits somptuaires; mais il n'y a pas de lois qui s'exécutent moins que ces sortes d'édits. D'ailleurs la loi n'était pas la même pour tous : les princes et la cour n'étaient pas tenus de s'y soumettre :

> Il semble que l'on fait mépris
> Et des Arrets et des Edits ;
> C'est à la Cour, quoy qu'on en die,
> Qu'appartient cette braverie.

(1) Fin comme celui d'une Espagnole.
(2) Entailles. V. page 261.
(3) *Essais*, liv. I, chap. XL.
(4) D'Aubigné énumère soixante et onze couleurs différentes des vertugades ; nous soulignons les plus curieuses : ventre de biche ou de nonnain, face grattée, fleur mourante, merdoie, singe mourant, veuve réjouie, constipé, trépassé, rêveur, Espagnol malade, Espagnol mourant, couleur de baise-moi ma mignonne, couleur de péché mortel, de désirs amoureux, de râcleur de cheminée, etc.

Que les roys commencent à quitter ces dépenses, disait Montaigne, ce sera fait en un mois sans édit et sans ordonnance : nous irons tous après. La loy devrait dire au rebours que les cramoisis, les pierreries et l'orfèvrerie sont défendus à toute espèce de gens, sauf aux basteleurs et aux courtisans.

Dynastie des Bourbons. — Sous Henri IV (1589-1610), le corset devient grotesque : moins serré à la taille mais fortement busqué par le bas, il reçut le nom de *pause* ou *panseron*. A l'homme, qui le portait également, il donnait l'air d'un Polichinelle, et, à la femme, l'aspect dit « intéressant ». C'était Henri III qui avait inauguré ce ridicule ajustement du buste.

La vertugade est toujours de mode ; elle fait bouffer « en coupole » les jupes sur un large cerceau suspendu autour de la taille, comme plus tard le fera la crinoline du second Empire. Quant au corsage, il était plus serré que jamais et « faisait l'effet, dit Quicherat, d'un cône tenu en équilibre sur sa pointe ».

Au début du XVIIᵉ siècle, les *corps* ne suffirent plus pour comprimer la taille ; on y ajoute des sangles, si l'on en croit un passage de *la Descouverte du style impudique des courtisanes de Normandie, envoyé pour estrennes à celles de Paris* (1618) :

> Puis nous livrant l'assaut, vous laschiez vos boutons,
> Afin de nous monstrer vos estranguez tétons,
> Que vous faites enfler au moyen d'une sangle.

Le Vert Galant, dont la sévérité de mœurs n'était pas irréprochable, publia plusieurs édits somptuaires (1598, 1601, 1608) et ramena en France la simplicité et le bon goût. « Mes prédécesseurs, disait-il, vous ont donné des paroles, mais moi, avec ma jaquette grise, je vous donnerai des effets. Je suis tout gris au dehors, mais tout d'or au dedans. »

Est-ce à dire qu'on en finit d'un seul coup avec le vertugadin, si cher à Catherine de Médicis ? Une simple anecdote, rappelée par M. Léoty (1), nous prouvera qu'il ne fut pas si facile d'en triompher, même après la mort du roi de Navarre.

En 1619, le Parlement d'Aix rendit obligatoire, par un arrêté, toutes les ordonnances antérieures contre l'emploi de cet attribut

(1) *Loc. cit.*

disgracieux. Force fut aux femmes d'obéir à la loi ; cependant la
dame de Lacépède, veuve du sieur de la Coste, osa affronter les
foudres de la justice. Citée à comparaître devant le Tribunal, elle se
présenta à la barre dans sa tenue habituelle et déclara à la Cour que,
sur l'honneur, cette exagération de formes n'avait rien que de très
naturel. L'affaire était difficile à juger. Après une longue délibéra-
tion, ces messieurs de la Cour déclarèrent qu'il n'y avait pas lieu de
procéder à plus ample vérification et renvoyèrent la dame des fins
de la poursuite.

Avec le cardinal de Richelieu (1585-1642), le costume féminin
s'améliore ; les corsages se desserrent ; rien de plus gracieux

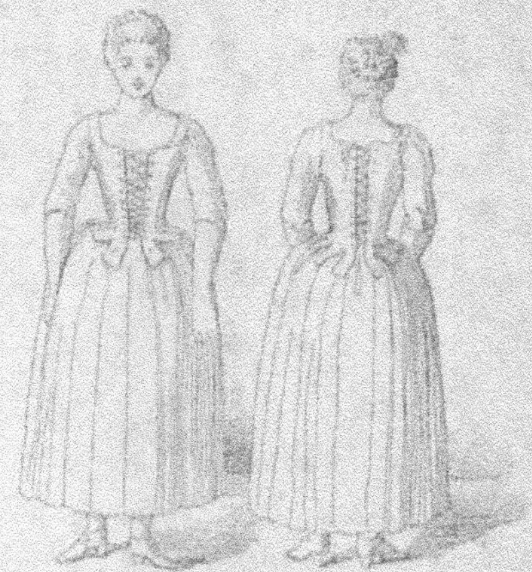

FIG. 159. — Femme revêtue d'un corps. (Tirée de l'*Art du Tailleur de corps de
femmes et d'enfants.*)

que la coupe de « la robe à la commodité ». La jupe apparaît avec
la désignation que nous lui donnons aujourd'hui.

Sous Louis XIV (1643-1715), les robes fermées, *justes-au-
corps*, réapparaissent. Le *juste-au-corps* est une sorte de corsage finissant en pointe, bombé à partir du creux de l'estomac, au
moyen de baleines, et cambré par un busc, sur le ventre.

De plus, on ne se contentait pas de faire porter aux jeunes
filles des *corps* bien roides (1), lacés devant et derrière (fig. 159)

(1) Le 6 mai 1676, Mme de Sévigné écrit : « Il faut lui mettre un petit *corps*

on leur infligeait un collier de fer recouvert de velours noir, sorte de minerve chirurgicale, pour redresser la tête. Il fallait, en effet, une certaine résistance à ces *corps* qui étaient appelés à supporter les trois jupes des femmes : celle de dessus, la *modeste* ; celle de dessous, la *secrète* ; celle du milieu, la *friponne*.

Avec Mme de Montespan (1641-1707), le corset tend à disparaître ; les robes *battantes* (fig. 160), imaginées par la favorite

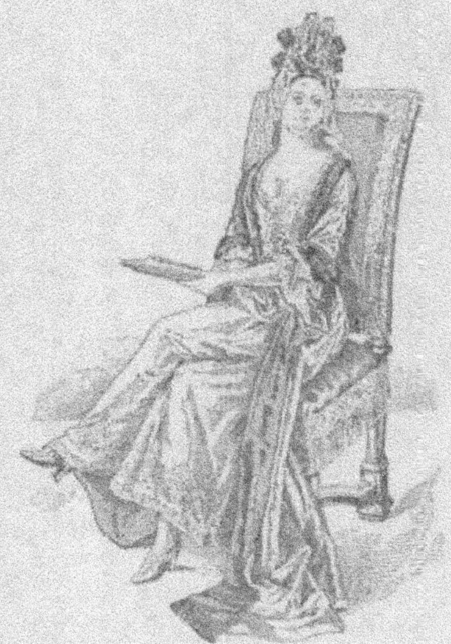

Fig. 160. — Robe battante.

royale pour dissimuler ses nombreuses grossesses, deviennent à la mode. Elles étaient dénuées de ceinture et flottaient sur le corps ; de là leur autre nom de *flottantes*. On leur donnait encore l'appellation euphémique d'*innocentes*. Boursault en parle dans sa comédie des *Mots à la mode* (1694) :

un peu dur, qui lui tienne la taille. « Toutes les mères, encore aujourd'hui, pensent qu'il est bon de faire porter de bonne heure à leurs filles un corset pour « former » la taille.

> Une robe de chambre étalée amplement
> Qui n'a point de ceinture et va nonchalamment,
> Pour certain air d'enfant qu'elle donne au visage,
> Est nommée *innocente* et c'est d'un bel usage.

Mais dès que la Montespan fut en disgrâce, le corset réapparut ; Mme de Maintenon (1635-1719) n'avait pas les mêmes raisons de le prendre en grippe.

Le corset jusque-là fermé s'ouvrit, et, en raison de cette ouverture, reçut le nom de *gourgandine*. Boursault mentionne le fait dans la même comédie :

> Enfin la *gourgandine* est un riche corset
> Entr'ouvert par devant à l'aide d'un lacet ;
> Et comme il rend la taille et plus belle et plus fine,
> On a cru lui devoir le nom de *gourgandine*.

Celle-ci supportait divers accessoires : en bas et en arrière, la *criarde*, tournure qui faisait gonfler la jupe ; comme elle était en toile gommée, elle produisait un certain bruit au moindre frôlement, d'où son nom. En haut et en avant, on y adaptait des ornements, au nom provocateur :

> Un beau nœud de brillant, dont le sein est saisi,
> S'appelle un *boute-en-train* ou bien un *tâtez-y*.

Plus tard, vers 1716 ou 1718, le corsage, en s'entr'ouvrant, laissait voir les nœuds de rubans du corset, disposés en échelle.

Jusqu'au 7 septembre 1675, les *tailleurs de corps* (fig. 161) avaient eu seuls le privilège « de confectionner toutes les pièces ajustées de l'habillement féminin », usage qui permettait parfois aux galants de s'introduire auprès de leurs belles, sous le fallacieux prétexte de prendre la mesure d'un corset. Mais à cette date, le Parlement autorisa les couturières à former une corporation et à leur faire concurrence.

Ayant considéré, dit Louis XIV, qu'il était assez dans bienséance et convenable à la pudeur et à la modestie des femmes et filles, de leur permettre de se faire habiller par des personnes de leur sexe lorsqu'elles le jugeront à propos...

Considérant qui n'empêchera pas la reine Marie-Thérèse de prendre Garda Bandelet pour corsetier.

La corporation des tailleurs ou couturiers ne fut organisée

qu'en 1402 (1), mais dès le XIIIe siècle, ils existaient déjà sous

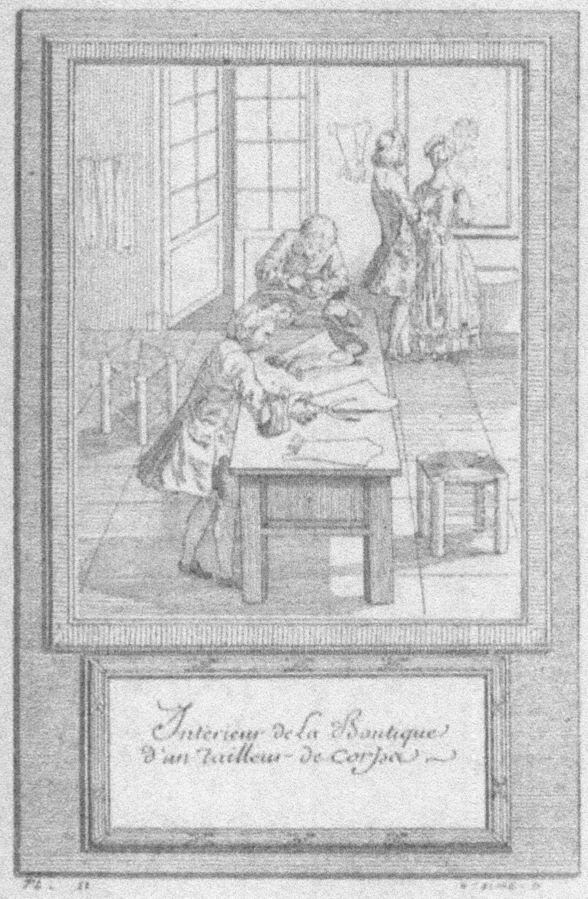

Fig. 161. — Tirée de l'Art du tailleur de corps de femmes et d'enfants.

(1) En 1494, OLIVIER DE LA MARCHE en fait mention dans le Parement des
dames:

> Ung cousturier nous convient rencontrer
> Pour cotté simple tailler à ma princesse.

le nom de « coupeurs de robes », *robarum scisores*, et fournis-
saient sur mesure tous les vêtements, depuis la chemise jusqu'au
manteau. Sous Henri II, les valets tailleurs ajustaient aussi les
chemises et les caleçons des maîtresses des gentilshommes, et
ceux-ci regardaient d'un œil jaloux ces industriels favorisés.
« Est-il possible que cest homme ait esté mon rival ? » disait un
prince en montrant le maître habilleur de sa femme ; et il ajoutait

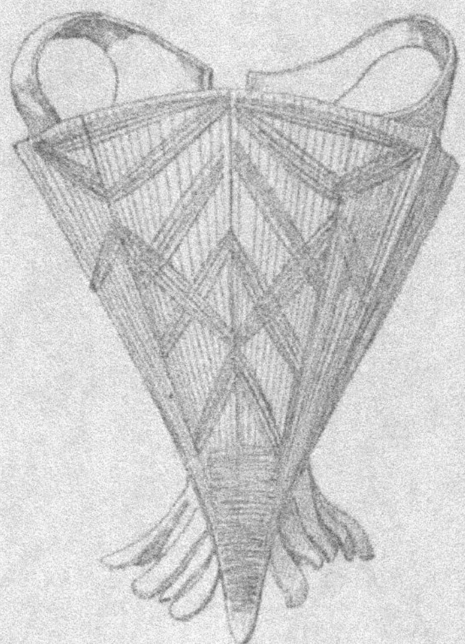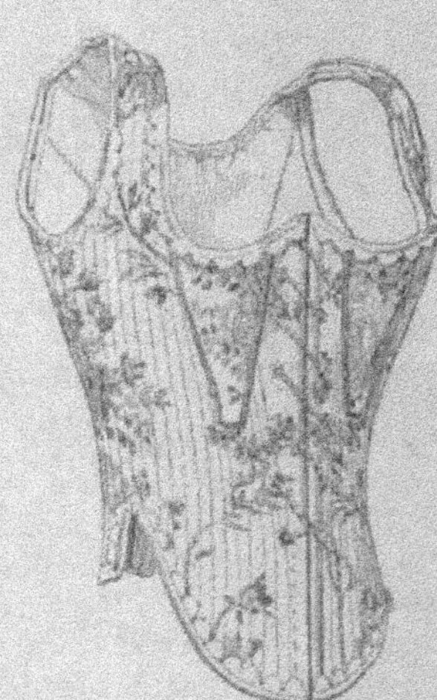

FIG. 162. — Corset du XVIIIe siècle.
(Musée de Cluny.)

FIG. 163. — Corset de nourrice du
XVIIIe siècle. (Collection Léoty.)

avec philosophie : « Oui, je le crois, car osté ma grandeur, il
m'emporte d'ailleurs (1). »

Quant à la fabrication des corps par les tailleurs, elle ne
remonte guère qu'à une douzaine d'années avant le privilège
de 1675.

Aucuns ouvriers, écrit Furetière, y font profession d'un art nouveau d'ajusteurs de gorges, se faisant fort d'empêcher grosses gorges
de trop paraître et de donner du relief aux imperceptibles (2).

(1) HENRI BOUCHOT, *Les femmes de Brantôme*.
(2) *La Nouvelle histoire du temps ou relation véritable du royaume de coquetterie* (1663).

L'installation des corsetières eut pour conséquence de rendre
les corsets plus élégants (fig. 162-164) et plus légers. Le

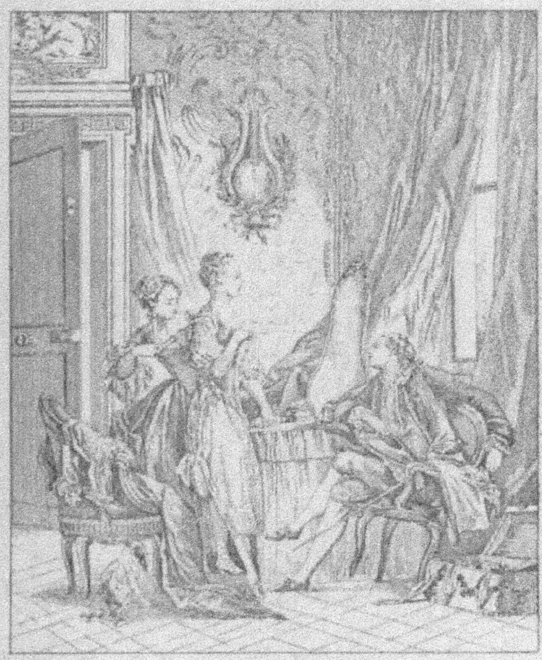

Fig. 164. — Un cabinet de toilette, vers 1760, par Baudoin (1).

(1) Voici les commentaires que cette scène de mœurs suggère à Racinet :
« La jeune femme se fait habiller pour la sortie ou le dîner ; on dînait alors à
quatre heures ; l'aiguille du cartel en marque trois ; une fille de chambre ajuste le
corps échancré, serré des deux côtés, lacé dans le dos. La dame, qui se contemple
dans l'éclat de son décolleté, est une créature de formes élégantes ; l'opulence de
son buste est un adroit mensonge, car cette femme n'a pas plus les soins de la maternité que ne les avait naturellement la Pompadour. Son allure est dégagée, décidée,
cavalière ; familière avec les recommandations du *livre à la mode*, cette poupée
connaît les *rengorgements d'ostentation*, les œillades, les morsures des lèvres, les
grimaces et les airs mutins... Le corsage est long de ceux qui, avec l'ample panier
(encore sous le rideau du porte-manteau), donnaient au corps fluet l'aspect d'un
« oranger en caisse »... La chemise est assez courte ; cette exiguïté n'est pas faite
pour contrarier les indiscrétions causées par les mouvements du panier ; nous
avouons toutefois avoir peine à admettre, avec M. Quicherat, que l'accident produit

chevalier Nisard, vers 1727, heureux de l'effondrement des paniers, fait l'éloge du nouveau corset :

> Est-il rien plus beau qu'un corset
> Qui naturellement figure
> Et qui montre comme on est fait
> Dans le monde de la nature ?

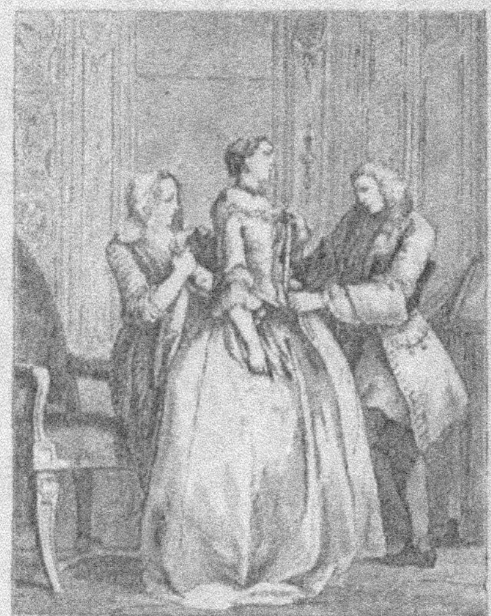

FIG. 165. — *Le tailleur pour femme*, de Cochin fils (1737) (1).

par le lacet accrochant la jupe soit le résultat d'une préméditation ayant pour but d'augmenter les chances de l'indiscrétion. Il nous semble que la version donnée par MM. de Goncourt, ne voyant là qu'un jeu d'artiste, est plus proche de la vérité »

Plusieurs artistes ont visé au même effet plaisant, en faisant relever un coin de la chemise à l'aide du lacet tiré par un chat. (V. aux Estampes Qa, 38 x, *Mœurs sous Louis-Philippe*, 2e vol.).

(1) Cette estampe, selon la coutume du temps, est accompagnée du huitain suivant :

> Que ton métier est gracieux !
> Tailleur, que je te porte envie !
> Tu peux des appas de Sylvie
> Librement contenter tes yeux.
> Je supporterais sans murmure
> Les maux qu'elle me fait souffrir,
> Si j'étais sûr de parvenir
> A prendre à mon gré sa mesure.

P. LACROIX, dans ses *Institutions et coutumes du XVIIIe siècle*, attribue, par erreur, cette gravure à Watteau.

Malgré leurs transformations, les *corps* étaient encore trop rigides et descendaient très bas. C'est à leur compression sur les organes respiratoires et digestifs qu'il faut attribuer les «vapeurs», si communes au siècle dernier.

Tout le siècle, dit de Goncourt, s'est élevé contre cette mode du *corps* que les femmes ne veulent pas abandonner à aucun prix. C'est une

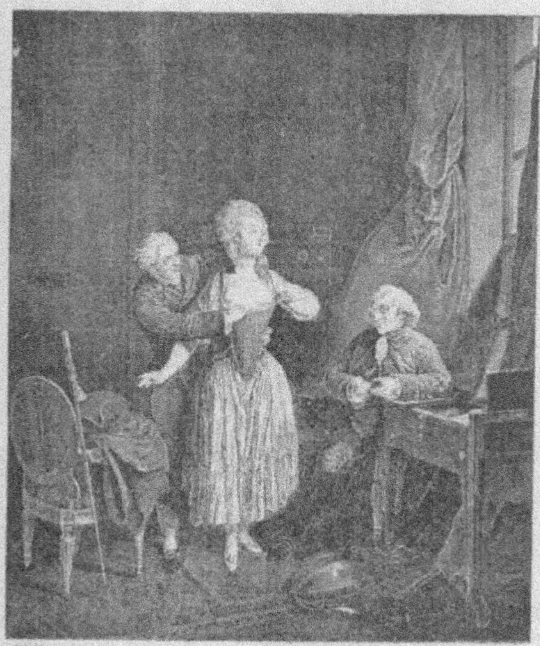

Fig. 106. — *L'Essai du corset*, de P.-A. Wille (1748-1815).

véritable croisade, depuis les remarques de l'*Arétin moderne* jusqu'aux observations de l'anatomiste Winslow, depuis les objurgations du bonhomme Metra, jusqu'à l'*Avis* de Reisser *sur les corps baleinés*, jusqu'aux plaintes du chevalier de Jaucourt, dans l'Encyclopédie. Pendant tout le siècle, on attaque le *corps*, on le fait responsable de la mort d'un grand nombre d'enfants, de la mort de la duchesse de Mazarin. Les corps les plus à la mode étaient les corps à la

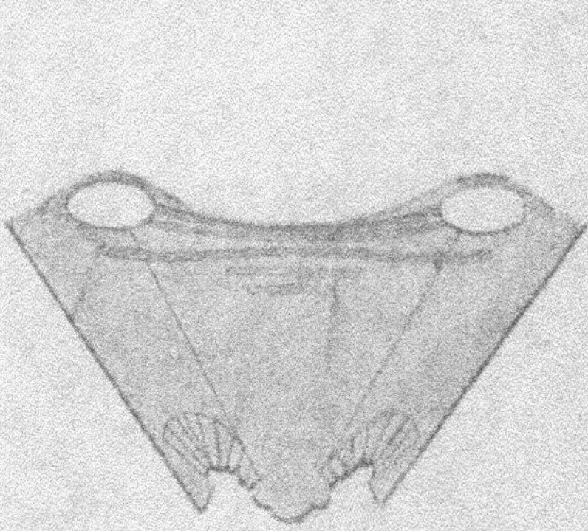

FIG. 167. — Corps vu de face intérieurement, pour montrer la disposition des baleines de dressage. (*Encyclopédie* de Diderot.)

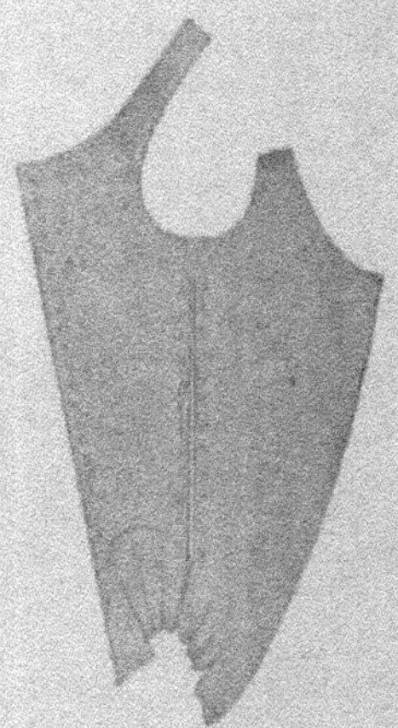

FIG. 168. — Corps pour les femmes enceintes, se laçant sur les deux côtés. (*Encyclopédie* de Diderot.)

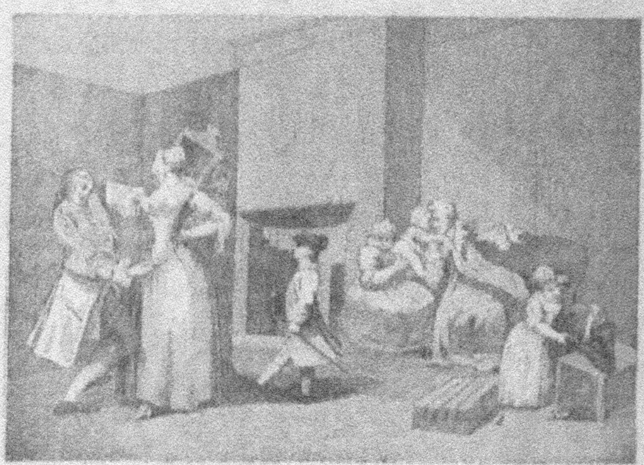

FIG. 169. — The Staymaker (le faiseur de corps à baleines, 1742) [1].

(1) Le faiseur de corps à baleine paraît prendre quelques libertés de sa profession,

grecque, d'abord à cause de leur nom, puis pour leur bon marché, quoiqu'ils fussent très dangereux, parce que les baleines ne montaient qu'au-dessous de la gorge et pouvaient la blesser.

Cette campagne, à laquelle prirent part J.-J. Rousseau et Buffon, eut pour résultat de rendre les corsets plus flexibles, en

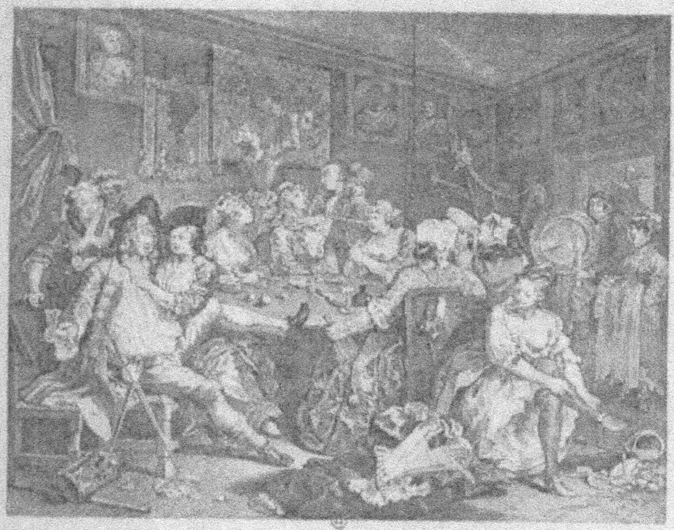

Fig. 170.

diminuant le nombre des baleines et la longueur du buse. « Les tailleurs de corps, dit l'abbé Joubert (1773), faisaient des corsets blancs sans baleines et à deux buses. » Les lingères imaginèrent les corsets de basin. « C'est aux corsets de basin, dit

Quicherat, que recoururent pour leurs enfants les personnes qui se piquaient de philosophie. »

Avant de quitter le XVIII° siècle, rappelons que les femmes de la pudique Albion confiaient aussi à des tailleurs le soin de confectionner leurs corsets, comme on le voit sur la gravure d'Hogarth (1696-1764) (fig. 169).

Une autre composition de cet humoriste (fig. 170), nous montre, sur le premier plan, un corset de courtisane ; il ne différait pas de ceux des Françaises d'alors.

En Autriche, l'empereur Joseph II (1765-1790), fils de Marie-Thérèse, essaya, sur les conseils de son médecin, d'interdire l'usage du corset dans ses États, par un décret applicable aux orphelinats, couvents et institutions de son empire. Pour le rendre odieux aux femmes honnêtes, il obligea les reprises de justice à le porter pendant toute la durée de leur peine. Rien n'y fit : le corset, abandonné un instant, reparut bientôt, au grand mécontentement du souverain.

République française (1792-1804). — La tempête révolutionnaire fit disparaître les costumes de l'ancien régime, et par suite les *corps* qui en constituaient la charpente principale.

Cependant, dit Bouvier, l'ancien corps ne périt pas tout entier. Son dérivé, et en quelque sorte son diminutif, le *corset*, lui fut substitué et, avec quelques minces baleines et le busc de devant, forma le vêtement encore en usage.

Il y eut le corset à la *paresseuse*, le corset à l'*humanité* ; le corset à *poulies*, renouvelé du corset à *combinaison*, inventé avant 1789 par la célèbre modiste Beaulard, pour dissimuler les grossesses (1). On employait aussi le corset *élastique* (fig. 173), ceinture d'apparence orthopédique, que l'on portait sur la chemise transparente.

Paul Lacroix raconte, dans les *Costumes historiques*, que, sous le règne du papier-monnaie, en France, on appelait *corset* (2)

(1) RACINET, *Histoire du costume*.
(2)   De quoi t'avises-tu de garder un poète ?
    Un *corset*, chaque jour, est le prix de tes soins.
          (DARU, *Épître à mon sans-culotte*.)

un assignat de cent sous, parce qu'il était signé *Corset* (fig. 171),

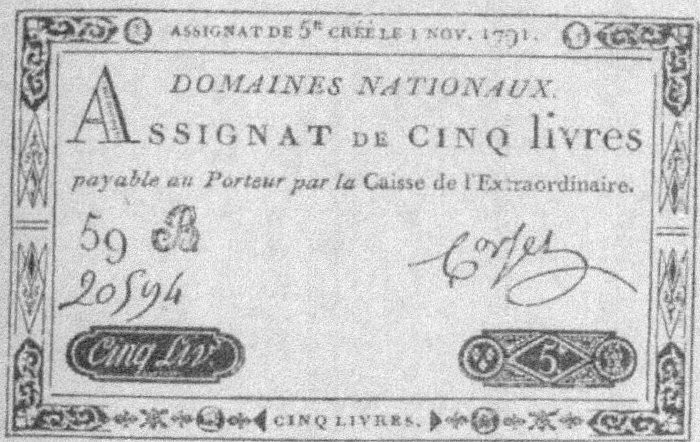

FIG. 171. — Fac-similé d'un assignat dit « Corset ».

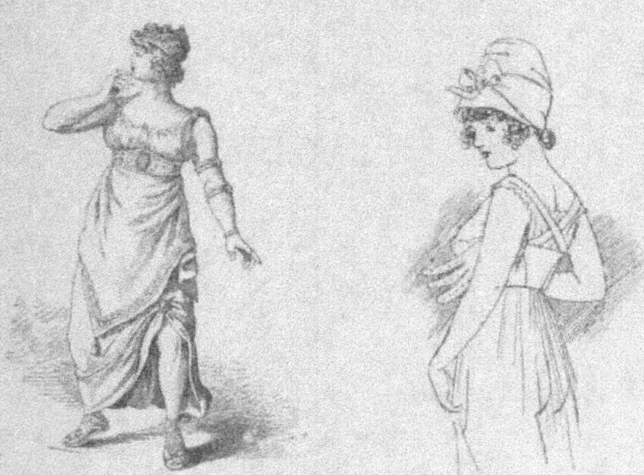

FIG. 172. — D'après une estampe de Débret : « Les Héroïnes d'aujourd'hui ».   FIG. 173. — Tirée de la *Vie parisienne*.

nom du contrôleur préposé à son émission. Les libertins,

paraît-il, l'offraient à leurs faciles conquêtes, en disant : « Corset contre corset ». Ce document indique en même temps le tarif des prostituées de l'époque (1).

Par opposition au luxe effréné des règnes précédents et aussi grâce à la loi de retour qui régit le cycle de la mode, le Directoire (1795-1799) revint aux tuniques antiques. Une ceinture ou *zona*, aux bords supérieurs évasés pour recevoir les seins, était appliquée sur la robe et remplaçait le corset (fig. 172). Despréaux célèbre la suppression du corset dans une chanson déjà citée (2) :

> On n'a plus d'corset
> C'est plus tôt fait.

Le *Journal des Dames et des Modes* de La Mésangère, nous narre la conversation suivante entre une provinciale et un couturier à la mode :

— Citoyen, j'arrive de mon département. Indiquez-moi la mode, afin que je m'y conforme. — Madame, c'est fort aisé. En deux minutes, je vais vous y mettre, si vous le voulez. — Très volontiers. — Otez-moi ce bonnet. — Le voilà. — Otez-moi ce jupon. — C'est fait. — Otez-moi ces poches. — Les voici. — Otez-moi ce fichu, ce corset, ces manches. — Est-ce assez ? — Oui, Madame, vous voici actuellement à la mode et vous voyez que ce n'est pas difficile. Il suffit de se déshabiller.

Temps modernes. — L'absence du corset persiste encore dans les premières années du XIX° siècle, ainsi que le constate un passage de l'*Hygie*, « poème en six chants et en vers familiers de huit syllabes », du D' J. Terre, imprimé en 1807 :

> L'usage des corps de baleine
> Enfin a cessé pour jamais.
> Ces liens mettaient à la gêne
> Le corps serré par des lacets,
> Aux beaux jours de l'adolescence.
> Empêchaient les accroissemens
> Qu'une belle dès son enfance
> Promettait d'avoir à quinze ans ;

(1) Relevons une erreur de Larousse, dans son *Deuxième supplément* : Corset, nom donné, pendant la Révolution, à certains assignats qui sortaient des presses de l'imprimeur Corset. »

(2) V. page 211.

> Lorsque l'esprit philosophique,
> Frondant les dangereux travers
> De toute mode tyrannique,
> Apprit enfin à l'univers,
> Que de la femme la structure
> Un jour doit se développer,
> Quand la prévoyante nature
> Lui commandera d'enfanter.
> Aussi les Skirres, la Chlorose,
> Sont bien moins communs de nos jours ;
> Teint vermeil de lys et de rose
> Se rencontre presque toujours
> Sur ces intéressans visages
> Qui, comptant à peine seize ans,
> N'ont pas de ces cruels usages
> Senti les inconvéniens.

Cet ostracisme fut de courte durée, et vers la fin du premier Empire (1804-1814), les corsets à lacets reprennent leurs droits, surtout pour réprimer les tailles exuberantes (fig. 174).

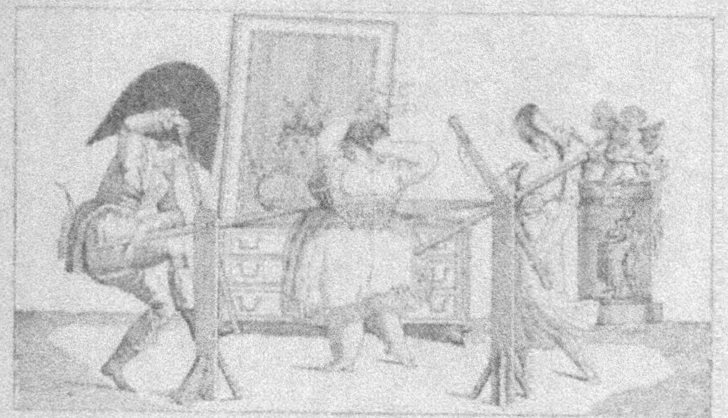

Fic. 174. — Effets merveilleux des lacets (1) (1812-1813).

Bientôt toutes les femmes en portent et se serrent à l'envi ; c'est une véritable « fureur » (fig. 175). Les corsets *à la Ninon* (fig. 176) tiennent longtemps le record de l'élégance ; ils dimi-

(1) Cette caricature a pour pendant : les *Effets merveilleux des bretelles* qui, comme les corsets, sont destinées à supporter les jupes de l'homme, c'est-à-dire le pantalon.

nuent de hauteur et perdent leurs baleines, mais celles-ci reparaissent plus tard sous le nom de « divorcés », parce que, pla-

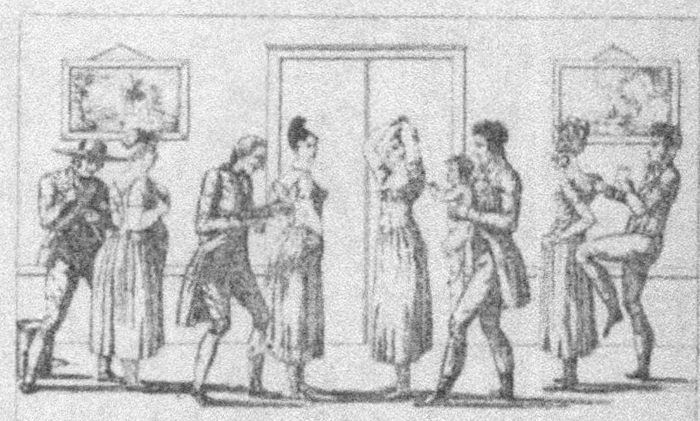

Fig. 175. — La fureur des corsets (1812-1813) (1).

cées obliquement, elles tendent à écarter les seins. Moreau de la

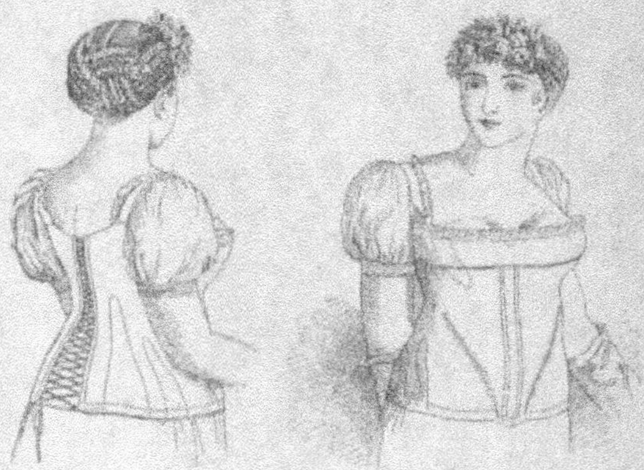

Fig. 176. — Corset à la Ninon (1819). (Costumes parisiens.)

Sarthe, en 1803, avait tenté d'atteindre le même but avec un

(1) Un porteur d'eau lace une cuisinière avec un billion. — Le vieux mari se sert de ses lunettes pour lacer sa jeune femme. — L'amant emploie l'amour pour lacer son amie. — Un jeune jockey lace sa vieille maîtresse bossue.

corset muni d'un ressort spécial (fig. 177). Dans la suite, on se
contentera de petits tampons d'ouate interposés pour empêcher
la réunion des seins volumineux.

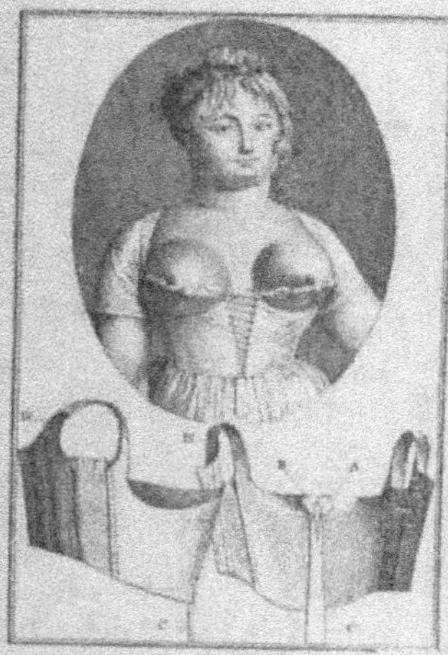

Fig. 177.

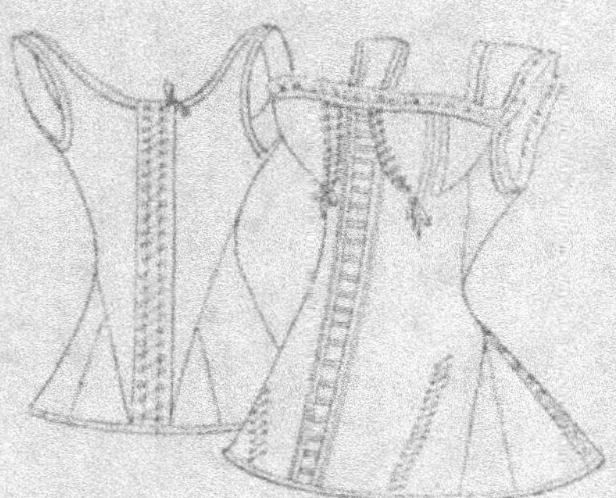

Fig. 178. — Corset ordinaire, vu de dos, et
corset de grossesse, 1830.

Le corsetier le plus en vogue de l'époque était Leroy ; les
gazettes de la mode le célébraient sur tous les tons :

> Viens, Leroy, viens ; écoute et suis mes lois.
> .... Observe chaque belle,
> Que ce corset emprisonne et modèle
> Les deux contours de ses naissans appas
> Et feigne même un sein qu'elle n'a pas (1).

Ce Leroy, disait un mauvais plaisant, a dans sa clientèle
toutes les *tettes* couronnées de l'Europe.

Sous Charles X (1824-1830), on continuait à serrer les corsets
outre mesure ; ce qui faisait dire à ce prince : « Il n'était pas
rare autrefois de trouver en France des Diane, des Vénus, des
Niobé ; aujourd'hui on n'y rencontre plus que des guêpes. »

(1) *L'Art de la parure ou la toilette des dames* (1811).

En 1830 (fig. 178-182), le corset devient lourd et énorme ; on le lace par derrière, comme de nos jours. Il n'y a du reste que sous Louis XV que le lacet fut un moment placé sur le côté.

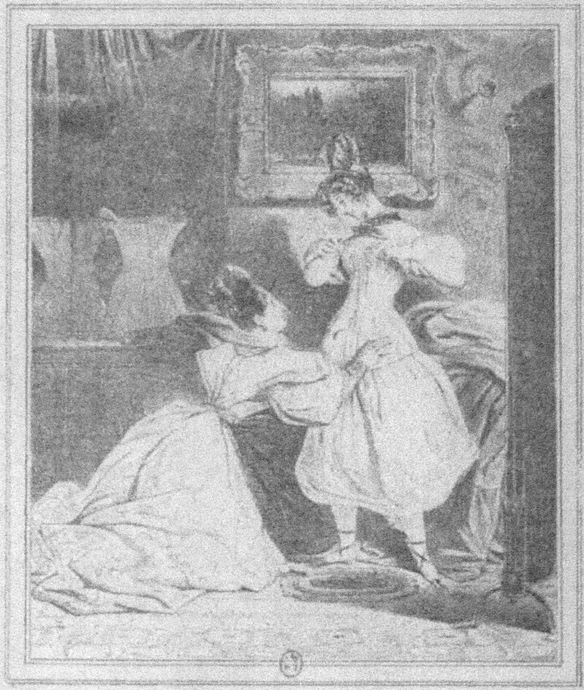

FIG. 179. — La marchande de corsets, de Devéria.

Vers 1842, le corset diminue de hauteur, et toutes les Parisiennes portent la *ceinture régente* des sœurs Vertu, qui laisse à la taille toute sa souplesse.

En même temps, on adopte un nouveau mode de laçage, dit *à la paresseuse* (fig. 190), que les corsetières ont conservé depuis. Jusque-là, pour retirer le corset, il fallait d'abord le délacer complétement, et la femme ne pouvait s'habiller qu'avec l'aide d'une autre personne : une femme de chambre, le mari ou l'autre.

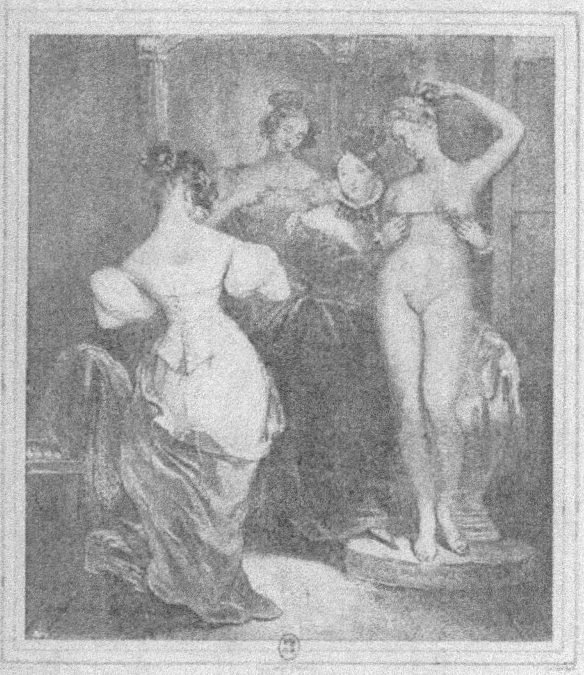

Fig. 180. — Flatterie de corsetière. — C'est juste la taille de la Vénus ! (Devéria.)

Témoin la jolie scène de Balzac, dans la *Cousine Bette*, entre Mme Marneffe et son sculpteur (1).

Gavarni (fig. 181) a représenté un mari délaçant sa femme

(1) « Valérie, debout devant la cheminée, où brûlait une falourde, se faisait lacer par Wenceslas. C'est le moment où la femme qui n'est ni trop grasse ni trop maigre, comme était la fine, l'élégante Valérie, offre des beautés surnaturelles. La chair rosée, à teintes moites, sollicite un regard des yeux les plus endormis. Les lignes du corps, alors si peu voilé, sont si nettement accusées par les plis éclatants du jupon et par le basin du corset, que la femme est irrésistible, comme tout ce qu'on est obligé de quitter. »

et ne retrouvant point le nœud tel qu'il l'avait fait le matin.

— Tiens, se dit-il à lui-même, épouvanté, voilà qui est singulier; je me rappelle parfaitement avoir fait ce matin une simple boucle, et ce soir il y a une rosette!

Cette satire ne serait plus d'actualité.

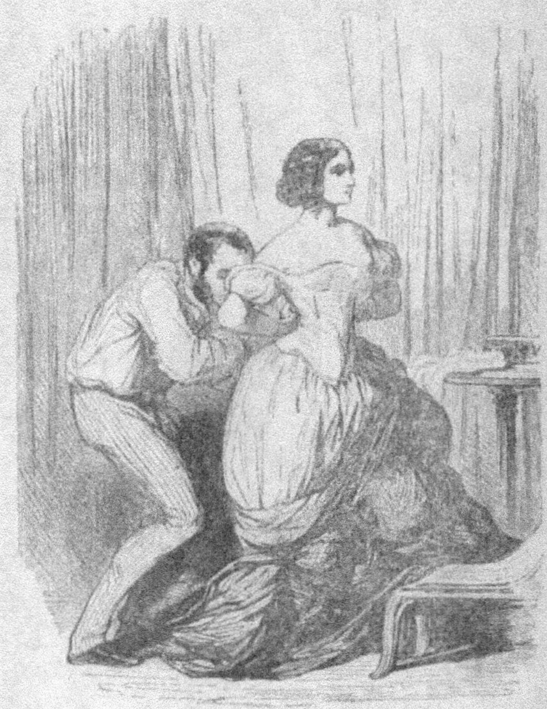

Fig. 181.

Sous le second Empire (1852-1870), les corsets s'échancrent du haut et se raccourcissent du bas : ils dégagent les seins et font valoir la taille (fig. 183).

Après la guerre de 1870, le corset, comme les autres vêtements, subit les variations capricieuses de la mode; il reprend

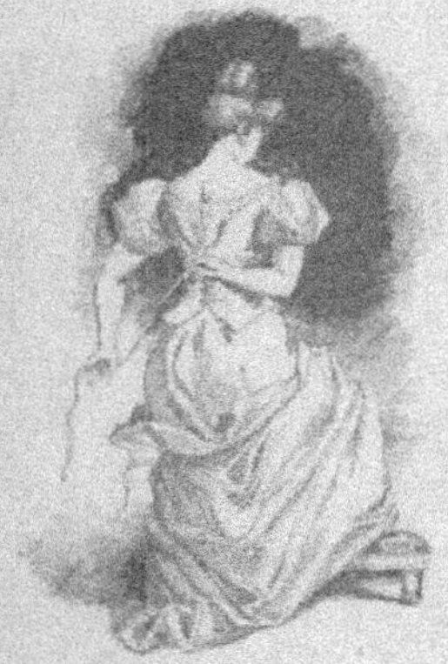

Fig. 182. — Le Coucher, d'après Devéria.

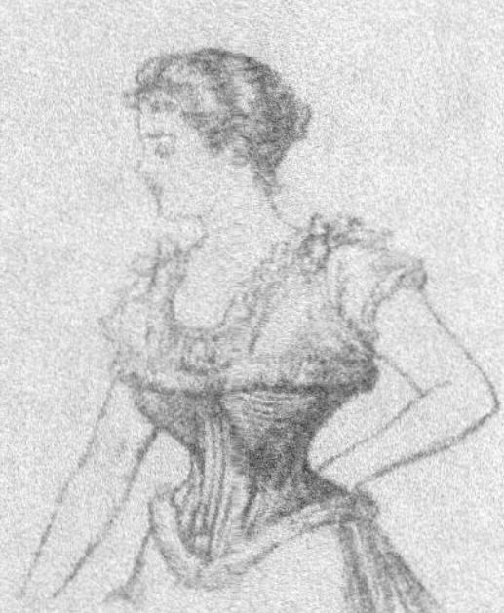

Fig. 183. — Corset Léoty, 1867.

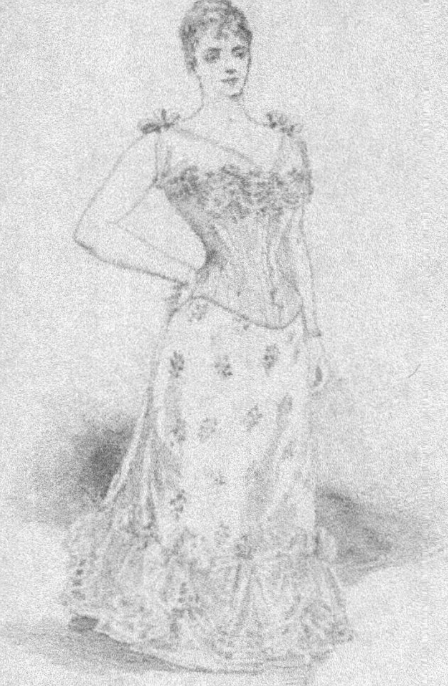

Fig. 184. — Corset Léoty, 1890.

successivement toutes les formes anciennes, depuis le corset *cuirasse* à taille longue, jusqu'au corset *Empire* à taille courte. Celui-ci fut bientôt remplacé par un corset 1830 modernisé, plus avantageux pour la taille.

En août 1880, une bonne faiseuse, ne sachant plus qu'inven-

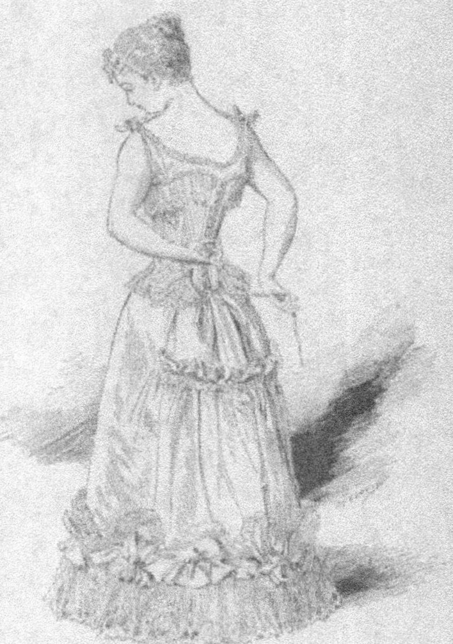

Fig. 185. — Corset Moderne (modèle Léoty).

ter, essaye d'opérer dans un corset bombant « la conjonction des centres », substituant « l'unité » à la « fédération », mais cette mode disgracieuse fit un *fiasco* complet, comme l'avait prévu notre confrère Gustave Claudin, dans une de ses intéressantes chroniques du *Moniteur* :

Parce qu'elle a cet inconvénient suprême de rendre toutes les femmes pareilles, d'uniformiser les corsages et de favoriser la contrebande, en permettant à celle qui a la sécheresse d'une latte de faire croire qu'elle possède ce qui eût tenté la palette de Rubens.

Malgré son peu de succès, cette mode, qui remontait toute la gorge sous le cou, fut adoptée par les Berlinoises, en 1881.

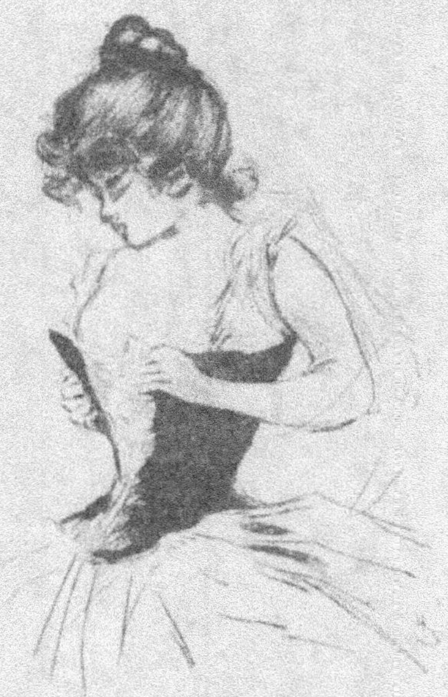

Fig. 186. — La femme au corset, de Henri Boutet (1).

Une caricature du *Kladderadatsch* montre à l'Exposition des Oiseaux de Berlin deux belles petites, arrêtées devant la cage des pigeons fortement gavés et présentant la même silhouette avec leur gorge haute et bombante (fig. 187).

Depuis plusieurs années, les corsets sont courts et légers ; ils conservent au corps ses formes élégantes et sa souplesse ; espérons qu'ils resteront ainsi réduits, se bornant à soutenir la taille sans la comprimer et à supporter le poids des dessous.

(1) Floury, édit.

On a cherché à remplacer le corset actuel par des appareils

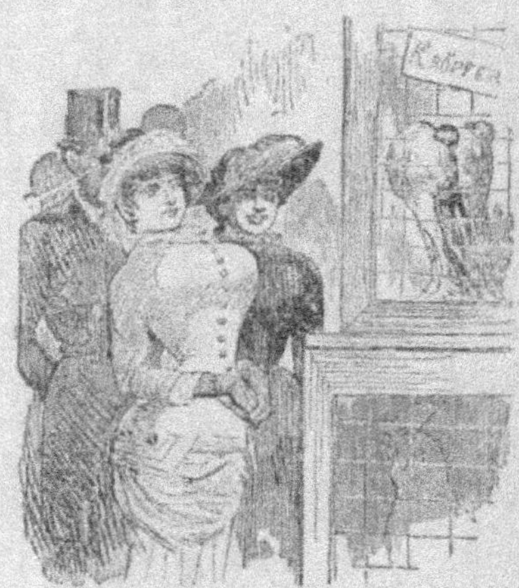

Fig. 187 (1). — Regarde donc ces magnifiques pigeons. — Oh ! ravissants, et tout à fait à la mode.

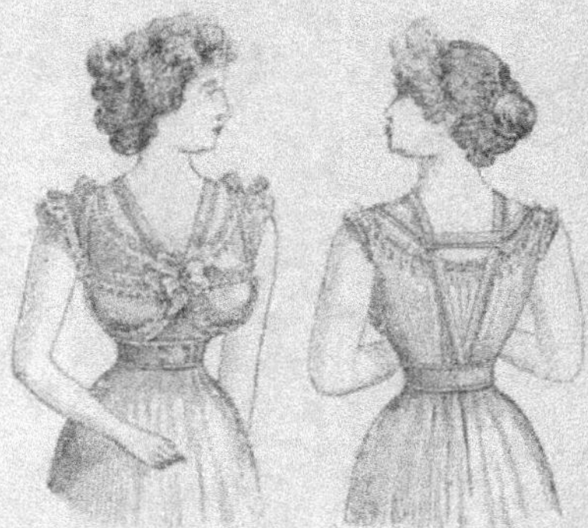

Fig. 188.

divers qui en suppriment les inconvénients : telles la *Gorgerette* ou le *Corset sans gêne* de Walton (fig. 188), la *Ceinture abdo-*

(1) Tirée de *les Mœurs et la caricature en Allemagne*, de John Grand-Carteret.

minale du Dr Clooten, le *Corset abdominal* de Louise Toussaint, etc. Un loustic de café-concert, dans les *Prospectus*, est plus radical : il propose de remplacer les corsets par de simples ficelles élastiques : « On attache l'extrémité des deux ficelles en haut du corsage et l'autre extrémité au bout des seins ; de cette façon, la chute des nichons est évitée et ça ne fait pas de plis. »

De nos jours, l'industrie des corsets est exclusivement réservée aux corsetières, à la tête desquelles nous devons placer Mme Léoty (1).

Variétés des corsets modernes. — Une femme élégante doit avoir des corsets assortis à tous ses dessous et ils varient d'aspect suivant les occupations de la journée. Voici la gamme des corsets établie par la spécialiste qui se cache sous le modeste pseudonyme de *Violette* :

Vers 10 ans, la fillette met une brassière en coutil, qui est l'ébauche d'un corset sans baleines, avec ganses qui s'élargissent à volonté.

À 16 ans, la brassière se renforce de quelques baleines, sans ganses.

À 18 ans, pour ses débuts mondains, la jeune fille arbore le corset à batiste légère et baleines souples.

Corset nuptial, en satin blanc, avec baleines fermes : « un soyeux étau dont la pression douce rappelle à l'épousée celle du fiancé dont le bras serrait si étroitement sa taille hier encore, durant la valse ».

Corset de bal et soirée, en satin de couleur assorti à la toilette, mais très étroit. « Le soir, une femme intelligente gagne 5 centimètres sur son tour de taille habituel. Mais pour cela il faut être corsetée dès le matin et se serrer par *crans*, un peu plus à deux heures qu'à dix, et ainsi de suite. »

Corset du matin, brassière de batiste très peu baleinée.

Corset usuel, en satin noir, un corset bleu pâle, un autre rose, et pour l'été le corset de batiste écrue ou de tussore.

<hr>

(1) Remarque curieuse du *Figaro* : « LÉOTY est l'anagramme du vieux mot ÉTOYLE, indiquant la prépondérance dans sa spécialité, et le n° 8 de sa demeure (place de la Madeleine) est le chiffre qui rappelle le mieux la forme des seins, que cette habile faiseuse s'est donné à tâche de protéger »

Même particularité homonymique au siècle dernier : LEROY était LE ROY des tailleurs de corps.

Corset de repos, à la rentrée : ceinture Directoire à taille courte.

Corset de nuit, en peau de Suède, sans baleine, se bouclant sur le côté.

Corset de grossesse (fig. 189) large, avec pièces d'élastiques sur

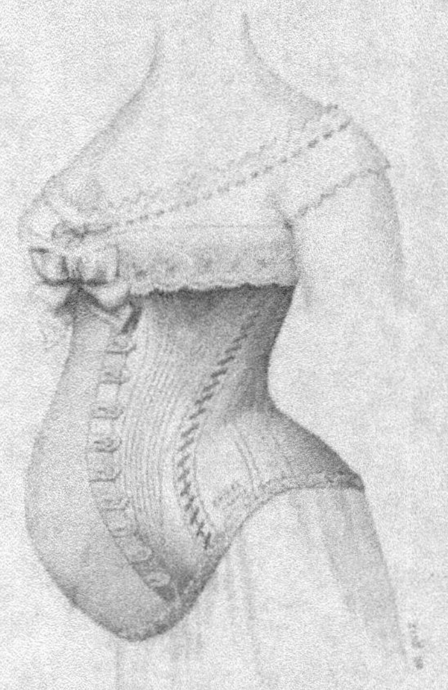

Fig. 189. — Corset de grossesse. (Rainal frères.)

le côté, donnant libre cours au développement de la gorge et des hanches. Peu de baleines et coutil fin. Pour attaches, de petites pattes de caoutchouc que l'on desserre à volonté selon les impressions et selon la digestion (1).

Corset de nourrice, à goussets en ponts-levis.

Corset de voyage, très lâche, avec pattes, que l'on élargit la nuit, si l'on veut dormir, en batiste écrue avec élastiques.

Corset de cheval, en coutil écru, avec large élastique sur la hanche ; très long et très fort.

(1) En 1826, pour maintenir la forme des mamelons pendant la grossesse, Dewees recommande de pratiquer, de chaque côté du corset, une ouverture « qui, disait-il, donne aux mamelons un point d'appui vers leur base et toute liberté de s'allonger ».

Il y a encore le corset pour le chant, pour la danse, pour bains
de mer (sans busc), pour le vélocipède. Ce dernier se compose
d'une ceinture en tissu élastique, sans busc ni baleines, lacé
devant, derrière et sur les côtés, pour soutenir la taille et laisser
aux mouvements toute leur liberté; cette sorte de ceinture de
gymnastique pourrait bien devenir le corset normal. A l'Opéra,
dans la *Farandole*, les danseuses ont remplacé le corset par des
ceintures en caoutchouc plus souples, qui se moulent sur le corps.
Le corset ordinaire des ballerines (fig. 190) est fortement

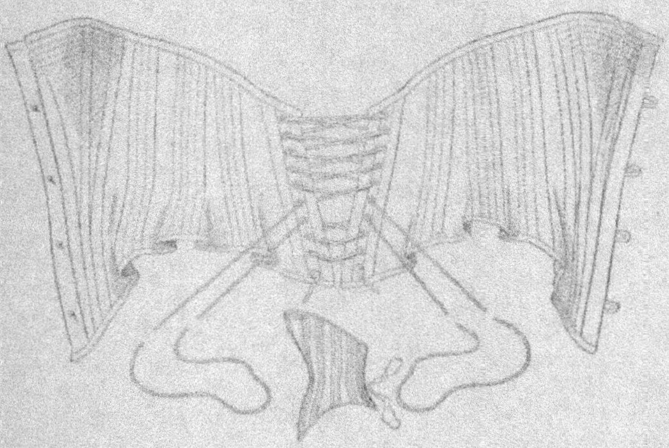

Fig. 190. — Corset de danseuse de l'Opéra, montrant le laçage *à la paresseuse*.

échancré en arrière, pour permettre un décolletage exagéré du
dos, mais en avant les seins sont immobilisés dans des goussets
baleinés très serrés.

Enfin, mentionnons le corset des misérables, le corset réduit à
sa plus simple expression : une corde. Tel était le corset simplifié
d'une ancienne célébrité du demi-monde, Cora Bayard, que l'on
disait avoir été la maîtresse du duc de Morny, et qui tomba dans
les plus obscurs bas-fonds parisiens.

Abrutie par la boisson et la misère, écrit Charles Virmaître, dans
Paris-Galant, elle était vêtue de haillons sordides, sans bas, chaus-

sée de savates ramassées sur les tas d'ordures ; pour soutenir son estomac volumineux, « ses tripes », comme disaient les gens du quartier, elle se servait d'une corde en guise de corset.

Nous passons sous silence les corsets orthopédiques, dont l'étude nous entraînerait trop loin ; nous ne rappellerons que deux variétés s'appliquant à des états morbides : l'hypertrophie mammaire chez l'homme et la femme. Jean Borel (1) rapporte l'histoire d'une de ses voisines, dont chaque mamelle pesait au moins trente livres, et qui, pour en soutenir l'énorme poids, les enfermait dans une espèce de sac qu'elle s'attachait au cou. D'autre part, le *Dictionnaire des Sciences médicales* parle d'un homme de haute taille, dont les mamelles étaient si développées qu'il était obligé de les comprimer avec un plastron de liège, quand il montait à cheval, pour éviter leurs secousses douloureuses.

Avec la *Vie Parisienne*, passons la revue complète et humoristique des divers corsets en usage à la fin du XIX° siècle.

LE CORSET DE LA FILLETTE. — Une petite ceinture de coutil et de satin blanc, sans baleines, à plis couchés les uns sur les autres, lacée dans le dos. Sert à attacher le pantalon, les jupons, les bas, etc., qui fileraient faute de hanches. Hérissée de boutons, de ganses, d'agrafes et d'élastiques. Sert de troisième poche ; cache les lettres du petit cousin et les mauvaises notes, la clef du pupitre et le sachet parfumé « chipé » à la grande sœur. Ami utile, toujours méconnu, la fillette n'ayant qu'une idée, le quitter pour en avoir un « vrai » qui la sacre jeune fille.

LE CORSET DE COUTIL BLANC. — Celui qui, presque toujours, renferme les plus jolies choses. Corset de la jeune fille, tout simple, éventaillé en soie et garni d'une petite dentelle ou d'un feston. A souvent une mauvaise forme que le corps parvient à effacer, en le forçant à se mouler sur lui. Se lace derrière ; 50 œillets de chaque côté! Plus provocant, malgré tout, que bien d'autres qui cherchent à l'être davantage.

LE CORSET DÉCENT. — Comme forme, une véritable armoire, dans laquelle il y a toujours trop ou pas assez à enfermer. Satin ou drap de soie blanc, quelquefois gris perle ; nombreux buses qui dissimulent les absences ou dispersent les rassemblements. Corset savant,

(1) Première centurie, obs. XLVIII.

mais qui ne parvient à tromper personne, excepté pourtant lorsque, étant derrière la personne qu'il étrangle, on croit, d'après la forme de ce qu'on voit, qu'elle est tournée de face.

LE CORSET ABSOLUMENT HONNÊTE. — En coutil blanc ou de n'importe quelle nuance, long, haut, dur, avec un buse énorme et pénétrant. Lacé dans le dos et garni de rien du tout. Naturellement, pas de parfum, et pas de tirettes pour tenir les bas ; avec ce corset-là, on met toujours des jarretières, quelquefois même on les met au-dessous du genou.

LE CORSET ANTIQUE. — Une vraie cuirasse en étoffe indescriptible, tenant, comme nuance, le milieu entre le jaune sale et le gris. Baleines épaisses comme le doigt, armature en fer ; bretelles passant au-dessus des épaules et croisant sur le dos et sur la poitrine ; bretelles supplémentaires ??? Lacé dans le dos jusqu'au cou ; enfin, corset défensif, de quelque côté qu'on l'envisage.

LE CORSET DE MOIRE BLANCHE. — Corset raide et sans grâce, mais « très joli à la main ». Corset de mariée ; se fait très long, très dur, éventaillé d'argent ou d'or, et souvent même brodé, au haut et au bas, d'une guirlande de fleurs. Au haut, froufrous de dentelle et de rubans. N'est le plus souvent porté qu'une fois et ne laisse pas un souvenir agréable. Le bonheur qu'on éprouve à l'enlever le soir de ce beau jour, est une heureuse diversion... au reste. Se lace derrière.

LE CORSET LOUIS XV. — Un instrument de supplice qui torture la taille de façon à faire disparaître absolument sa forme primitive. Une gaine disgracieuse, faite de baleines se touchant complètement, et ne laissant aucune facilité aux mouvements. Étoffe incolore et vilaine ; dans ce temps-là, on ne soignait pas ses « dessous ». Lacé derrière, œillets tout près les uns des autres, pour permettre de lacer plus fort.

LE CORSET EMPIRE. — Cela peut-il s'appeler un corset ? — C'était plutôt un « appui ». Deux petites poches de satin blanc, réunies et maintenues par un ruban. Le satin, très mince, afin de soutenir les accidents de terrain ; ce corset-là n'était ni encombrant ni trompeur et s'enlevait en un tour de main.

LE CORSET DE PELUCHE BLANCHE. — Corset de la frileuse. Charmant, celui-là ; il donne des airs de chatte à la femme qui le porte. Comme il faut renoncer à être très mince avec ce corset, on peut l'orner de ruches et de nœuds, et le taillader sur les hanches. Fermé devant par des agrafes de turquoises jouant l'épingle. Petit sachet d'œillet placé... au milieu.

Le corset de filet. — En gros cordonnet de soie hortensia, les baleines passées dans les rubans de la nuance du filet. Fermé devant par des boucles ruchées de ruban hortensia. Dentelle coquillée au haut et au bas. Parfum placé dans un petit sachet de soie hortensia cousu au milieu.

Le corset de satin feuille de rose-thé. — Très élégant et extrêmement seyant. Évidemment destiné à être vu et... regardé ! Il doit être doux et souple, afin de laisser aux mouvements toute leur liberté, et pas trop serré, parce que rien ne marbre la peau comme les plis de la chemise sous la pression exagérée du corset ; cela fait des lignes rouges et creuses très lentes à s'effacer. Ce corset doit être court, garni de dentelles, de nœuds, aussi orné qu'on veut, facile à défaire et surtout à remettre, et parfumé à la peau d'Espagne, qui sent plus fort à mesure qu'elle s'échauffe davantage. Véritable corset de combat. Se garnit aussi d'un ou deux bouquets de fleurs naturelles et odorantes nichés parmi les dentelles et les rubans.

Le corset de satin blanc. — Le roi des corsets ! Souple, chatoyant, doux au corps qu'il dessine sans trop le presser. Il doit se fermer devant par six agrafes d'argent sortant du busc. Au haut du corset, une simple valencienne posée en dedans. Entre les deux satins du corset, poudre de violette. Ne doit pas être trop long, se termine par une bande de peluche blanche ; corset de la femme comme il faut et honnête.

Le corset de satin noir. — Éventaillé et brodé de rouge et de bleu, il est affreux ; éventaillé d'argent, il fait songer à un corbillard ; éventaillé d'or, il est simplement laid. Il se fait généralement long, dur, solide ; c'est le corset de la femme qui veut (sans y arriver) unir l'élégance à l'économie. Il est garni de dentelle d'or et de nœuds, il ferme devant et est parfumé à l'opoponax. Le corset de satin noir est l'idéal de la petite blanchisseuse qui médite de mal tourner.

Le corset de peau de daim. — Gris perle ou chamois très pâle. Toujours frais et souple, vrai corset d'été. Suit les contours avec une complaisance absolue. Bordé de satin « bleu Nil » ou « pervenche des bois » et garni de dentelle ancienne posée à plat, fermé par des boucles Louis XIV, en vieil argent. Sur le côté gauche de la poitrine, chiffre brodé en soie de même nuance que la bordure du corset, parfumé à l'héliotrope. Le corset de peau de daim ne convient

qu'aux femmes minces ; il peut soutenir, mais non « maintenir ».
Il permet de se baisser sans aucune gêne, et laisse à la taille toute
sa flexibilité ; très apprécié des joueuses de lawn-tennis et de crockett.

LE CORSET DE TULLE BRODÉ. — Encore un corset d'été qui exige
une femme mince. Léger, élégant, mais de mauvais goût. Très orné
de dentelles et de rubans assortis à la nuance des fleurs brodées. Très
porté par les étrangères. Cède à la moindre pression !! Compromet-
tant en diable. Parfum violent.

LE CORSET RÉALISTE, se délaçant sur les côtés d'un seul coup. Est
habitué à s'en revenir le matin, roulé dans un journal, emportant avec
lui une vague odeur de tabac (1).

LA FEMME TRÈS BIEN FAITE. — Ne met pas de corset, mais une
espèce de maillot en soie extrêmement collant : une sorte de « Jersey » ;
ce maillot doit être blanc ou couleur chair, très décolleté et large
d'un doigt sur l'épaule. Il est lacé devant par un imperceptible lacet.
Cela soutient suffisamment une taille bien faite et la moule admirablement ; très agréable aussi pour monter à cheval, le corset coupant
toujours le bas de la hanche lorsque la jambe est remontée.

Corsets des hommes. — A différentes époques, des corsets
ont été destinés aux torses masculins. Chez les anciens, c'étaient
des cuirasses, formées de lames en bois de tilleul, qui soute-
naient le tronc, comme en portait le Cinesias, « l'homme au tilleul », raillé par Aristophane dans sa comédie des *Oiseaux*, ou
qui dissimulaient la voussure de la vieillesse, à l'exemple
d'Antonin le Pieux, lequel, au dire de Capitolin, « se garnissait
la poitrine de petites planchettes de bois léger, afin de marcher
droit ».

En France, les corsages étroits ajustés à la taille apparaissent
vers le milieu du XIV° siècle, sous le roi Jean. Ces vêtements
étaient lacés sur les côtés ou en arrière et quelquefois munis
d'agrafes en avant. Au commencement du XV° siècle, les corsets
ou pourpoints des gentilshommes sont rembourrés et étroitement
ajustés par des lacets. Cette mode dura jusqu'à la fin du règne
de Louis XI (1483).

(1) Parfois même on le retrouve dans une des poches des invités : voir le dessin
de Forain, intitulé *Distraction*, et représentant une femme en fureur brandissant
un corset, devant son mari ahuri. « Veux-tu médire, s'écrie-t-elle, comment que ça se
trouve dans ton pardessus, saligaut ! »

En 1488, les élégants portaient des *écrevisses de velours*, c'est-à-dire des corselets en lames d'acier recouvertes de velours pour faire fine taille. « Ce fut, dit Quicherat, la première idée du corset qui allait s'imposer bientôt au corps délicat des dames. »

De même sous Charles IX et surtout sous Henri III, les hommes veulent rivaliser avec les femmes pour la finesse de la taille et font usage des corps à baleine ou des buses adaptés sur le devant du pourpoint. Aussi Montaigne critique-t-il les bizarreries de la mode, qui fit successivement porter ces buses « entre les mamelles », puis « jusques entre les cuisses » (1).

Voltaire (2) prétend que les corps de baleine firent partie, dès la fin du XIIIe siècle, du costume des chevaliers français qui passèrent en Italie avec Charles de Valois, frère de Philippe le Bel. Mais, comme le fait observer le Dr Bouvier, ce renseignement est certainement inexact : il ne figure pas dans les chroniques italiennes où Voltaire paraît avoir puisé cette partie de son récit.

Au XVIIIe siècle, les jeunes garçons portaient des corps spéciaux, qui étaient des intermédiaires entre les brassières de l'enfant et les longs gilets de l'adulte. L'*Encyclopédie* de Diderot donne la coupe d'un *corps de garçon à sa première culotte*.

En Angleterre, les hommes prirent également l'habitude de porter des corsets, et une caricature du siècle dernier (fig. 191) montre que les *corsets à l'anglaise*, comme toutes les autres modes, cherchèrent à s'implanter en France. Cette estampe a pour légende : *La Rage de la mode ! ou Milord Tripp chez un fabricant de corsets ;* elle est accompagnée de ce dialogue :

Milord. — Goddem ! Je crois que le corset il être trop équitable.

Le fabricant. — Milord, vous crèverez ou je vous rendrai aussi plat que vos petits-maîtres.

Vers 1840, l'habit ou la redingote à taille pincée rendait obligatoire le port d'un corset. Aussi, à la reprise de la *Dame aux Camélias*, qui se fit en 1896 à la Renaissance, avec la reconstitution des costumes de l'époque, les artistes masculins furent-ils astreints à porter des corsets pour rester dans le style pur de

(1) *Essais*, ch. XLIX.
(2) *Essai sur les mœurs*.

cette date. Voici, à ce sujet, la lettre adressé par M. Châne, corsetier, 1, boulevard Saint-Denis, à M. Pighini, le tailleur du boulevard Montmartre, qui habille tous les élégants jeunes premiers des théâtres de Paris :

MONSIEUR,

J'ai l'honneur de vous informer que tous les corsets qui m'ont été commandés pour le théâtre de la Renaissance sont prêts. Les artistes ont été avisés de venir les essayer de suite. Quelques-uns de ces

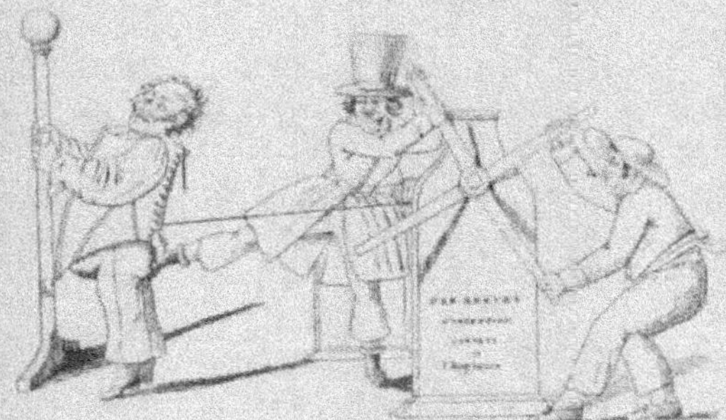

Fig. 191.

messieurs sont venus et sont partis avec leur corset qu'ils feront bien de porter dès maintenant pour se former la taille.

En portant leurs corsets dès à présent, ils auront le temps de s'y habituer et d'apprendre à les agrafer et dégrafer aisément, et les ventripotents s'aminciront la taille, le ventre et le torse en général. Ils feraient même bien de porter régulièrement corset, pour que leur torse soit ramené aux proportions de l'esthétique.

La plupart des comédiens suivirent ce conseil et portèrent à la ville le corset obligé, « ce qui aurait stupéfié bien des dames, si elles s'étaient avisées de leur prendre la taille ».

Nombre d'officiers d'infanterie et surtout de cavalerie ont porté et portent encore le corset sous leur tunique impeccable. Le théâtre, si justement appelé le miroir des mœurs, plaisante ce travers dans les *Enfants de troupe*, comédie de Bayard et Biéville, représentée au Gymnase en 1840 : au lever du rideau,

la maîtresse couturière Lodoïska lace en cachette le capitaine
Sévelas, qui, comme une vieille coquette, ne se trouve jamais
assez serré :

LE CAPITAINE, *très serré et très rouge*. — Serrez encore
encore ! allez donc encore un peu.

LODOÏSKA. — Mais, monsieur le capitaine, le lacet va se casser ;
ce sera le sixième.

LE CAPITAINE. — Mais allez donc !... je ne suis pas serré...
é... je ne sens pas le corset... courage... allez toujours !... allez
touj... (*Le lacet se rompt.*) Ouf !

LODOÏSKA. — Là ! qu'est-ce que je disais !... monsieur le capitaine, vous me faites manquer mon bénéfice en lacets.

LE CAPITAINE, *remettant sa capote*. — C'est votre faute aussi,
Lodoïska ; pourquoi l'avez-vous fait si large ?

De nos jours, dans le civil, le corset est réservé à quelques
vieux-beaux qui ne peuvent se résigner à vieillir. La *Vie Parisienne* décrit ainsi le corset du céladon en retraite :

Forme excellente, mais étoffe simple ; toujours dissimulé avec soin.
A quoi bon le luxe alors ? En coutil gris, solide et ferme ; baleines où
il en faut. Appui précieux et indispensable pour produire encore son
petit effet... de très loin. Comme tout change ! lui qui, dans sa vie, a
tant délacé de corsets, en lace un tous les matins à présent ! ! ! et sur
lui encore ! ! !

III. — MÉFAITS ET AVANTAGES DU CORSET. OPINIONS CONTRADICTOIRES

Maladies causées par le corset. — Pour les hygiénistes, les
dangers du corset trop serré sont innombrables ; ce vêtement est la
cause de tous les maux du sexe féminin ; c'est le bouc émissaire de
tous les péchés d'Israël. Lutaud ne veut pas que l'abus fasse condamner l'usage, mais Serres assure que son usage seul est dangereux,
parce que l'abus ne se sépare pas de l'usage. Nous avons relevé bien
des méfaits attribués au corset, et, malgré leur nombre, le dossier est
encore incomplet. « Que de maux dans un corset ! » s'écriait avec
raison le professeur Delpech !

AFFECTIONS OSSEUSES. — Saillie du thorax en avant. — Épaule
droite plus saillante et plus élevée que la gauche. (Riolan, Wins-

low)(1). — Gibbosité. (Galien.) « De mille filles villageoises, on n'en trouve pas une de bossue, à raison qu'elles n'ont eu le corps astreint et trop serré. » (A. Paré.) « Les bossues, les bancroches, les rachitiques, toutes les personnes mal construites et mal bâties ne sont communes que dans les grandes villes où l'on a la coupable manie d'emmailloter les enfants et de les mettre ensuite à la presse dans des corps à baleine. » (Bonnaud, *Dégradation de l'espèce humaine par l'usage des corps à baleine, 1770.*) — Mal de Pott. (Hayem.) — Abaissement et rapprochement permanents des côtes inférieures ; leur chevauche-

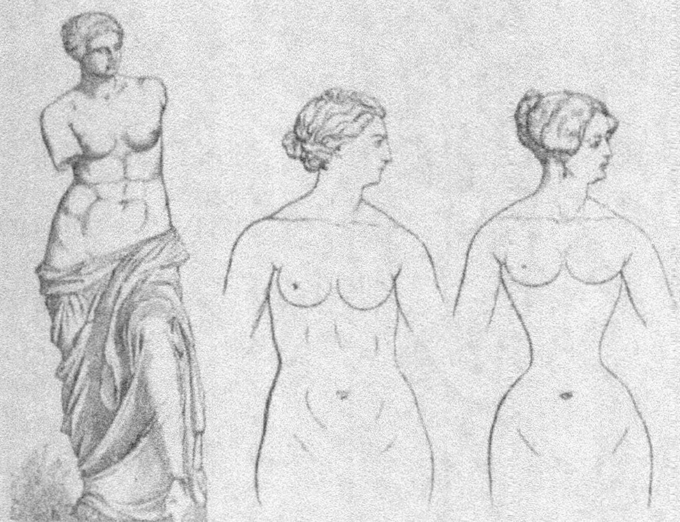

Fig. 191 bis. — La Vénus de Milo, du Louvre.

Fig. 192. — Contour de la Vénus de Médicis (2).

Fig. 193. — Contour d'une femme taille comprimée.

ment (A. Paré) ; leur déjettement en dehors ; l'enfoncement de la cinquième à la neuvième côte. (Hayem.) — Enfoncement de l'extrémité inférieure du sternum. Rétrécissement de la base du thorax (Bouvier.) « L'action du corset sur le trone est comparable à celle des cercles des tuteurs sur les arbres : l'anneau rigide est débordé au-dessus et

(1) D'après Bouvier, cette courbure serait due à la courbure latérale du rachis et s'observerait chez tous les individus.

(2) Voir aussi deux figures de la première année du *Magasin Pittoresque* qui opposent le buste de la Vénus de Médicis à celui d'une femme serrée dans un corset.

au-dessous par le développement du squelette et s'imprime sous forme
d'un sillon plus ou moins complet. Par l'habitude, les jeunes filles
perdent assez rapidement conscience de la constriction qu'il exerce ;
elles sont de bonne foi quand elles affirment qu'elles ne sont jamais
serrées. » (Hayem.) Mais voyez donc, disent-elles, je ne suis pas serrée ; on y passerait les deux poings ! « Ce qui frappe dans les chefs-
d'œuvre immortels qui résument l'idéal de la beauté féminine, c'est
qu'aucun de ces types presque divins n'a la taille fine. Pour ne prendre comme exemple que la Vénus de Médicis, qui a 1 m. 64

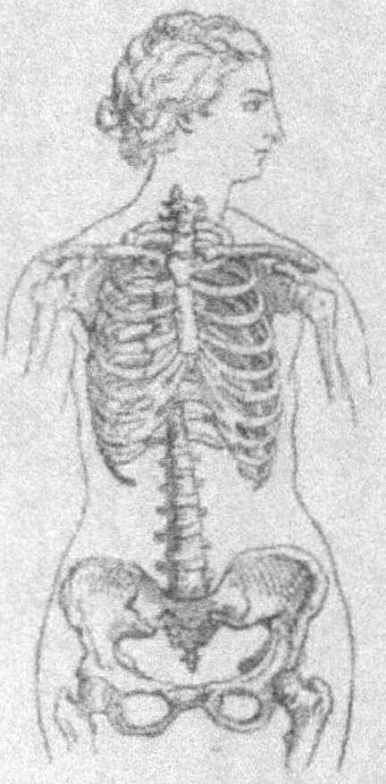

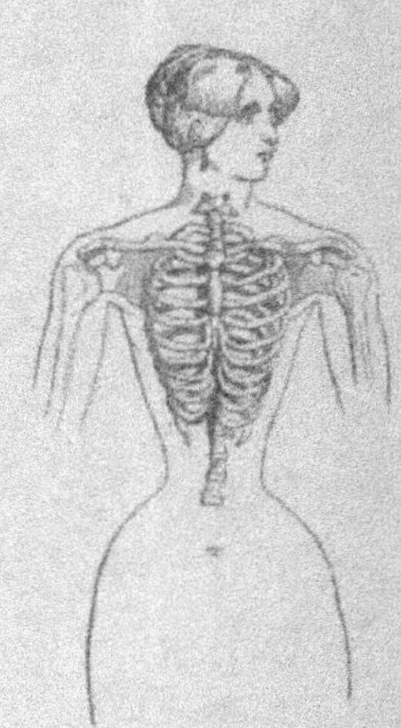

Fig. 194. — Dimensions et formes natu-   Fig. 195. — Difformités de la cage tho-
relles de la poitrine chez la Vénus.   racique par l'effet des corsets.

de stature, si l'on suppose sa taille tout à fait ronde, elle serait
représentée par un peu plus de 80 centimètres. Que nous sommes
loin de ces tours de taille de 50 centimètres auxquels aspirent tant
d'élégantes de nos jours ! » (E. Decaisne.) — Sait-on que nombre de
coquettes ne portent pas de chemise et appliquent le corset directement sur la peau pour obtenir le minimum d'épaisseur de taille ? C'est
la même raison, ou plutôt déraison, qui rend toutes les femmes si
rebelles à l'usage de la flanelle.

Les figures ci-contre (fig. 192 à 197), tirées d'un ouvrage du
Dr Roth, *De la guérison et de la prophylaxie des maladies par les
mouvements*, montrent les modifications de structure subies par la

poitrine et le squelette des femmes qui font usage de corsets trop serrés. — On a reproché à tort au corset de figurer un cône inverse de celui que représente la poitrine. C'est en effet une erreur de prendre pour type le thorax du squelette. « Avec les chairs, le tronc s'élargit par en haut et le bassin détermine un évasement inférieur, d'où la ressemblance du torse avec un sablier ; aussi est-ce avec justesse qu'on a comparé le corset à cet instrument. » (Bouvier et Pierre Bouland.)

TROUBLES DE L'APPAREIL RESPIRATOIRE. — Emphysème. Tuber-

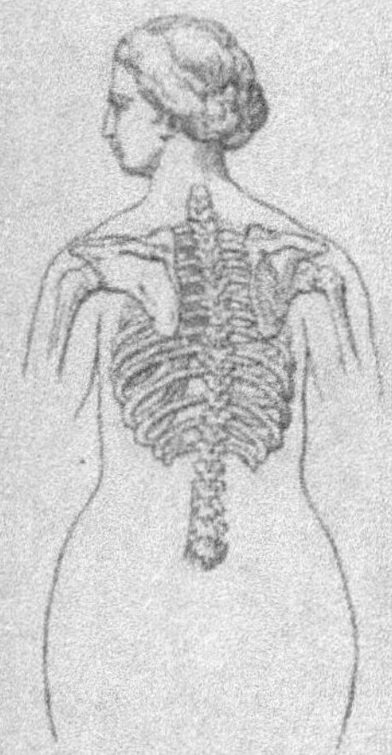

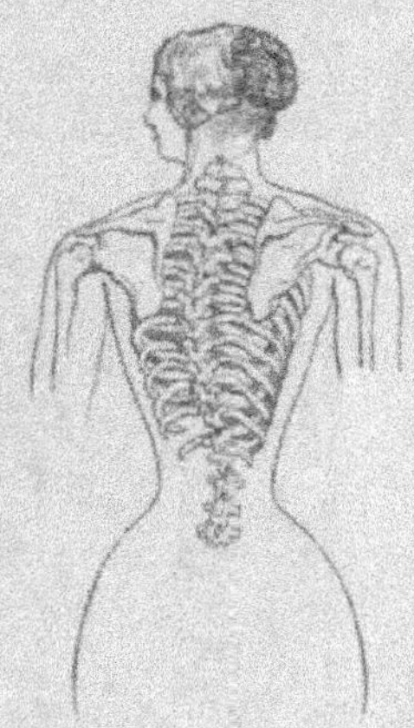

FIG. 196. — Forme normale de la colonne vertébrale de la cage thoracique.

FIG. 197. — Colonne vertébrale déformée par la compression exercée sur la taille.

culose (G. Arnould.) — Crachements de sang. (Spigel.) — Compression des poumons. — Diminution de l'excursion respiratoire et de la capacité pulmonaire. La capacité du poumon est diminuée de 200 centimètres (1) ; le corset dérobe en 12 heures l'équivalent de 1,152 inspirations. (Kianowski.) — Gêne de la respiration et de la parole, surtout après les repas. (Bouvier.) « Contemplez dans un dîner cette puissante dame qui cherche à supprimer par un corset le ventre disgracieux de la quarantaine. Elle suffoque, elle fait des inspirations précipitées et

(1) D'après Foelion, les poumons contiennent deux litres et demi d'air, quand on est habillé, et trois litres et demi, déshabillé.

bruyantes; son visage, où viennent se peindre alternativement la
pâleur et la rougeur, suit avec anxiété le moment où l'on se lèvera
de table, et où elle pourra chercher

En endroit écarté
Où de se *délacer* elle ait la liberté. »   (Molière.)

Cette constriction explique pourquoi les femmes habillées « manquent d'air ». Aussi, à peine entrées dans une voiture publique, font-
elles tomber le carreau le plus proche, sans s'occuper du courant d'air
qui incommode les voisins. » En limitant les mouvements respiratoires, le corset diminue l'oxygénation du sang et augmente la tendance à la tuberculose et à l'anémie. » (A. Mathieu.) — Des recherches faites par Mays, de Philadelphie, sur des Indiennes encore
réfractaires à l'usage du corset, lui ont démontré que ce vêtement,
chez la femme civilisée, est la cause du type respiratoire costal supérieur substitué au type abdominal. M. Marey a prouvé, au moyen de
chronophotographies (fig. 198), que, le corset retiré, la femme respire

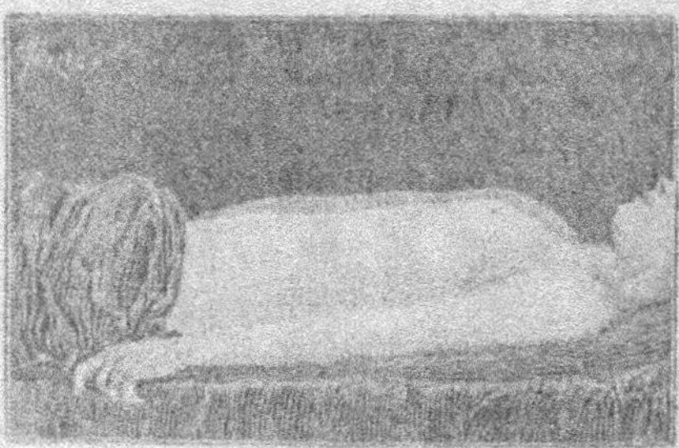

Fig. 198. — Photographie d'une femme respirant sans corset. On voit que le diaphragme agit aussi bien que les côtes supérieures et la poitrine se déplace en haut
comme en bas. (Tirée du *Correspondant médical.*)

comme l'homme, avec le type costal inférieur. » Il y a des femmes
qui n'ont que la nuit pour respirer à l'aise, alors que leur corset est
retiré. » (Dyce Duckwoski.) Winslow, en 1741, avait déjà fait observer que les femmes supportent les incommodités du corset « par une
habitude de jeunesse, par la force du tempérament jointe à l'interruption de cet habillement pendant le repos de la nuit ».

Troubles de l'appareil digestif et de la nutrition. — Amaigris-
sement et affaiblissement, par suite de la diète volontaire à laquelle
se soumet la personne qui veut avoir la taille fine. — Développe-

ment de maladies de langueur mortelles. (Spigel.) — Indigestions. Dyspepsie. (Winslow, Huxham, Vandermande, Bollexserd, Raulin, Leroi Alphonse.) — Hernies. (Serres.) — Compression de l'estomac qui tend à devenir vertical. — Péristaltisme douloureux. — Gastralgie. — Nausées. Vomissements. — Entéralgie. — Constipation opiniâtre. Lenteur et interruption du cours des matières dans l'intestin rétréci. On peut aisément, sur le cadavre, se rendre compte de cette occlusion et de la gêne à l'évacuation gastrique qui en résulte ; il suffit d'engager l'index de la main droite, par l'estomac sectionné, dans le pylore, et de comprimer le foie avec la main gauche placée sur les dernières côtes. (Hayem.) — Abaissement du pylore ; il en résulte une coudure duodénale qui équivaut à un rétrécissement. (Bouveret.) — De là, stase des liquides dans la partie la plus déclive de l'estomac, qui tend à prendre une disposition en bissac, produisant un bruit de glou-glou ou hydro-aérique à chaque respiration. (Clozier.) — Hypochlorhydrie (Chapotot.) — Déformation et déplacement du foie, augmenté dans son diamètre vertical et repoussé vers la fosse iliaque, réduit dans les autres sens et déprimé en outre, à sa surface, par les côtes, qui s'impriment en quelque sorte dans sa substance. (Bouvier, Hourman, Dechambre, Natalis Guillot.) — L'étranglement du foie au niveau du rebord costal peut en détacher une partie, qui forme alors une tumeur mobile. (Potain.) — « Le foie, dit Foussagrives, chassé par le corset étroit, à la manière d'un noyau de cerise pressé entre les doigts, va parfois chercher un refuge jusque dans le bassin. » — Suivant Hayem, la constriction est sus-hépatique, hépatique ou sous-hépatique, mais les inconvénients sont à peu de chose près les mêmes. — Gravelle hépatique, trois fois plus fréquente chez la femme. — Abaissement de la partie médiane du côlon transverse qui forme un V. — Brides de péritonite chronique, allant de la face inférieure du foie ou de la vésicule biliaire au pylore, au duodénum ou encore à l'angle droit du côlon. (Hayem.) — Saillie de l'abdomen par compression de la base du thorax. — Pour juger des troubles que le corset apporte dans les fonctions digestives, il suffit de voir la peine qu'une femme éprouve à remettre son corset après le repas.

TROUBLES DE L'APPAREIL CIRCULATOIRE. — Gêne de la circulation abdominale et des membres inférieurs par suite de la pression du foie sur la veine cave inférieure. — Compression du cœur ; d'où gêne de la circulation des membres supérieurs, de la tête et du cœur. Congestion du visage. Épistaxis. (Eisner.) — Dilatation cardiaque. Palpitations, Syncope. Au théâtre, c'est l'accident pour lequel le médecin de service est le plus fréquemment appelé, et son premier soin est de faire dégrafer le corset. — La mort subite a été observée. A. Paré attribue à la seule constriction du corset la mort d'une jeune mariée, au milieu de la cérémonie nuptiale. Un accident analogue est arrivé à Washington, le 24 décembre 1895.

TROUBLES DE L'APPAREIL URINAIRE. — Mobilité et déplacement du rein droit refoulé par le foie. — Envies fréquentes d'uriner, dues à la compression de la vessie par le refoulement de l'intestin.

TROUBLES DE L'APPAREIL GÉNITAL ET DE SES ANNEXES. — Abaissement, renversement de l'utérus ; d'où stérilité, métrites, douleurs abdominales et lombaires, troubles de la menstruation, hémorrhagies utérines. « L'usage du corset, dit Serres, n'est pas seulement funeste à celle qui le porte ; si nous n'y prenons garde, il atteindra la race. Car cette mode ridicule et meurtrière s'attaque à la source même de la vie et tend à l'altérer. » Il peut déterminer chez le fœtus certaines difformités et même la mort ainsi que celle de la mère. Gerdy a cité un cas de mort subite, tiré de la clinique de Pelletan. « Il s'agit d'une jeune actrice de l'Odéon, enceinte de sept à huit mois, qui était obligée de dissimuler sa grossesse ; elle se fit sangler avec tant de violence avant d'entrer en scène qu'elle y succomba. » Le Dr Poncet, en 1895, a communiqué à l'Académie de médecine l'observation d'une jeune femme de 23 ans, morte d'opération césarienne, pour avoir, au cours de la grossesse, tenu son corset trop serré. — L'avortement par constriction du corset est une éventualité bien connue, et il n'est pas une fille mise à mal qui n'en fasse l'essai dès les premiers indices de grossesse, dès le « premier coup de talon ». Dans Une histoire sans nom, de Jules Barbey d'Aurevilly, la baronne de Ferjol donne ce conseil à sa fille, enceinte des œuvres du Père Riculf (1).

Outre l'avortement, la pression extérieure du corset, en empêchant le développement de l'amnios, détermine aussi la plupart des malformations et des monstruosités. (Dareste, Cruveilhier.)

Aplatissement, froissement des seins. Affaissement et excoriations des mamelons. « La chaleur de la partie supérieure amollit et gâte les mamelles ; la compression qu'éprouvent les seins dans l'enfance,

---

(1) « Et ce n'était pas seulement le visage qu'il fallait dissimuler! C'était ce ventre, qui aurait tout révélé aux regards les moins observateurs, et pour cela, elle laçait elle-même le corset de Lasthénie, et elle ne craignait pas de le serrer trop fort et de lui faire mal... Dans l'espèce d'exaspération où elle vivait, par le fait du silence obstiné de sa fille, Mme de Ferjol avait quelquefois, en la laçant, une main irritée ; et si sa main crispée apparaît, et si la pauvre exsudate poussait sous cette pression un gémissement involontaire : « Ah! lui disait-elle avec une dureté ironique, il faut bien souffrir un peu pour se cacher quand on est coupable... »

non seulement les affaiblit, mais en détruit les bouts; une infinité d'enfants nouveau-nés périssent parce que les mamelles de leurs mères en sont dépourvues, et dans les cas où les bouts ne sont pas absolument détruits, ils sont en si mauvais état, si petits et si faibles, que la plupart des mères qui allaitent souffrent considérablement des inflammations et des abcès des mamelles. » (Bernard-Christophe Faust, *À l'Assemblée nationale; sur un vêtement libre unique et national à l'usage des enfants*, 1792.)

TROUBLES DU SYSTÈME MUSCULAIRE. — Affaissement et atrophie des muscles comprimés ou inactifs, principalement des muscles longs du dos qui, par suite de leur inaction prolongée, empêchent les femmes de se tenir debout quand, arrivées à un certain âge, elles veulent se passer du corset. (Winslow.) — Refoulement du diaphragme. — Efforts musculaires difficiles ou dangereux. (Bouvier.) — Difficulté extrême de certains mouvements pour se baisser ou se relever, à la suite d'une chute, par exemple. La femme étranglée dans son corset ressemble aux chevaliers du moyen âge, emprisonnés dans leurs armures; désarçonnés et jetés à terre, ils étaient réduits à l'immobilité absolue. — La constriction des muscles abdominaux est nuisible aux fonctions digestives; elle n'est utile qu'en cas de relâchement de la paroi abdominale ou d'éventration.

LÉSIONS DIVERSES. — Excoriations au voisinage des aisselles. — Inflammation des ganglions lymphatiques. (Bouvier.) — Érythème chez les femmes grasses. — Demarquay rapporte le cas rare (mais cependant bon à faire connaître) d'un homme qui eut, un jour, des rapports avec une femme incomplètement déshabillée. Il se blessa contre le busc du corset et se fit ainsi une plaie contuse, limitée, il est vrai, mais fortement hémorrhagique.

Monin, reproduisant cette observation dans son *Hygiène des deux sexes*, la fait suivre philosophiquement de cette réflexion : « Il est des gens nés sous une mauvaise étoile ! »

Avantages du corset. — Les détracteurs du corset sont plus nombreux que ses apologistes. Parmi ces derniers, nous trouvons quelques rares médecins et tous les industriels qui, à l'exemple de M. Josse, vantent leur orfèvrerie et protestent contre la comparaison de Percy, assimilant une *Fabrique de corsets* à une *Fabrique de poisons lents*.

En 1759, le sieur Doffemont, maître et marchand tailleur de

corps, publie un *Avis très important au public sur différentes espèces de corps et de bottines de nouvelle invention*.
Il nomme modestement son corset : *Corps de santé*.

Voici, dit-il, ce qui m'en a donné la première idée. J'ai sçu que
M. Fagon, premier Médecin du Roi Louis XIV, avoit conseillé à
Madame la Dauphine de faire usage de Corps aisés, qui lui soutinssent
l'estomach, le ventre et les reins, pour remédier à différentes douleurs
dont elle se plaignoit dans ces parties, et qu'en effet, Madame la
Dauphine en avoit été considérablement soulagée, en ayant fait usage ;
j'ai travaillé sur les moyens d'entrer dans les vûes de ce célèbre
Médecin, et je crois pouvoir avancer avec certitude que mes *Corps
de Santé* ont toutes les conditions qu'il exige. Ils maintiennent la
taille dans son état naturel et soutiennent l'estomach, la poitrine, le
ventre et les reins dans un état si parfait, qu'aucune partie ne se
trouve gênée, pas même du dessous ni du devant des bras.

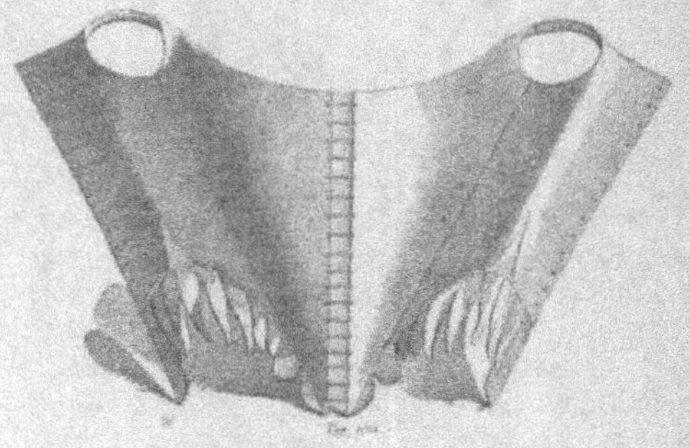

FIG. 199.

Reisser l'aîné, le « tailleur pour femmes » établi à Lyon, publia,
en 1770, l'*Avis important au sexe* ou *Essai sur les corps
baleinés pour former et conserver la taille aux jeunes personnes*. Il répond avec adresse aux critiques des philosophes et
des médecins de l'époque en faisant l'éloge, non pas *du* corset,
mais de *son* corset (fig. 199) qui, dit-il, ne présente que des
avantages.

Nous relevons dans son opuscule une réflexion qui con-
damne l'usage des corps et dont il tire ingénieusement parti
pour faire valoir sa marchandise. Il cite ce vers :

L'esprit qu'on veut avoir gâte celui qu'on a.

et ajoute : « Il en est de même de la taille ; celle qu'on cherche à faire paraître nuit à celle que nous avons reçue de la nature. »

Donnons enfin l'avis d'un des spécialistes les plus compétents de notre époque, M. Léoty, qui a fait sur le *Corset à travers les âges* une étude des plus intéressantes et dont voici la conclusion :

Le corset de nos jours n'est plus une prison, comme on disait jadis, mais une agréable maison de retraite qu'on sait singulièrement embellir et orner, et s'il était funeste au développement du corps ou au fonctionnement des organes qu'il enveloppe, les médecins devraient le *proscrire* ; or, tout au contraire, ils le *prescrivent* et nombre de clientes nous sont quotidiennement envoyées par les docteurs les plus connus.

Nous extrayons le passage suivant d'une interview que le même praticien eut, depuis, avec un rédacteur du *Figaro :*

— Monsieur, voyez ce corset Louis XVI ! Tâtez ce busc d'épaisse baleine, descendant comme une barre de fer sur le corps souple de la femme. Voilà l'instrument de supplice. Comparez à cela le corset moderne, qui pèse à peine 200 grammes, souple comme un gant, contourné dans ses coutures pour s'adapter à toutes les formes du corps et à tous ses mouvements. Où est le danger ?

— Le danger est que la femme se serre trop.

— Parbleu ! On peut se suicider de cent façons différentes. Ne pourriez-vous pas aussi vous étrangler avec cette cravate légère que vous portez au cou ?

— Sans doute, mais la coquetterie ne m'y oblige pas, et d'ailleurs, elle n'y réussirait pas.

— Mais c'est une erreur de croire que la femme élégante se serre.

« Le corset doit simplement modeler le corps et non le comprimer. Tant pis pour les folles qui croient s'amincir en serrant trop fort ! Elles se déforment, voilà tout.

« Et puis, pourquoi médire du corset au point de vue esthétique, alors qu'il nous donne des lignes encore très agréables chez celles qui ont perdu la correction des lignes. Et elles sont nombreuses !

« Et la femme âgée et forte, à quoi ressemblerait-elle sans un corset qui maintienne le corps sans l'étouffer ?

« Vous voyez que le corset, bien compris, est indispensable, et qu'on n'a rien inventé de mieux pour la silhouette de la femme, qu'elle soit jeune et bien faite ou âgée et difforme.

— Cependant, la femme peut en souffrir dans sa maternité.

— Nullement ! Le corset s'adapte à toutes les situations. Je ne puis entrer dans de plus amples détails, mais soyez sûr qu'il est une aide et non une gêne, quand la femme le veut bien. Nous ne sommes pas responsables des autres. »

Passons au corps médical. Parmi les rares médecins qui, au siècle dernier, firent l'éloge du corset, figurent au premier rang Platner et Le Brand.

Ce dernier conseille même aux enfants l'usage des corps baleinés, pourvu qu'ils puissent se retourner tous les jours.

Avec cette précaution, le corps ne se moulera pas sur le corps de l'enfant, et n'en prendra pas la figure ; la baleine perdant le lendemain le mauvais pli qu'elle avait pris la veille.

Il serait encore préférable de changer chaque jour de corset, comme on le fait pour les chaussures.

Mais le champion le plus convaincu de notre siècle fut peut-être le docteur Bouvier, qui émit cette idée originale :

Nous avons entendu naguère notre vénérable maître, M. le professeur Roux, s'écrier avec l'accent d'une conviction profonde, que tous les hommes devraient porter un suspensoire. Ne peut-on pas dire à aussi juste titre que toutes les femmes adultes, pour peu qu'elles aient un embonpoint normal, devraient porter un corset, vrai suspensoire des glandes mammaires, non moins sensibles que les glandes spermatiques, non moins exposées à des secousses et à des tiraillements dangereux ?

Le docteur Lutaud reconnaît au corset de précieux avantages :

C'est là un véritable soutien pour la femme, qui constitue en quelque sorte comme le dossier d'une chaise ou d'un fauteuil contre lequel toute la partie supérieure du corps se repose. Le corset est un accessoire indispensable pour soutenir les jupes, les jupons, tous les vêtements inférieurs de la femme, vêtements dont le poids total atteint sept, huit kilos, davantage même depuis que le juponnage a pris tant d'importance. Comment maintenir toute cette masse si l'on n'avait le corset ? Ce ne pourrait être que par des cordons, qu'il faudrait forcément serrer beaucoup, ce qui ne manquerait pas de blesser la taille.

Notre confrère eût pu ajouter que le corset sert encore à fixer les *jarretelles* élastiques, qui se pincent au haut des bas et remplacent les jarretières (fig. 200).

Le docteur Félix Regnault admet le corset comme ceinture, et le réprouve comme fourreau compresseur. Pour lui, la striction modérée de ce vêtement sur les viscères abdominaux serait loin d'être pernicieuse à la santé :

Il n'est pas mauvais de se serrer l'abdomen. En dehors de l'utilité de cette pratique en temps de famine, en dehors même de l'usage thérapeutique de la ceinture hypogastrique (ceinture de Glénard pour la gastroptose, l'entéroptose, etc., etc.), ne voyons-nous pas les hommes habitués aux exercices physiques se ceindre la taille de la ceinture de gymnastique? Aussi, est-ce avec raison que M. Charles Blanc nous dit, dans l'*Art de la parure et dans le vêtement*, que les races agiles, les Basques, les Espagnols, les Corses et, en général, les peuples montagnards, se ceignent les reins et n'en sont que plus propres à la marche et aux fatigues.

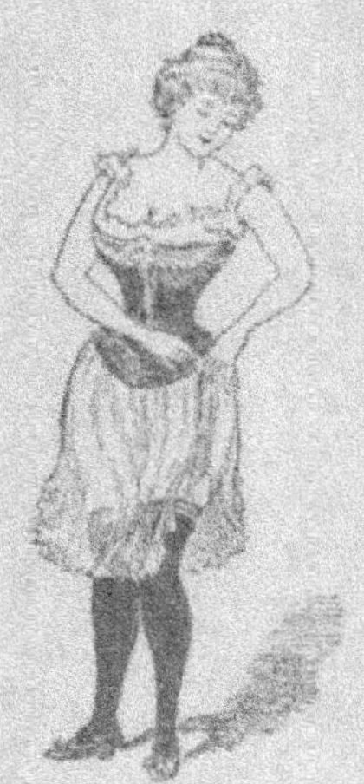

Fig. 200. — Tête du *Parfait nouvelliste.*

Les Romains appelaient « *alte cinctus*, ceint haut » l'homme courageux, prêt à l'action, et « *discinctus* » l'indolent, l'énervé, le soldat sans cœur. « Méfiez-vous, disait Sylla en parlant de César, de ce jeune homme à la ceinture lâche. »

En contractant le volume des viscères, la ceinture les rend plus faciles à porter. Elle est à l'homme ce que la sangle est au cheval.

La ceinture hypogastrique semble donner un appui utile aux muscles abdominaux. C'est un usage général de serrer les muscles auxquels on veut donner le maximum de force ; ainsi les portefaix mettent à leur poignet un anneau de cuir, quelle que soit du reste l'explication qu'on veut donner à ce fait.

En tant que ceinture serrant modérément le ventre, le corset est donc utile.

Citons enfin comme témoin à décharge une doctoresse, Mme Edwards Pilliet, qui dépose en toute connaissance de cause :

Un corset serré au delà du bon sens déforme le foie, en diminue le volume, il agit également sur les poumons, sur l'estomac, c'est entendu ; mais enfin il y a une limite à tout. Ce ne peut être que des troubles, plus ou moins graves, je le veux bien, mais qui avertiront suffisamment la victime lorsqu'ils deviendront dangereux.

Après tout, on n'est pas le bourreau de soi-même, et il y a un moment où l'on cesse de trouver du plaisir à se faire souffrir, fût-ce pour être jolie.

Entre autres avantages du corset, il en est un qui n'est pas à dédaigner : il sert, à l'occasion, de cuirasse protectrice contre les contusions et les blessures. Ainsi la fille du chirurgien Just-Lucas Championnière dut peut-être la vie à l'une des baleines de son corset, qui amortit le choc d'une balle de carabine Flobert, avec laquelle un jeune étourneau de télégraphiste chassait des moineaux aux Champs-Élysées.

Rappelons enfin les avantages des *corsets de liège*, imaginés au XVIIIe siècle par le sieur Bell, de Londres. Ces appareils, outre leur légèreté, permettaient de sauver une personne tombée à l'eau, comme les *gilets hydrostatiques* de la même époque, que l'on pouvait gonfler d'air, en dix ou douze minutes (1).

À l'incendie du bazar de la Charité, en mai 1897, quelques corsets ont servi à établir l'identité de plusieurs cadavres méconnaissables. C'est ainsi que fut reconnue Mlle Élise Blouska, bibliothécaire de M. Jules Claretie, âgée de soixante-deux ans, qui portait un corset rembourré sur la face dorsale. Ce détail fut donné par M. Clémenceau qui le tenait de la sœur de la victime.

Un autre incident des plus poignants s'est produit par suite d'une méprise due à la couleur d'un corset. M. Chabot cherchait le cadavre de sa fille ; il croit le reconnaître. Le buste qu'il a sous les yeux est comprimé dans un corset *noir*. Or il sait que sa fille avait acheté pour la fête un corset *blanc*. Ce corps n'est donc pas celui qu'il cherche. Il retourne désespéré chez lui.

— J'ai bien cru retrouver l'enfant, dit-il à sa femme. Je me trompais... Celle qui lui ressemblait avait un autre corset que le sien.

(1) *Journal de Paris*, 11 août 1787.

— Quel corset? s'écrie la mère.

— Ah, pas celui qu'elle avait acheté!

— Elle ne l'a pas mis! Il n'allait pas. Elle avait son corset noir.

A ces mots, le père bondit, criant : « C'est elle! » et il repart pour le Palais de l'Industrie où les corps étaient exposés. Il se dirige vers l'endroit où était la jeune fille au corset noir. La place est vide... Le malheureux père est parti convaincu que c'est une autre famille qui a le corps de sa fille.

Opinions diverses sur le corset. — Jusqu'ici nous n'avons exposé que les opinions des fabricants et des médecins pour ou contre la liberté des gorges; nous allons produire les avis contradictoires de personnages étrangers à la confection des corsets et à l'art médical.

Donnons d'abord la parole aux dames qui, étant juges et parties, ne peuvent apporter qu'un témoignage partial, quoique sincère, comme toute déposition sur soi-même. Convaincues que pour être belles il faut souffrir, elles se résignent avec satisfaction au supplice de la cangue depuis leur plus tendre jeunesse; elles finissent même par trouver de l'agrément dans leur instrument de torture, tant il est vrai que, comme l'a dit Molière,

> ...dans l'objet aimé tout nous devient aimable;
> On compte les défauts pour des perfections.

Mme de Maintenon fait, à une demoiselle sortie de Saint-Cyr, cette recommandation importante :

Ne soyez jamais sans corps (sans *corset*, en déshabillé) et fuyez tous les autres excès qui sont à présent ordinaires, même aux filles, comme le trop manger, le tabac, les liqueurs chaudes, le trop de vin, etc.; nous avons assez de vrais besoins sans en imaginer encore de nouveaux, si inutiles et si dangereux.

Mme de Genlis (1746-1830), dans son dictionnaire des *Étiquettes de la cour*, considère les *corps baleinés* comme des protecteurs tutélaires contre les affections des voies respiratoires; elle pense avec M. Andry (1758), l'auteur de l'*Ami des hommes*, que « le corset perfectionne l'espèce humaine »;

On a beaucoup déclamé contre les corps, qui sont en effet très dangereux lorsqu'ils sont trop étroits ; mais quand ils ne gênoient pas, ils élargissoient prodigieusement la poitrine en jetant les épaules en arrière. On a remarqué que, depuis qu'on n'en porte plus, les maladies de poitrine sont infiniment plus communes parmi les femmes. Enfin les corps baleinés avoient un grand avantage, celui de préserver les enfants du danger de presque toutes les chutes.

Le philosophe Rousseau, hygiéniste à ses heures, tient un langage différent :

Les femmes grecques ignoraient l'usage de ces corps de baleine par lesquels les nôtres contrefont leur taille plutôt qu'elles ne la marquent. Je ne puis concevoir que cet abus, poussé en Angleterre à un point inconcevable, n'y fasse pas à la fin dégénérer l'espèce, et je soutiens même que l'objet d'agrément qu'on se propose en cela est de mauvais goût. Il n'est point agréable de voir une femme coupée en deux comme une guêpe, cela choque la vue et fait souffrir l'imagination. La finesse de la taille a, comme tout le reste, ses proportions, sa mesure, passé laquelle elle est certainement un défaut ; ce défaut serait même frappant à l'œil sur le nu ; pourquoi serait-il une beauté sous le vêtement ?

Je n'ose presser les raisons sur lesquelles les femmes s'obstinent à s'encuirasser ainsi : un sein qui tombe, un ventre qui grossit, etc., cela déplaît fort, j'en conviens, dans une personne de vingt ans, mais cela ne choque plus à trente ; et comme il faut, en dépit de nous, être en tout temps ce qu'il plaît à la nature, et que l'œil de l'homme ne s'y trompe point, ces défauts sont moins déplaisants à tout âge que la sotte affectation d'une petite fille de quarante ans.

Tout ce qui gêne et contraint la nature est de mauvais goût ; cela est vrai des parures du corps comme des ornements de l'esprit...

Que les femmes coquettes méditent cet apologue du célèbre Cuvier :

Ce savant, raconte Debay, conduisait une jeune dame, pâle et chétive, dans ses serres du Jardin des Plantes. La dame s'étant arrêtée pour admirer une fleur au port gracieux, aux brillantes couleurs, le savant lui dit : « Naguère, Madame, vous ressembliez à cette fleur, et demain cette fleur vous ressemblera. » En effet, le lendemain, Cuvier ramena la dame qui poussa un cri de douleur en apercevant la jolie fleur de la veille, pâle, courbée, languissante ; elle en demanda la cause, et l'illustre professeur lui répondit : « Madame, cette fleur est votre image, comme vous elle languit sous une cruelle étreinte » ;

et il lui montra une ligature circulaire qu'on avait pratiquée sur la tige de la fleur. « Vous vous fanerez de même, ajouta-t-il, sous l'affreuse compression de votre corset; vous perdrez les charmes de votre jeunesse si vous n'avez assez d'empire sur la mode pour abandonner ce dangereux vêtement. »

Les souverains, malgré leur toute-puissance, durent toujours battre en retraite quand ils voulurent s'attaquer à la citadelle inexpugnable de la mode.

Nous avons cité l'expérience de l'empereur Joseph II qui, pour éloigner les femmes honnêtes de l'usage du corset, l'infligea comme châtiment aux prisonnières. On sait que cette expérience produisit le résultat contraire; ce qui justifie la boutade du Dr Réveillé-Parise :

Si, par un caprice de la mode, le corset venait tout à coup à être proscrit, combien de femmes se trouveraient heureuses! et si plus tard, on infligeait comme peine corporelle le port d'un corset, ainsi qu'on inflige la *cangue* aux Chinois, à coup sûr les femmes jetteraient de hauts cris et se révolteraient contre la barbarie du supplice.

Napoléon Ier disait au Dr Corvisart, à la fin du premier Empire, quand le corset bas fit une légère réapparition : « Ce vêtement d'une coquetterie détestable, qui meurtrit les femmes et maltraite leur progéniture, n'annonce que des goûts frivoles et me fait pressentir une décadence prochaine. »

A la coquette Mme du Cayla, Louis XVIII écrivait : « Vous seriez la plus jolie femme de mon royaume si, méprisant une mode absurde, vous abandonniez cet affreux corset qui enlaidit la nature. »

C'était aussi, nous le savons, l'opinion du rigide Charles X.

On demandait à Mme Tallien, la femme du conventionnel, comment elle s'y était prise pour conserver, malgré son grand âge, tant de fraîcheur et de beauté juvéniles. Elle répondit :

— Je n'ai jamais sacrifié au mauvais goût, je n'ai jamais porté de corset!

Les poètes, les artistes ont honni le corset. Gautier a exhalé sa mauvaise humeur dans cette boutade : « Le corset! cette toile qui a la prétention de cacher et de soutenir le marbre! » mais, en contemplateur de l'antique, il pensait à la statuaire grecque.

Gabriel Prévost accuse le corset de déformer la partie inférieure du trône :

Tous les gens qui ont fréquenté les ateliers savent que, même chez les femmes qui n'ont pas eu de grossesses, il est impossible de trouver un ventre bien fait ; la faute en est à l'odieux corset qui, par sa pression à hauteur des hanches, fait l'effet d'une ficelle sur un boudin. Les organes internes, chassés de leur place normale, refluent vers le ventre, qu'ils déforment.

Kératry (1) demandait à Prud'hon, le Corrège français, à la vue d'une *Vénus au bain*, s'il s'était souvent servi du modèle pour cette composition ?

Il nous répondit négativement et déplora l'indigence des ressources que Paris pouvait offrir en ce genre. Suivant lui, nos femmes ne manquent ni de morbidesse ni de correction dans la portion du corps inférieure à la taille, tandis que chez presque toutes la partie supérieure est défectueuse. L'habile artiste crut devoir en accuser l'usage des corsets.

Cependant il paraît qu'aujourd'hui les professionnelles du nu s'astreignent à ne point porter de corset (2) ; mais leur thorax n'en n'est pas moins déformé par l'atavisme.

D'ailleurs nos sculpteurs considèrent le corset d'un œil assez indifférent, et ne l'accusent plus de lèse-esthétique. Ainsi M. Rodin pense, tout à l'opposite de Prud'hon, que le corset ne porte aucune atteinte aux formes divines de la femme :

Sans conteste, le corset tyrannise les formes ; mais la nature, qui ne perd jamais ses droits à la beauté, s'en arrange tout de même. Comme l'arbre reste beau, sous la torture du jardinier, la femme, victime de la mode, reste encore la seule chose belle et caractéristique de notre époque sans goût.

Elle peut rivaliser de beauté avec ses sœurs de l'antiquité qui pourtant n'ont pas connu le corset.

Voyez les femmes des pays d'Orient ; voyez les femmes du premier Empire : elles n'ont pas d'armures, et, sous la robe longue et majes-

____

(1) *Examen philosophique sur le beau et le sublime* (1823).
(2) Un dessin de Roedel donne l'opinion d'un modèle sur l'impôt du corset : — Moi, tu sais, il me laisse froide.

tueuse, elles sont d'une beauté de formes irréprochable. Eh bien ! nos contemporaines ressemblent aux femmes du Directoire, et les Européennes n'ont rien à envier aux Orientales.

L'opinion de M. Injalbert est non moins optimiste et consolante que celle de son collègue :

Ce que je pense du corset ? c'est qu'il a été inventé par des femmes dont la maturité avait besoin d'un tuteur.

La femme jeune n'a pas besoin de corset. Elle est belle et séduisante comme tout ce qui a l'éclat de la jeunesse.

Si elle pouvait s'affranchir de cette mode tyrannique, la femme y gagnerait, d'abord de se mieux porter, ensuite de donner à sa beauté un développement que le corset restreint.

... L'art, pour nous, c'est appliquer à la matière la forme idéale. Notre rêve nous y aide un peu, le modèle fait le reste. Or, les femmes qui nous servent de modèles portent rarement de corset et il s'ensuit que leurs formes approchent beaucoup de la perfection.

En résumé, nous verrions — nous les artistes — avec plaisir disparaître le corset : mais nous ne saurions nous désoler s'il reste. Les siècles passent et la femme, qu'elle ait un corset ou qu'elle n'en ait pas, est toujours belle.

A propos d'une pétition, par laquelle un brave homme demandait à la Chambre des députés d'interdire ou de taxer fortement l'usage du corset (1), le *Gaulois* eut l'idée de demander leur opinion sur ce sujet aux plus jolies actrices de Paris. Voici le résultat de cette enquête épistolaire. « On verra, dit le rédacteur, que quelques frondeuses se sont affranchies de cette servitude vestimentaire ; nous convenons que ce sont les plus fermes. »

Commençons par celle qui, d'une main légère, a traité les sujets les plus épineux, Gyp, le spirituel auteur de *Autour du Mariage*.

« Je trouve, en arrivant ce soir de la mer, votre petit bleu daté d'hier. Je pense qu'il est trop tard pour vous dire que je suis de toutes mes forces contre le corset. Pourquoi ? Parce que je trouve que c'est affreux, malsain, disgracieux ; que ça « banalise » les tailles ; que ça abîme celles qui sont jolies, sans embellir celles qui sont laides.

« Recevez, monsieur, l'expression de mes sentiments très distingués.   GYP. »

____
(1) V. page 340.

Voici encore une femme de lettres, et des plus écoutées :

« Un habitant de Laputa sous les yeux de qui tomberait un corset demanderait pour quel délit est appliqué cet instrument de torture. Vous dites que j'exagère ? Cependant il en faut de spéciaux, et très atténués, pour le cheval et la bicyclette, le boating, la chasse, le tennis, tout ce qui demande le libre jeu des muscles et des poumons, y compris le chant. Je ne parle pas des femmes qui écrivent, car elles sont dans leur tort en se livrant à un exercice aussi contraire aux bienséances de leur sexe. Faites seulement l'expérience du corset sur une femme qui n'en a pas l'habitude — au bout d'une heure elle râlera. Cela me semble condamner, hors les cas de force majeure, cette cuirasse quasi à l'épreuve de la balle, dans laquelle, par une absurde routine, tant de femmes qui n'ont rien à se reprocher, ont la naïveté d'emprisonner leurs jeunes formes.   Marie-Anne de Bovet. »

Mlle Reichenberg, de la Comédie-Française, à qui nous avons rappelé le mot de Napoléon à Corvisart, au sujet du corset : « une coquetterie de mauvais goût », nous répond :

« Oh ! une coquetterie de mauvais goût ! Mais le corset, c'est un des vêtements ordinaires de la femme, comme la ceinture, la chaussure, les gants, je ne sais plus, moi ! J'en ai toujours porté et m'en suis fort bien trouvée. Coquetterie de mauvais goût, pourquoi ? D'ailleurs, je n'ai pas qualité pour donner un avis particulier, cela a si peu d'importance pour moi, un corset ! un vêtement léger, fait d'un rien, serrant la taille doucement, très doucement !...
              Suzanne Reichenberg. »

Mlle Bartet nous écrit :
« Rien qu'une ligne de *Francillon*, mais combien significative !
« Le corset ? Fi l'horreur ! »

Mme Jane Hading :
« Main de fer ou gant de velours, voilà le corset ! Depuis mon voyage en Amérique, je suis pour la guerre de l'Indépendance ! »

Mme Worms-Barretta, la charmante sociétaire du Théâtre-Français, veut bien donner son opinion verbalement :
« Dites que, en principe, je suis contre le corset. Je l'admets dans certains cas, mais à la condition qu'il soit léger, court et très souple, quelque chose comme une brassière qui ne fait qu'enserrer la taille d'une façon discrète. Ma fillette, qui a trois ans, sera élevée dans ces principes. Et si, plus tard, elle renonce au corset, là, mais tout à fait, c'est sa maman qui sera contente !

L'avis de *Madame Sans-Gêne* était précieux à recueillir :

« Mon opinion sur le corset? Chaque époque a ses exigences pour être du *temps* ; le corset, à mon avis, a autant d'importance que la coupe du costume.

« Pour aller bien, le corset Louis XV doit être un véritable supplice. Dans *Sans-Gêne*, au contraire, deux rubans suffisent (je parle pour moi).

« De nos jours, le moins de corset possible ; toujours des rubans — laissant le dos et les hanches libres. Les Françaises sont trop minces et trop bien faites pour avoir besoin du plus léger appui ; pas une de vos lectrices ne me contredira.   RÉJANE. »

« Le corset, à mon avis, est très utile, dans certains cas, à la ville comme au théâtre. Pour ne parler que du théâtre, le corset a sa raison d'être dans les rôles de nos jours ou dans les costumes Louis XV, comme dans *Manon*, par exemple. Il est absolument inutile dans des pièces antiques comme *Thaïs* et *Phryné*, où je m'en passe, et très volontiers.   SYBIL SANDERSON. »

« C'est une question bien délicate à trancher, monsieur, que celle du corset, et je ne suis pas assez savante pour en faire l'apologie ou la critique.

« Toutefois si j'avais eu l'avantage inappréciable — pour une artiste, surtout — de rester svelte, j'aurais assurément suivi l'exemple de Mᵐᵉ Tallien, qui ne consentit jamais à enserrer sa taille dans une prison de fer.

« Et cependant, je dois au corset une joie quotidienne, car l'ennui de le mettre tous les matins n'est pas comparable, selon moi, au plaisir de l'ôter tous les soirs.   ANNA JUDIC. »

« Fi ! la sotte cuirasse pour une femme coquette ! Jusqu'à vingt-cinq ans, elle peut s'en passer. Moi, je m'en passe et j'ai adopté l'adorable petite brassière, d'une élégance si raffinée, en satin blanc rehaussé de valenciennes.   DARLAUD. »

« Puisque vous voulez mon humble avis sur le corset, je suis contre et n'en porte pas.   ROSA BRUCK. »

« Vous me demandez, cher monsieur, mon avis sur le corset.

« Je le trouve utile à toutes les tailles.

« Quant à moi, je l'apprécie, je m'en sers et il ne me serre pas !
                        MARCELLE LENDER. »

Quant à Mme Granier, elle nous répond par le téléphone :

« Moi, j'suis comme Hortense :

« J'trouve qu'ça n'a pas d'importance !   JEANNE GRANIER. »

« CHER MONSIEUR,

« Toutes les femmes, grosses ou minces, avouent difficilement les services rendus par le corset... Comme si *toutes* pouvaient s'en passer sans être disgracieuses ! Eh bien, moi, j'avoue que depuis que j'engraisse un peu, je m'en sers très rarement, mais quand je n'avais rien, absolument rien, pour bomber mes corsages, mon corset avait deux fameux petits goussets pleins de coton réparateur : et ma foi je leur garde une petite reconnaissance, aux corsets...

YVETTE GUILBERT. »

Enfin Mlle X..., d'un des très grands théâtres du boulevard, qui ne veut pas qu'on la nomme :

« Le corset est un confident qui rit comme une petite baleine. Je n'aime pas faire des confidences.   X... »

Joignons à ce *referendum* l'opinion rétrospective d'Augustine Brohan, inscrite dans l'*Autographe* de Villemessant :

« Jusqu'à quarante ans, une femme fait son corset pour sa taille. Après quarante ans, elle fait sa taille pour son corset. »

Aux opinions des actrices, ajoutons celles de critiques dramatiques et de publicistes qui se sont occupés de la question. M. Henry Fouquier, aussi indulgent que galant, prend la défense de l'accusé :

Le corset n'est-il pas la pierre angulaire, pourrait-on dire, de cet édifice qui est la toilette d'une femme élégante d'aujourd'hui ? Tout d'abord il dessine la taille, et la finesse de la taille, sans aller à l'exagération, est devenue essentielle à notre conception esthétique de la beauté. Sans lui, les jupons ne sont plus possibles à ajuster. Il faudrait, tout droit, en revenir aux vêtements flottants, aux ceintures lâches, à la contrefaçon du costume antique, telle que nous la connûmes pendant le Directoire et les beaux jours de Mme Tallien. Mais, sans médire des femmes, combien pourraient affronter ce retour à la demi-nudité antique ? Et combien le voudraient ?

Les insurrections contre la mode sont destinées d'avance à être vaincues. Je parierais que si nos Parisiennes faisaient serment de ne plus porter de corset, il y aurait autant de parjures que de conjurées. ... Mais, au moins en fait de toilette, on peut accorder que les opinions

« centre-gauche » sont les opinions des hommes sages. Ne rien outrer, c'est le secret du bon goût, en matière de toilette principalement.

Tout au contraire, M. Jules Lemaître exécute sans pitié le coupable :

Le corset est la pièce essentielle et secrètement génératrice de tout l'ajustement féminin ; et la maternité ni l'allaitement ne souffrent le corset. Tirez la conclusion : elle est lamentable.

La toilette actuelle des femmes est l'irréconciliable ennemie de leurs devoirs naturels : voilà la vérité !

M. Francisque Sarcey, dans sa conférence sur le *Glorieux* de Destouches, à l'Odéon, fit sur le corset une digression qui manquait peut-être d'à-propos :

Dernièrement, dans les journaux de modes, on se demandait s'il fallait ou non porter des corsets. A mon avis, il en faut ; mais les meilleurs sont ceux qui épousent les rondeurs de la taille, qui sont faits sur la personne. Si vous prenez une armature d'acier, inflexible, elle ira très bien si la femme est faite pour y entrer ; si au contraire la femme n'est pas faite pour y entrer, il y aura peut-être des gens qui auront, un jour, la curiosité de l'ôter, et qui n'y trouveront rien ou peu de chose.

Un membre de l'Institut, M. d'Arsonval, dit avec humeur :

Si je n'étais homme, je voudrais l'être, ne serait-ce que pour être délivré du supplice du corset. Mais tout ce que pourront dire les médecins contre lui, n'empêchera pas les dames de continuer à le porter, car il avantage le plus grand nombre.

Un homme moins grave, qui fut célèbre pendant une semaine, M. Robin, l'ex-directeur de l'orphelinat de Cempuis, voulait remplacer le corset par le trombone qui fortifiait les poumons au lieu de déformer le torse et de déplacer les viscères.

Le moniteur des élégances, la *Vie Parisienne*, fait une remarque qui ne manque pas de justesse :

Le mieux est, sans aucun doute, de ne pas porter de corset, mais il faut pouvoir s'en passer, et le cas est extrêmement rare. On en a plus ou moins besoin (généralement plus que moins). Il y a des corsets qui sont des poèmes, il y en a qui sont laids et bêtes.

Raoul Ponchon, le Villon du *Courrier français*, donne son opinion sur la *Question du corset* :

> Faut-il mettre un corset
> Ou n'en faut-il point mettre ?
> Montaigne dit : qui sait ?
> Et Rabelais : peut-être !
>
> That is the question
> D'ailleurs fort importante
> Dont la solution
> D'abord semble évidente,
>
> Mais la faire plaider
> Par ces dames, je pense
> Qu'autant vaut demander
> Au Pape une audience.
>
> Nulle n'en a besoin
> Nous l'entendons de reste,
> Et c'est un autre soin
> Qu'elles ont en la teste.
>
> Que s'il faut, à mon tour,
> Dire ce que j'en pense,
> Je dirai sans détour,
> Sans me mettre en dépense :
>
> Mon Dieu... cela dépend :
> Si le sein tend sa crête
> Il n'en faut pas ; s'il pend,
> Il convient qu'on l'arrête.
>
> Pour les seins purs et durs
> Comme le plus dur marbre,
> Admirables fruits mûrs,
> Orgueil — oh ! de quel arbre —
>
> Qui craquent sous la dent,
> Ce corset vexatoire,
> Il est bien évident,
> Est superfétatoire.
>
> Mais il en est, Dieu sait !
> Mieux dénommés bélasses,
> Remplissant un corset
> Comme l'eau une tasse,
>
> Pour un qui fait le beau
> Combien c'en est de vagues
> Où tu vas en bateau,
> Et combien sont des blagues !

> Ces autres sont des mous
> Derrière une charrette,
> Cachant sous leurs remous
> Des poissons sans arête,
>
> D'aucuns seront des boules
> De billard dans des bas,
> Qui carambolent, soûles,
> Au plus chaud des combats.
>
> Tu peux avec ceux-ci
> Mis au bout d'une hampe
> Nettoyer ton fusil
> Ou ton verre de lampe.
>
> Un corset pour eux ! c'est
> Encore dérisoire ;
> Suffit-il d'un corset
> Pour contenir la Loire ?...
>
> Mais, lecteur, je crois voir
> Ce qui vous intéresse :
> Vous voudriez savoir
> Quoi pense ma maîtresse
>
> Sur ce sujet ? Tout bas
> Je vais vous en instruire :
> La chère ne sait pas
> Ce que *corset* veut dire.

Dans le *Monde illustré*, le crayon fantaisiste de Maurice Marais a aussi traité à sa façon la question du corset (fig. 201).

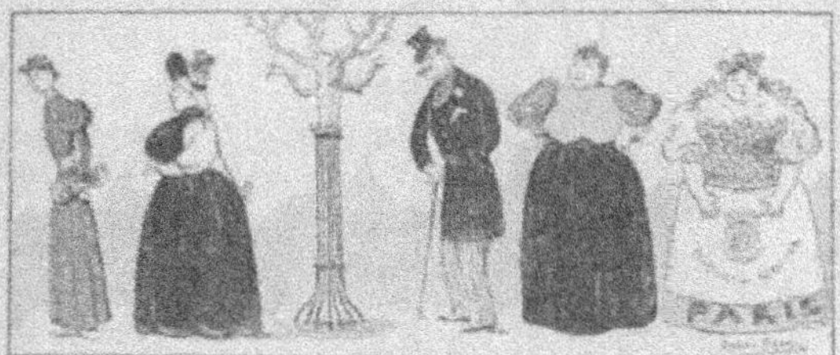

Fig. 201.

« Un monsieur, dit le dessinateur, demande à la Chambre la suppression du corset. — A-t-il raison ? A-t-il tort ? A nos lecteurs de se faire une opinion d'après les réponses de quelques intéressés que nous avons pu interviewer. Suivent les réponses dans l'ordre du défilé des personnages : *Une Anglaise* : « Oune corsett ! Je avais jamais commmpris le ioutilité ! » — *Une Allemande* : « Za embêche pien des téportements ! » — *Un arbre parisien* : « M'enlever mon corset ! Qu'est-ce qui me protégera ? » — *Un vieux beau* : « Et moi, donc ? » — *Maman Cardinal* : « La liberté ! la liberté jusqu'à l'anarchie ! » — *La Ville de Paris* : « Qu'on me l'enlève, moi, mon corset ! J'éclate dedans. »

Citons enfin l'opinion de l'auteur anonyme de l'*Art de la toilette*, qui envisage la question au point de vue de la ligne :

C'est le corset qui fait que quand on voit passer les Parisiennes, il est difficile de démêler en leur provocante beauté ce qui est à elles et ce qui appartient à la corsetière. Préparant l'œuvre du couturier, la corsetière fait de la femme, vivante statue taillée par la nature, la statuette aux gracieuses fragilités, aux formes de convention, mais si séduisantes, vraie besogne du sculpteur qui, dans toute époque élégante, a tenu une bien large place dans l'art de la parure.

De même Louis Veuillot voyait dans le costume « un grand élément de dignité qui doit dessiner la forme ou l'envelopper magnifiquement ». Le corset, accusant le dessin de la forme, serait donc, aux yeux de ce publiciste ultra-montain, « un grand élément de dignité ».

Clôturons ce congrès vestimentaire par les opinions des couturiers qui, dans une question de mode, ont toujours le dernier mot :

Le corset, dit Doucet, est la conséquence de la mode ; mais il n'est pas aussi coupable qu'il en a l'air. Ce n'est pas une armature, c'est plutôt une simple brassière chez les femmes vraiment élégantes.

Paquin dit de même :

Le corset est très calomnié. Il est, à la vérité, le point d'appui de toute la toilette, mais il faut bien que les jupes tiennent à quelque chose, et je ne vois pas que le corps de la femme se trouve mal de ce système plus que séculaire qu'on modifie, en mieux, tous les jours.

Conclusion : Malgré les inconvénients du corset, auxquels

l'industrie moderne cherche sans cesse à remédier (1), et en dépit de toutes les ligues ou sociétés restrictives de Russie, d'Angleterre et d'Amérique, il sera toujours adopté par la femme ayant souci de la grâce et de l'élégance (2). Si des doctoresses, comme Mmes Gaches-Sarraute (3) et Edwards

(1) Depuis une vingtaine d'années, soixante brevets d'invention ont été pris pour la fabrication des corsets; ainsi s'expliquent les nombreux perfectionnements apportés dans leur forme et leur composition. On a successivement augmenté l'élasticité des étoffes, imaginé les œillets mécaniques, remplacé la lourde baleine par de fins ressorts d'acier, combiné des armatures tellement savantes que le corset, agrafé mécaniquement, se retire comme par enchantement. (Larousse, *Dictionnaire universel du XIX° siècle.*)

(2) On en vend chaque année 1,200,000 à Paris. (J. Simon, *L'Ouvrière*, 1861.)

(3) Voici les réformes proposées par cette doctoresse (fig. 202) et publiées par le *Temps*:

« La première condition, suivant elle, que doit remplir un corset, c'est de s'appli-

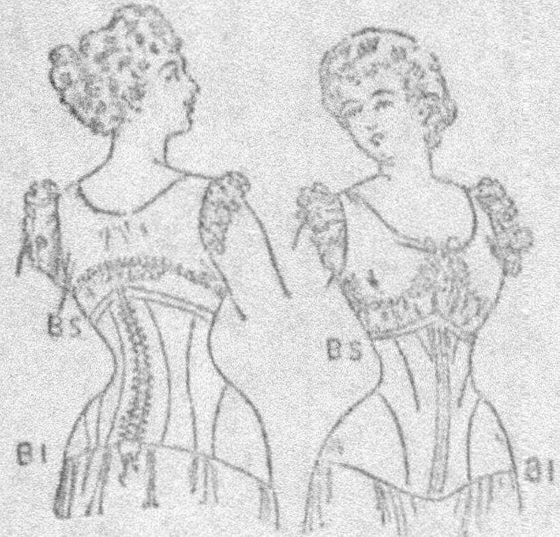

FIG. 202. — Corset rationnel. — BS, Bord supérieur. — BI, Bord inférieur.

quer et de prendre un point d'appui sur les os du bassin qu'on pourra serrer impunément, puisqu'ils sont incompressibles; puis de ne pas comprimer la partie supérieure de la cavité abdominale, cavité qui commence à la pointe du sternum pour finir au pubis.

Pour ce faire et pour être sûr qu'il n'existera pas de compression, il faut que le corset *s'attaque pas le sternum*. En restant très bas au-dessous de la taille, il satisfera aux deux conditions indispensables à son avis: la libération complète du poumon et de la cage thoracique sur les côtés, en même temps qu'il laissera la place nécessaire au développement de l'estomac au-dessus de son bord supérieur en avant.

Au niveau de la taille, il doit présenter une surface absolument plane, correspondant à la largeur des muscles droits, et ne doit commencer à être cintré sur les côtés

Pillet (1), qui ont fait une étude approfondie de ce vêtement intime, ont reconnu, après plusieurs tentatives infructueuses, ne pas pouvoir l'abandonner; à plus forte raison restera-t-il *persona grata* auprès des dociles esclaves qui ne reconnaissent du reste au corset que de légers inconvénients. Ainsi une élégante, appartenant au monde où l'on s'amuse, disait au Dr Maurice de Fleury: « Je ne reconnais au corset trop serré qu'un défaut, c'est de laisser après lui des plis rouges qui parfois mettent plus d'un quart d'heure à s'effacer. » On ne saurait être plus indulgent!

Les hygiénistes et les moralistes doivent donc en prendre leur parti, et laisser les femmes s'habituer à vivre avec leur ennemi; mais pour le rendre aussi inoffensif que possible, il sera sage de le réduire à sa plus simple expression, c'est-à-dire à

que sur les parties où la dépression est naturelle. La cavité abdominale ne sera pas ainsi coupée en deux par un lien circulaire; elle doit en fait se continuer sans interruption. Les muscles de l'abdomen conserveront leur activité et leur vigueur, puisque les lois naturelles seront respectées.

Enfin, *le corset descendra en avant jusqu'au pubis* et enveloppera le bassin tout entier, en prenant son point d'appui sur les crêtes iliaques et le sacrum. Au niveau de ces os, on fera un moulage des saillies et des dépressions qu'ils présentent naturellement, sans les atténuer, tandis qu'en avant la ligne droite sera oblique en haut et en avant, en ne touchant le corps que par sa partie tout à fait inférieure, celle qui correspond au bas-ventre. Toute la portion abdominale du corset doit être collée sur le corps, tandis que la portion épigastrique et thoracique doit être éloignée aussi bien de l'épigastre que des fausses côtes. En un mot, le buste doit reposer sur le corset comme il repose à l'état normal sur le bassin; ce corset est donc exactement le contraire du corset actuel, dans lequel la partie située au-dessus de la taille a beaucoup plus d'importance que celle située au-dessous.

Un autre point très important consiste à faire ce corset sur les dimensions mêmes du corps et à ne pas laisser d'écartement en arrière pour que les femmes ne puissent pas se serrer.

Enfin, on ne mettra que quelques légères baleines en avant et en arrière. Les côtes seront laissées libres, de telle sorte que les mouvements de latéralité du buste seront reconquis en même temps que la finesse de la taille conservée. »

Le 9 février 1897, le Dr Laborde a présenté à l'Académie, de la part de Mme Gaches-Sarraute, trois épreuves radiographiques, relatives à l'influence du port du corset sur les parois abdominales et les viscères.

La première montre le corps d'une femme nue: l'abdomen est très proéminent à sa partie inférieure et la région épigastrique est déprimée. La seconde épreuve représente la même femme avec son corset ordinaire. Le creux épigastrique est plus accentué; le ventre est augmenté de volume au-dessous du corset. La troisième épreuve montre la même femme ayant substitué, séance tenante, au corset ordinaire, un corset du modèle préconisé par Mme Gaches-Sarraute; dans ce cas, le creux épigastrique a disparu et l'abdomen n'est plus proéminent; la ligne correspondant à la taille se trouve au-dessous de la grande courbure de l'estomac et non au-dessus, comme dans les cas ordinaires. Les seins qui, dans les deux premiers cas, sont suspendus dans le vide, par suite du rétrécissement de la région épigastrique, reposent, dans le troisième cas, sur une surface large qui leur sert de soutien.

(1) V. page 313.

l'état de ceinture lâche ou de maillot muni de quelques baleines, comme les corsets des cyclistes ou la *matelotte* des Arlésiennes(1). On sait que ce dernier vêtement est une simple brassière, en coutil l'été, en drap l'hiver, avec un bourrelet inférieur destiné à supporter le poids des jupes ; c'était d'ailleurs le but primitif du corset, qui fut imaginé pour soutenir les pesants et volumineux paniers. Il a singulièrement dévié depuis son origine.

En résumé, le corset doit être un tuteur de la taille et non un oppresseur. Ce n'est pas parce que certaines femmes, atteintes de la passion bizarre appelée l'*ivrognerie de la constriction*, abusent d'un vêtement, utile par lui-même, qu'il faut en rejeter l'emploi ; ce serait aussi illogique que de demander la suppression des chaussures parce que beaucoup de personnes les endurent trop étroites et ont des cors aux pieds. Suivez donc, mesdames, le conseil de Batard : « Puisque la mode est plus forte que la raison, portez des corsets, mais ne vous serrez pas. » Ou si vous préférez que je termine par un mot de la fin, souvenez-vous de cet aphorisme : « Le corset ne sert que s'il ne serre pas. » En effet, tout vêtement qui serre dessert la santé

IV. — MŒURS ET COUTUMES ÉTRANGÈRES

Au Congo, d'après A. Bastian et Hartmann, les femmes sont très coquettes de leurs seins et se gardent bien d'exercer des tiraillements sur le mamelon ; au contraire, pour augmenter la fermeté de ces organes, elles en compriment la naissance avec un lien qui entoure la poitrine et leur fait l'office d'un corset (fig. 203). Cette ébauche de corset empêche le ballottement des seins pendant la course et le travail des champs.

**

Les Cafrines portent, par-dessous la gorge, un voile en bandelette assez large, fait de membranes de bœuf, attaché derrière le dos, et elles ornent ce voile de grains de verre de différentes couleurs ; c'est une variante de la *fascia* antique avec le même but : la conserva-

---

(1) Et non comme en Saintonge et en Vendée, où le corset, rigide à dessein, fait office de rouleau compresseur et aplatisseur. (G. Prévost.)

tion. Il n'y a guère que les très jeunes filles ou les femmes âgées qui
aillent la gorge découverte ; cette nudité ne cause aucun scandale (1).

**

Les dames Mogoles du XVIII⁰ siècle, sous Djehanier-Schah, pour
conserver la beauté de leurs seins, les renfermaient dans des étuis
dont Racinet a parlé d'après Raynal, qu'il transcrit presque mot
pour mot. Cet auteur, dans son *Histoire philosophique du commerce et des établissements européens dans les deux Indes*,

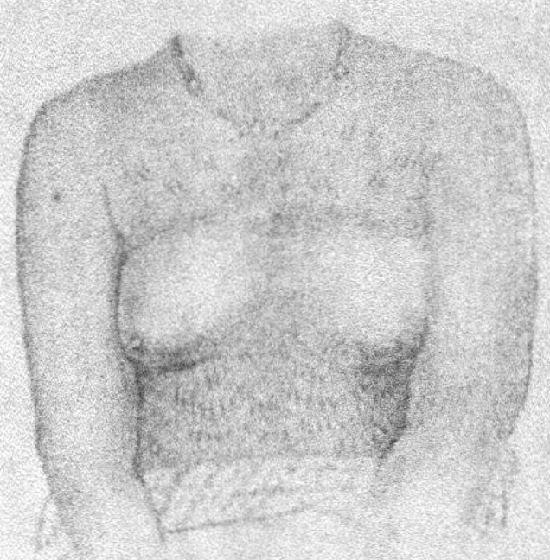

FIG. 203. — Négresse du Congo.

décrit en ces termes les charmes des prêtresses de Brama : « Rien
n'égale le soin qu'elles apportent à la conservation de leur sein. Pour
l'empêcher de grossir ou de se déformer, elles l'enferment dans deux
étuis d'un bois très léger, joints ensemble et bouclés par derrière.
Ces étuis sont si polis et si souples qu'ils se prêtent à tous les mouvements du corps, sans aplatir, sans offenser le tissu délicat de la
peau. Le dehors de ces étuis est revêtu d'une feuille d'or, parsemée
de points brillants. C'est sans contredit, ajoute le grave écrivain, la
parure la plus recherchée, la plus chère à la beauté ; et ce voile qui
couvre le sein, sans en cacher les palpitations, les molles ondulations,
n'ôte rien à la volupté. Non seulement les bayadères, mais encore la
plupart des femmes de l'Inde, font usage de ces espèces de préser-
vateurs formés, non d'un bois élastique, mais d'une étoffe tissée
avec l'écorce très fine d'un arbre de Madagascar.

(1) DESRAIS. *Loc. cit.*

Ces étuis, auxquels on donne la forme du sein qu'ils doivent renfermer, sont d'une couleur analogue à celle de la peau ; l'étoffe en est si souple et si fine, que l'œil trompé croit découvrir une gorge nue, et qu'il faut que le toucher soit subtil pour discerner l'enveloppe de la partie qu'elle recouvre » (1).

Elles ne quittent jamais ce corset et le gardent au lit ; aussi, conservent-elles la beauté, la délicatesse et la rigidité des seins jusqu'à un âge avancé.

**

« Pendant mon séjour à Constantinople, raconte lady Morgan, j'aimais à prendre mes bains orientaux, en société des femmes d'Osman Pacha. Le harem de ce riche seigneur se composait de trente femmes grecques, circassiennes ou mingréliennes d'une beauté remarquable. Chaque fois que j'entrais au bain, je ne me lassais pas d'admirer ces beaux corps, dont les riches contours se développaient sans lien ni entraves. L'étonnement de ces femmes à la vue d'une Européenne, leurs jeux, leurs agaceries, leur minutieuse toilette, m'amusaient beaucoup.

... La femme du consul de France, délicate parisienne à taille de guêpe, à qui je parlai du bain et des baigneuses, me pria instamment de la conduire au hamam, ce qui eut lieu le lendemain. La mésaventure qui lui arriva me fit rire à perdre haleine et fixa désormais mon opinion sur le corset.

Lorsque la jeune Française entra dans le bain, toutes les femmes du harem l'entourèrent ; c'était à qui la regarderait, la toucherait, lui adresserait des questions qu'elle ne comprenait point. On se mit en devoir de la déshabiller et à chaque pièce du vêtement qu'on enlevait, ces femmes en examinaient le tissu, la forme, le travail, et se parlaient entre elles. Lorsqu'on fut arrivé au corset, toutes s'éloignèrent précipitamment comme effrayées.

— Est-ce que votre amie est une femme ? me demandèrent-elles.

— En douteriez-vous ? répondis-je.

— Mais elle n'a ni flancs, ni poitrine, parties les plus saillantes de notre sexe.

— C'est cependant bien une femme, et réputée fort jolie dans son pays.

— Son corps doit, sans nul doute, cacher quelque infirmité, ajoutèrent-elles un peu rassurées. Votre amie a peut-être eu les reins brisés ou les côtes enfoncées, pour qu'on l'ait enfermée dans cet étroit

(1) *Bibliothèque des Curiosités.*

bandage ; chez nous, on bande ainsi les bras et les jambes cassés.

— Vous n'y êtes point, mes amies, continuai-je ; ce que vous appelez bandage est un élégant corset que les femmes du pays de madame portent, dès le bas âge, pour se rendre la taille plus mince ; car, dans ce pays, une taille très mince passe pour très belle.

— Oh ! nous voulons voir ! s'écrièrent toutes les baigneuses à la fois, et aussitôt elles délacèrent la jeune étrangère qui voulut en vain s'y opposer. Lorsque la Française fut entièrement dépouillée, les femmes d'Osman se mirent toutes à la regarder et à rire aux éclats, en voyant une poitrine étranglée à sa base et de grosses hanches qui rendaient cet étranglement encore plus frappant.

A dire vrai, en comparant le corps de l'Européenne avec les formes luxuriantes des femmes orientales, je ne pus m'empêcher de penser que la comparaison n'était pas du tout à l'avantage de la première. La pauvre Parisienne fut tellement mortifiée des rires moqueurs dont elle était l'objet, qu'elle ne put retenir une larme et jura que, de sa vie, on ne la reprendrait dans un bain d'odalisques. »

Les Géorgiennes se revêtent, dit-on, dès leur enfance, d'un corset de maroquin, que le mari seul a le droit de détacher avec son poignard.

Les Circassiennes ont presque toutes une jolie taille et se tiennent très droites lorsqu'elles marchent, ce qui n'a pas lieu pour les musulmanes de Constantinople et des environs. C'est qu'avant que les mamelles ne commencent à se dessiner, on fait porter aux jeunes filles une sorte de corset, confectionné tout bonnement avec de la peau de chèvre qui enveloppe tout le tronc jusqu'au-dessous du nombril ; ce corset est lacé en avant. Il est appliqué sur la peau même et porté d'une manière permanente pendant 4 et même 7 ans. On ne l'ôtera que lorsque les jeunes filles, par trop développées, seront gênées pour respirer ; ou bien s'il exige quelque réparation. Ce qui n'a lieu que tous les 4 ou 5 mois (1).

« Au XVIIIᵉ siècle, cet usage pernicieux est si respecté en Hollande, dit M. Formey, dans ses notes sur l'Émile de J.-Jacques Rousseau, que les femmes du peuple n'oseraient paraître sans corps à baleine. Leur

(1) Dr Zambaco.

taille formée d'un cône renversé, flanquée de deux colonnes verticales, qui sont les bras, font une figure semblable à la lettre M. »

* *

Nous détachons d'une étude anthropologique de M. Gillebert d'Hercourt, sur les populations sardes, un passage relatif au costume des femmes de ce pays: « Il est une partie de ces costumes qui mérite une mention spéciale, d'abord, parce qu'elle a partout la même forme, qu'il n'y a rien en elle que ses ornements, et parce que cette forme a été conçue, je peux le dire, selon le vœu de la nature. Je veux parler du corset. Il se compose de deux parties égales et similaires (une de droite et une de gauche), réunies par derrière et par devant au moyen de lacets. Par la réunion de ses bords supérieurs, le corset offre en arrière un plastron rigide qui s'élève depuis la ceinture jusqu'au niveau supérieur des épaules, et dont, à partir des creux axillaires, le bord supérieur s'abaisse de chaque côté suivant une ligne courbe qui descend obliquement, en se portant en avant, jusqu'au-dessous des seins; alors ce bord devient horizontal et va rejoindre, au-devant de l'épigastre, celui du côté opposé. La réunion des deux parties antérieures du corset forme une bande souple, ayant de 6 à 7 centimètres de hauteur, et donnant au corset la solidité dont il a besoin: en conséquence, les seins, non comprimés, sont seulement soutenus par la chemise et le fichu, appliqués au-dessous et fixés contre la base de la poitrine par la partie antérieure du corset. C'est grâce à ces sages dispositions, sans doute, que ces organes acquièrent chez les femmes sardes un développement qui ne se rencontre pas généralement, au même degré, chez les femmes du continent, qui ont adopté depuis longtemps l'usage des corsets compresseurs de la taille et des seins : c'est probablement encore à ce libre développement de leurs seins que les femmes de Sardaigne doivent d'être de bonnes nourrices. »

* *

La plupart des Espagnoles ne portent jamais de grands corsets, et leur buste est le plus *correctement space*, comme disent les artistes, que l'on puisse imaginer. Méprisant la beauté raide, toute futile et de convention, beaucoup ont une taille irréprochable, droite comme un jonc, souple comme l'osier et d'une ravissante flexibilité, ce qui donne à leur démarche, à leur tournure, je ne sais quel charme, quelles grâces dont le nom même « *salero* » est intraduisible. Une d'entre elles, Mᵐᵉ la comtesse M..., née à la Havane, et qui a publié à Paris des mémoires si spirituels, dit, qu'arrivée en Europe, son plus grand supplice fut de mettre des *souliers* et un *corset*.

.·.

Les Anglaises, au contraire, abusent du corset et en ont abusé de tout temps, comme le prouvent des caricatures du siècle dernier (fig. 204, 205). De nos jours, plusieurs ladies ont formé la ligue de *l'Anti-*

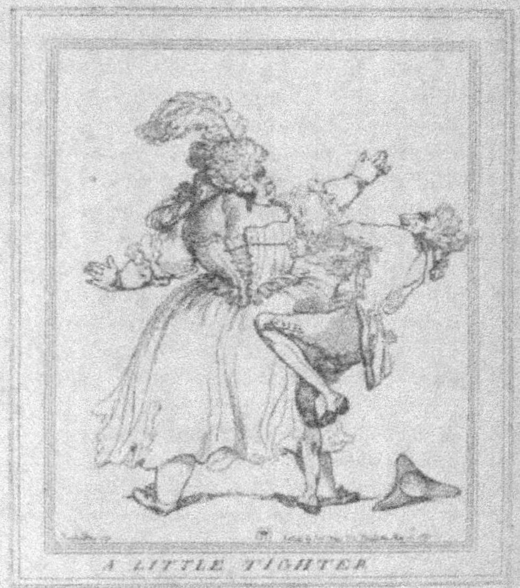

Fig. 204. — Gravure de Rowlandson, 1791.

corset et veulent proscrire de la toilette féminine ce vêtement qui est en Angleterre, plus que partout ailleurs, un instrument de torture, aussi funeste au buste des Anglaises que le brodequin aux pieds des Chinoises. « Il s'agit d'une véritable cuirasse en fer, fermée et ajustée à l'aide d'un cadenas et qui serre à les étouffer les jeunes filles ou jeunes femmes de Londres dont l'ambition est d'acquérir ou de conserver une taille ridiculement mince. »

On voit à Londres, dans Regent-Street, une demoiselle de magasin à ce point de vue célèbre. Son bracelet pourrait lui servir de ceinture !

Elle fait l'admiration des jeunes misses écervelées qui vont la contempler et l'envier, à travers la vitrine.

Mme la vicomtesse Harberton a démontré, statistiques en main,
que bon an malan, trois cents femmes, sinon plus, mouraient pour avoir

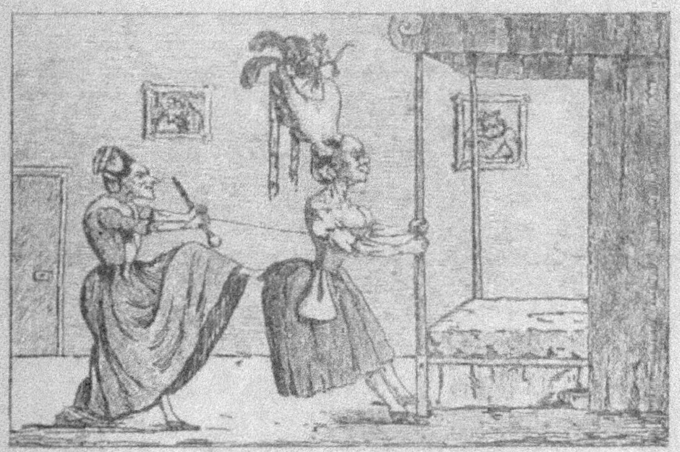

Fig. 299. — Le lacet.

usé de ce corset féroce que certaines conservent jour et nuit. Et elle
a cité ce mot d'un médecin :

« On n'interdira la fabrication et la vente de cet instrument meur-
trier que le lendemain du jour où l'une des princesses de la famille
royale sera morte pour l'avoir porté... »

**

Passons au pays des dollars et de l'excentricité. A la suite d'un
meeting féminin, dans lequel le corset a été déclaré antihygiénique
et antichrétien (?), les femmes de Kinstown et de Sydenham, dans
l'État d'Ontario, ont brûlé en place publique, non de la main du
bourreau, mais de leurs blanches mains, tous ceux de ces objets
d'ajustement qui se trouvaient dans la ville. Autour du feu de joie,
elles ont déclaré solennellement « vouloir mourir comme elles sont
nées ». A ce compte, elles ont encore à apporter dans leur costume

bon nombre de simplifications, dont on s'étonnerait que l'initiative fût prise en ce pays, où l'on met des pantalons aux jambes des pianos.

Le D' Monin nous donne des détails intéressants sur les progrès que l'abolition de l'esclavage fit faire à l'industrie des corsets, au Brésil, en 1889 : « Sait-on quelle est la branche qui a le plus bénéficié de l'abolition au Brésil ? C'est le commerce des corsets.

Le décret d'abolition n'était pas plutôt promulgué que toutes les dames et demoiselles émancipées se précipitaient en masses compactes chez les corsetières pour se procurer à tout prix cet objet de toilette intime.

Il est bon de dire que le port du corset était, de temps immémorial, interdit aux femmes esclaves.

Cet instrument de torture, qui écrase la gorge et vous fait le foie comme une gourde, était, de par la loi, monopolisé par les femmes libres. Il avait donc pour les femmes esclaves tout l'attrait du fruit défendu.

Les corsetiers du Brésil n'ont pas vendu en trois jours moins d'un demi-million de corset ! »

V. — ANECDOTES ET FAITS DIVERS

Corsetage de la duchesse de Mazarin. — La duchesse de Mazarin (Louise de Durfort-Civrac) était devenue énorme et l'on passait un temps infini à la « corser ». Une visite lui vint un jour pendant qu'on la laçait et une de ses femmes courut à la porte en criant : « N'entrez pas avant que nous ayons arrangé les chairs (1). »

*
* *

Artifice de toilette encombrant. — La reine Marguerite (1552-1615) cherchait, au contraire, à élargir la carrure de sa taille « en faisant mettre du fer-blanc aux deux côtés de son corps », raconte Tallemant des Réaux. Il y avait bien des portes où elle ne pouvait passer.

*
* *

Le corset de Marie-Thérèse d'Espagne. — ... La taille de Marie-Thérèse (1638-1683), m'a dit Soavré, paraît bien prise ; mais elle est déparée par un habit mal coupé, et par une surcharge d'ornements que la princesse abandonnera quand une dame d'atours française la conseillera mieux. Tous nos jeunes gens se sont récriés

(1) GASTON MAUGRAS, Le duc de Lauzun et la cour intime de Louis XIV.

contre la forme du corset de la reine, dont la maladroite pression fait, avec une apparente facilité, la plus grave injure à la gorge de Sa Majesté. Il faut que les tailleurs de Madrid soient bien peu expérimentés pour nuire de la sorte à ce qui est beau, lorsque ceux de Paris sont si habiles à faire valoir ce qui ne l'est plus (1).

Le tailleur de la reine. — Du même Touchard-Lafosse : « Notre jeune souveraine aurait bien voulu aussi se dispenser de se faire lacer par des hommes (2), selon les usages et coutumes de la cour ; mais l'innovation qu'elle se proposait avait une telle importance, qu'elle n'a pas cru devoir en prendre sur elle la responsabilité : le roi a été consulté. Pour cette fois, le désir modeste de la réclamante n'a point été satisfait. Son auguste époux a répondu que le droit de lacer la reine appartenait à la charge de son tailleur ou à celles de ses valets de garde-robe ; que ces charges se payaient, et qu'il n'entrait point dans ses vues d'en altérer les prérogatives. Vainement Marie-Thérèse a-t-elle représenté qu'on pouvait trouver au moins fort bizarre que, par respect pour les bénéfices d'un emploi de la chambre, une reine fût obligée de montrer sa gorge à des hommes, quelquefois à des libertins, qui sous prétexte de maladresse, se plaisaient à prolonger cette vue, qu'il convenait au roi d'appeler une de leurs prérogatives. Cette remarque un peu piquante n'a produit aucun effet ; le grand conservateur de l'étiquette a tenu bon, prétendant que, même dans le monde, la gorge des dames se produit à peu de chose près à nu, et que pour ce qu'un valet peut en voir de plus en laçant Sa Majesté, ce n'est réellement pas la peine d'en parler (3). »

Origine de l'enseigne « A la belle reine », de Carlsbad. — On voit, à Carlsbad, une maison bâtie par un célèbre tailleur, Kraus, qui excellait dans l'art de faire les corps baleinés. Il eut l'honneur de travailler pour Marie-Thérèse, reine de Hongrie et de Bohême (1717-1780). Cette souveraine fut si satisfaite de son corsetier, qu'elle lui accorda la place de receveur de la douane à Carlsbad, où il acheta un terrain sur le Wiese, y bâtit une maison, et, par reconnaissance

(1) TOUCHARD-LAFOSSE.

(2) Le tailleur de la reine laçait Sa Majesté, ce qui était conforme à l'usage du temps. Les femmes n'avaient point de couturière, mais des tailleurs qui faisaient leurs robes, leurs corsets, et les essayaient. Voyez *l'Essai du corset* de Wille (fig. 101).

(3) D'ailleurs c'était le temps où les grandes dames se faisaient mettre au bain par leurs laquais, disant qu'un valet n'était pas un homme. (Larousse.)

pour son auguste bienfaitrice, y fit sculpter et dorer le buste d'une *Belle Reine*, avec la date de 1748, époque à laquelle Marie-Thérèse avait trente et un ans et était encore dans toute la splendeur de sa beauté.

Le lacet révélateur. — Dernièrement le *Gil Blas* publiait ce quatrain :

> La femme à vingt printemps,
> Délasse et se délace,
> Tandis qu'à quarante ans
> Elle se lace et lasse !

Ce quatrain est tout à fait vieux jeu ; il ne tient aucun compte des progrès de la fabrication moderne. Depuis plus d'un quart de siècle, le corset ne se lace plus qu'une fois pour toutes, afin d'être ajusté à la taille et il s'ouvre par devant au moyen d'agrafes (1). L'auteur de ces vers aurait donc pu tomber, à l'occasion, dans l'erreur commise par Chambige et qui fut contre lui une des présomptions de culpabilité relevées par l'accusation. Le corset de Mme Grille avait été trouvé, sur le canapé, *délacé* et non *dégrafé* ; l'accusation en concluait que Chambige avait dû assassiner sa victime. En effet, si Mme Grille s'était volontairement livrée à lui, comme il l'affirmait, et s'était dévêtue elle-même, elle aurait dégrafé son corset. On comprend très bien, au contraire, que Chambige, après avoir abusé d'elle et l'avoir tuée, ait voulu lui ôter son corset pour faire croire qu'elle s'était livrée, et l'ait délacé, ignorant qu'on pouvait le dégrafer. Littérateur arriéré, quoique décadent, il en était resté aux lithographies de Gavarni, où l'on voit des lorettes se faire délacer ou lacer leur corset.

L'œuvre des vieux corsets. — L' « Assistance par le travail » qui, pendant l'hiver de 1895, a délivré 115.000 soupes, dont 36.000 à domicile, cherche tous les moyens de procurer un travail facile et un salaire rémunérateur aux pauvres gens sans ouvrage. Entre autres occupations quelque peu lucratives, cette association fait retirer des vieux corsets les œillets, les agrafes, les crochets, les buscs, les

(1) Cependant avant les buscs ouverts, imaginés par Nollet, le corset *à la minute* pouvait se délacer instantanément, en tirant par en bas une des baleines latérales de la figure. Vers 1877, les Brésiliennes portaient un corset à roulettes, sur lesquelles le lacet glissait aussitôt dénoué, et qui s'ouvrait aussi rapidement. (Bouvier et Pierre Bouland, *Dict. Dechambre.*)

fanons, qui peuvent servir à la fabrication des corsets neufs. Les baleines brisées sont transformées en balais ou en brosses employées à laver ou à cirer les parquets. Aussi demande-t-elle instamment aux dames de lui envoyer leurs vieux corsets. Au siège de l'Association, n° 5, place des Petits-Pères, on voit sur le trottoir une caisse en bois marron reposant sur quatre pieds; elle est trouée dans le haut et fermée par un lourd cadenas; on y lit l'avis suivant, bien fait pour étonner les passants non prévenus :

BOITE POUR JETER LES CORSETS

Aux dames,

« Ne jetez plus vos vieux corsets!

Envoyez-les place des Petits-Pères à l'Assistance par le travail, qui les acceptera avec reconnaissance et les utilisera. Cela permettra de venir en aide aux infortunes momentanées et chassera les mendiants de profession.

Des vieux corsets on retire les baleines, avec lesquelles on fait une industrie nouvelle : des brosses et balais fabriqués avec les fanons et débris provenant de ces vieilles armures.

Ces balais et brosses remplacent avantageusement par leur durée le jonc végétal. »

Cette supplique a provoqué une nouvelle série de réflexions humoristiques sur le corset :

Les corsets sont en passe, après les tourments qu'ils firent endurer à leurs propriétaires, de s'amender et d'être charitables et utiles. (Le Temps.)

« La Soupe aux corsets, dit Grosclaude, fait fureur sur la place des Petits-Pères. On voit depuis quelques jours sur cette place un rassemblement amassé autour d'un énorme tronc, dans lequel les passantes sont invitées à jeter les corsets qui ont cessé de leur plaire... Il paraît que le produit de ces dons en nature, — si voisins des plus aimables dons de la nature, — est destiné à l'œuvre dite des Soupes... Toutes nos Parisiennes vont se faire un devoir de contribuer à cette œuvre philanthropique, et la place des Petits-Pères regorge de monde, si j'ose m'exprimer ainsi, depuis qu'une main charitable y a installé ce tronc des corsets, devant lequel on voit à chaque instant une jolie femme se dépouiller, dans un noble et soudain mouvement d'humaine compassion. Ils ne s'embêtent pas, les Petits-Pères! »

Ces lignes ont donné à Paul Balluriau l'idée d'une composition originale, la *Soupe aux corsets* (fig. 206), parue dans le *Don Juan* et dédiée à son inspirateur Grosclaude.

La caricature, qui ne respecte rien, s'est nécessairement emparée de cette œuvre. Le *Monde illustré* nous montre une femme surprise par

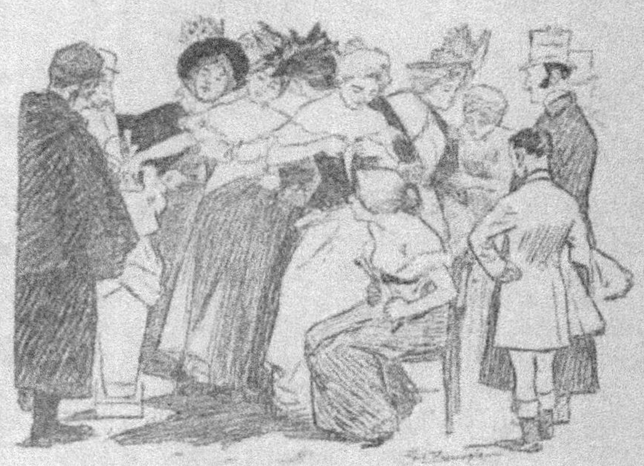

Fig. 206.

son mari au moment où elle retires on corset en présence de l'autre, dont elle explique ainsi la présence :

— Mon ami, monsieur est le président de *l'œuvre des corsets abandonnés !* J'étais en train de lui faire don du mien.

.˙.

L'impôt sur le corset. — En novembre 1894, la Chambre des députés reçut du citoyen Plagnol, indigène du midi, pays de la chaleur et des vêtements légers, une pétition réclamant l'institution d'un impôt sur le corset (1). Tous les journaux s'occupèrent alors de la question qu'ils traitèrent sur le ton de la plaisanterie. Le *Gaulois* institua le plébiscite dont nous avons parlé plus haut ; Grosclaude (2) en fit l'objet d'une de ses plus amusantes chroniques dans l'*Éclair :*

« Quel que soit leur intérêt, les débats sur Madagascar ne doivent

____

(1) Un autre méridional, M. Claverie, de Tarbes, en septembre 1895, a fait la même proposition à l'Académie de médecine.

(2) V. page 359 la même question traitée en vers par ce spirituel écrivain.

pas nous faire perdre de vue la question de l'impôt sur le corset, que vient de poser à la Chambre, par voie de pétition, un contribuable, plus soucieux de l'équilibre du budget que de celui de la taille des bourgeoises.

Cet économiste — le seul que l'on n'ait pas encore gratifié d'éminent, mais cela viendra — considère le corset comme un objet de luxe ; c'est fort à l'honneur des dames dans l'intimité desquelles il a été admis.

Mon humble avis est que l'un des principaux inconvénients de l'impôt sur le corset sera précisément celui dont on a fait un si violent reproche à l'impôt sur le revenu : son caractère inquisitorial, tout à fait inadmissible en pareille matière.

Voyez-vous les agents du fisc admis à « exercer », c'est le terme, dans le mystère des intimités féminines, sous le fallacieux prétexte de rechercher la fraude, qui, trop souvent, il faut le dire, intervient dans ces dessous de la vie élégante.

... Il est vrai que, malgré le discrédit de l'emploi, les candidats ne feraient pas défaut pour le recrutement de ces rats-de-corset, pour qui le domaine soumis à leurs investigations présenterait des compensations plus douces infiniment que celles qui s'offrent aux humbles fonctionnaires chargés de mettre la main sur les alcools frauduleux.

...Une question se pose : l'impôt sur le corset serait-il global ou fractionné ? J'y voudrais au moins quelques adoucissements comme en comporte un intérêt social bien entendu ; je demanderais notamment qu'on exonérât les nourrices, au cas où il leur prendrait fantaisie d'embastionner les réservoirs où s'alimente l'espoir de la patrie, et j'irais jusqu'à souhaiter qu'en manière de récompense publique, les matrones, qui auront offert au pays plus d'une douzaine de défenseurs, fussent dotées d'un corset national sur lequel s'étalerait la confiante devise de la capitale : *Fluctuat nec mergitur.* »

Le *Charivari*, lui aussi, plaisanta cette taxe dans le quatrain suivant :

> Sans autre forme de procès,
> On parle maintenant d'imposer vos corsets,
> Femme aussi bien que fille...
> Ce serait monstrueux... des soutiens de famille !

Ce n'est pas la première fois qu'une Assemblée politique ait eu à s'occuper du corset. En 1792, Bernard-Christophe Faust adressa à la Législative un mémoire sur *un vêtement libre unique et national à l'usage des enfants*. Voici un aperçu de ses griefs contre le corset : « La manière de s'habiller de nos femmes est très défectueuse... les habillements, serrés des hanches, partagent, pour ainsi dire, le corps en deux... ; la chaleur de la partie supérieure amollit, affaiblit et gâte les mamelles : la compression qu'éprouvent les seins dans l'enfance, non seulement les affaiblit, mais en détruit les bouts ; une infinité d'enfants nouveau-nés périssent, parce que les mamelles de leur mère en sont dépourvues, et dans le cas où les bouts ne sont pas absolument détruits, ils sont au moins en si mauvais état, si petits et si faibles, que la plupart des mères qui allaitent, souffrent considérablement des inflammations et des abcès (sic) des mamelles. »

Nourrice factice. — Il y a quelques mois, à la porte de Vaugirard, une tapissière fut arrêtée et l'on découvrit, dans l'intérieur des coussins, des réservoirs en caoutchouc renfermant 176 litres d'alcool. A la gare de Vincennes, l'année dernière, les employés de l'octroi avaient remarqué une grosse et plantureuse nourrice, qui passait devant eux portant son bébé endormi dans ses bras ; depuis six ou sept mois elle venait chaque jour à Paris ; ils avaient fini par la connaître et la saluaient d'un geste amical.

Un jour l'un d'eux, par familiarité, souleva le voile qui recouvrait la tête du bébé ; il poussa un cri de surprise. L'enfant était en caoutchouc, et contenait 18 litres d'alcool. La nourrice fut emmenée dans le petit réduit consacré à ces sortes de visites et on découvrit avec horreur que ses superbes nénés n'étaient que des réservoirs en zinc renfermant chacun près d'un litre d'alcool. La fraude par les corsets est, du reste, une des plus communes qui se fasse à l'octroi de Paris (1).

Corset à liqueurs. — Un cafetier canadien a imaginé un truc ingénieux qui a fait sa fortune.

Au Canada, où la vente des liqueurs fortes est prohibée le dimanche, les buveurs endurcis produisent des ordonnances médicales qui leur ouvrent la porte d'un pharmacien, dont l'arrière-boutique recèle le remède à leurs maux, ou bien ils pénètrent, en montrant patte blanche, dans le temple aux barils triomphants, par une porte dérobée. Tout cela vieux jeu. A Montréal, on a trouvé mieux.

D'aimables personnes, au corset machine (fig. 207), sont attachées à l'établissement. De fins tuyaux, communiquant avec un appareil dissimulé à tous les regards, permettent aux consommateurs d'éluder avec facilité la loi de tempérance du dimanche.

(1) *La Lanterne*, 1887.

La police resta longtemps sans comprendre comment les gens pouvaient sortir ivres d'une maison où ostensiblement on ne leur avait servi que de la limonade (1).

.·.

Corset avertisseur. — Avis à ceux qui aiment pincer la taille des jeunes filles. Un Américain vient d'inventer un corset musical.

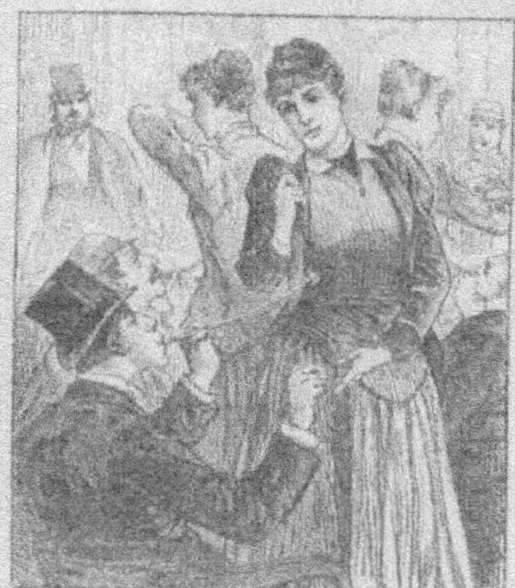

Fig. 207.

Ce corset est combiné de telle façon que la plus légère pression extérieure produit un son analogue au sifflet d'une locomotive.

L'inventeur a fabriqué les premiers pour ses filles et il est sûr que personne ne pourra leur prendre la taille sans que toute la maison en soit avertie.

Savoir si les filles elles-mêmes n'oublieront pas quelquefois de se parer du corset révélateur ? (2).

.·.

Enseignes, prospectus, annonces de corsetières. — Une enseigne du XVIIIe siècle représentait un corset de satin sous lequel on lisait :

(1) *The Illustrated police News.*
(2) *Le Paris National*, 1890.

CONTIENT LES FORTS. — SOUTIENT LES FAIBLES. — RAMÈNE LES ÉGARÉS.

Cette définition fantaisiste, qui rappelle la fière devise de Rome
« *Parcere subjectis et debellare superbos* », a été complétée depuis
et même versifiée :

> SOUTENIR — RAMENER
> MAINTENIR — REMPLACER
> Faire taille factice,
> C'est du corset l'office.

L'*Almanach des modes* de la même époque nous apprend que les
corsets de Mme Contant « ne sont pas seulement faits dans l'intention
de serrer la taille et de la maintenir, mais qu'ils sont encore coupés
de manière à faire valoir les *plus petites choses* ».

Relevé dans le *Dictionnaire des enseignes de Paris par un bat-
teur de pavé* (pseudonyme de Balzac), en 1826, l'enseigne suivante :
« AUX DEUX SŒURS. — Boutique de corsets, boulevard des Pano-
ramas, n° 13. Il y a plus de vingt ans que cette enseigne décore le boulevard : alors elle représentait une fille de vingt-cinq ans laçant une
enfant qui n'en avait que douze. De compte fait, quarante-cinq et trente-
deux font l'âge des naïves demoiselles du magasin. Petits-maîtres,
détournez vos regards, elles prennent du tabac ! »

Vers de papillotes qui accompagnent un prospectus illustré d'une
corsetière de la rue Saint-Denis :

> Toute femme qui se corsète
> Chez Madame Hortense Bernier
> Est sûre d'avoir, la coquette,
> Un cachet tout particulier.

Ces corsetières ont toutes les audaces ! Si quelqu'une de ces hono-
rables professionnelles est en quête d'un quatrain pour ses circulaires,
nous lui abandonnons volontiers celui-ci :

> Corsets de nuit, de jour et de repos,
> Corsets de ville et corsets de grossesses ;
> Légers tuteurs et non brutales presses,
> Pour les petits, les moyens et les gros.

Annonce de quatrième page :

CORSET-RÉGENCE
Établi conformément aux principes de l'hygiène et de la morale.

C'est complet !

Enseigne alléchante d'une corsetière :

AU COMBLE... DES DÉSIRS.

Sur un prospectus, nous lisons :

CORSET NOURRICE
Permettant aux mères d'allaiter en public.

VI. — VARIÉTÉS LITTÉRAIRES

La prose ne nous fournit aucun document digne d'être reproduit (1) ; par contre, nous n'avons que l'embarras du choix dans la versification, et en raison de l'avalanche des documents, une sélection rigoureuse s'impose.

L'*Almanach des Muses*, de 1786, donne une pièce un peu longue, dont le début ne manque pas d'agrément : un amant maudit le vêtement qui cache sans cesse à ses yeux les charmes de sa belle :

De grâce plus de corset blanc !
J'en ai la tête renversée ;
Bannissez cet ajustement
Qui frappe toujours ma pensée.

Comment voulez-vous qu'on y tienne ?
Je vous vois, vous sortez du lit ;
Et déjà le corset maudit
Serre votre taille de reine !

Ne viendrez-vous point à mon aide ?
Il faut finir un tel tourment ;
Je n'y connais plus qu'un remède :
De grâce, plus de corset blanc...

Autre fragment d'une poésie assez médiocre sur le *Busc* :

Ce bois touché par privilège
Un double petit mont de neige

(1) Le *Mousquetaire* a publié, en 1855, une « *Boutade contre l'usage du corset* » d'un M. Charles D. C'est une diatribe des plus virulentes et quelque peu littéraire, mais trop étendue pour figurer ici.

(2) Avant cette époque, en 1847, Mme S..., de Lyon, a fait paraître une *Physiologie du corset*, apologie d'une industrielle intéressée, qui débute ainsi :

« Mesdames, il s'agit du corset ; il s'agit de mettre en évidence votre pose élégante, en évitant l'audace des échancrures, la désinvolture prétentieuse des Dugazons de province, sans cependant paraître rigidement tirées, pincées, étranglées, comme des quakeresses... »

> Qui, par un joli mouvement,
> Se soulève fort mollement,
>
> Et puis mollement se rabaisse,
> Allant et revenant sans cesse
> D'un air charmant et gracieux,
> Comme s'il s'approchait des yeux
> Pour ses beautés faire connoistre
> Et puis mollement disparoistre.

En l'an 1818, un rimailleur quelconque, Sylvain Blot, adresse *Au corset de Zéline*, un petit poëme rococo que nous laisserons dans l'oubli ; c'est déjà lui faire trop d'honneur que de le mentionner.

Madrigal ampoulé de 1830 :

> Dans les bois de Paphos je cherchais un bouquet
> De fleurs nouvellement écloses.
> L'Amour m'appelle et me dit en secret :
> — Pourquoi chercher si loin et des lis et des roses ?
> Dis à Zulmé de t'ouvrir son corset.

Autre banalité, datant de 1850 : *Vénus et le corset.*

> Vénus, tout récemment, reparut dans ce monde,
> Sa surprise en tout fut profonde ;
> Mais ce qui l'étonna prodigieusement,
> Ce fut le vêtement
> De la femme, et surtout le corset qui l'étrangle.
> « Quelle est — gronda Vénus — cette brutale sangle ?
> De mon temps portait-on ce carcan insensé,
> Contraire à la santé, contraire à la nature ?...
> J'avais une simple ceinture !
> Il n'était pas besoin que mon sein fût pressé
> Pour que l'on devinât mes sculpturales formes...
> Les femmes aujourd'hui sont-elles donc difformes ? »
> Non, certes ! il en est
> De fort belles encor... Mais pourquoi le corset ?

Modernités plus intéressantes :

LE CORSET

> « J'écris donc ce sonnet pour vous,
> O trop cruelle Cydalise !
> S'il est médical, — entre nous,
> C'est son droit. — Je me formalise

De vous voir prendre des soins fous
De vous corseter. A l'église
Vous tombez à peine à genoux,
Tant aux hanches vous êtes prise...

Vous mangez — mais sans appétit ;
La danse vous anéantit...
Et par le malaise abattue,

Vous souffrez sans y gagner rien.
— Desserrez-vous donc bel et bien,
Soyez femme et non pas statue ! »

Gaston Percheron.

LE CORSET MILLIONNAIRE

Les poètes jadis comparaient à la neige
Les deux globes nacrés de mainte blonde enfant ;
Les roses et les lis des jardins, qui cortège
A leur plume prêtaient un coloris brillant.

Ah ! qu'ils aimaient à voir sous la gaze légère
Deux beaux seins fort émus cachant la nudité
D'un tissu transparent dans un demi-mystère ;
Les charmes rehaussés par la timidité !

Ces propos trop naïfs à d'autres ont fait place :
Aujourd'hui contemplant le plantureux poitrail
D'une accorte Laïs qui minaude avec grâce
Et qui fait ressortir de sa gorge l'émail,

Le gandin ne dit point, en reluquant la belle,
De fades madrigaux sur ces appas mignons,
Mais s'écrie en riant, phrase plus naturelle :
« Quel devant de gilet ! Mince de biberons ! »

Béziers.

LE CORSET

La cassette aux billets d'amour,
Qu'elle soit d'érable ou d'ébène,
De bois de rose, et faite pour
Renfermer des secrets de reine ;

Ou qu'elle soit de simple bois,
Sans ornement, humble cassette,
Où nous serrons, tout à la fois,
Les rendez-vous de la grisette,

> Les factures de nos tailleurs,
> Assez rarement acquittées,
> Que les lettres des regrettées
> Imprègnent de parfums railleurs ;
>
> Qu'elle soit de bronze solide
> Où l'on entasse par milliers,
> Les louis d'une main sordide,
> La cassette des usuriers,
>
> Elle ne vaut pas la cassette,
> Dont la serrure est un lacet,
> La plus sûre, la plus discrète
> Et la plus riche, le corset !
>
> Fourreau divin, tissé de soie,
> Nid tiède, où deux seins pantelants
> Sous le regard chaud qui se noie,
> Couvent les rendez-vous brûlants.

JEAN FLOUX (1).

Élucubration assez sensée d'un aliéné, interné à l'asile de Blois, service de M. le Dr Doutrebente :

CE QU'ON TROUVE DANS UN CORSET

Idylle anatomique.

> Ce qu'on trouve dans un corset
> Est assez difficile à dire,
> Surtout s'il faut être complet ;
> Tâchons cependant de l'écrire :
>
> Une moitié de l'abdomen,
> Une moitié de la poitrine,
> C'est ce qu'un premier examen
> Nous montre dans cette machine.
> Veut-on des détails ? Détaillons :
> Peau, graisse, os, vaisseaux lymphatiques,
> Artères, veines, ganglions.
> Tubercules chez les phtisiques ;
> Tissu fibreux, tissu séreux,
> Membranes, tendons, cartilages,
> Des canaux où des corps gazeux
> Circulent pour divers usages ;

(1) Extrait des *Maîtresses*, in-8°, chez Genonceaux, rue Saint-Benoît.

Des liquides : au premier rang,
Avant la lymphe, avant la bile,
On doit nommer d'abord le sang
Qui naît incessamment du chyle ;
Moelle épinière et nerfs nombreux,
Les poumons par où l'on respire,
Le cœur, un simple muscle creux
Qui bat jusqu'à ce qu'on expire ;
Le diaphragme, une cloison
Entre le ventre et la poitrine,
Et l'estomac que, sans raison,
Avec l'absinthe l'on ruine ;
Le foie et le gros intestin,
Le pancréas et puis la rate,
Sorte de réservoir sanguin,
Qui, dans la course, se dilate ;
Et, par derrière, les deux reins.
Filtres qui fonctionnent sans cesse ;
En haut, n'oublions pas les seins,
Autres filtres d'une autre espèce,
Qui, ne sécrétant pas toujours,
Deviennent glandes inutiles
Lorsque la phase des amours
S'épuise en des efforts stériles.

Ce qu'on trouve dans un corset
N'était pas très facile à dire,
Je crois avoir été complet,
C'est pourquoi l'on va me maudire.

FLORIS,
Pensionnaire à Saint-Lazare,
Section des incurables.

Post-scriptum. — Protestation. — Invocation.

Ils affirment que je suis fou !
J'avais un rat dans la cervelle,
Mais il est rentré dans son trou
Sans avoir besoin d'une échelle.
Salut Baudelaire, mon patron,
Tu sais que j'ai, dans un clystère
De lin, de mauve et d'amidon,
Absorbé l'âme de Molière ;
Si tu n'es pas un animal,
Tire-moi de cette boutique,
Et je te fais grand amiral,
De ma flotte de l'Atlantique.

F.

A propos de l'impôt sur le corset, réclamé à la Chambre par le citoyen Plagnol (1), Grosclaude composa ces spirituelles strophes (2) :

> — « Que votre impôt sur le corset
> Nous promette à tous l'abondance »,
> Dit Camille Pelletan, « c'est
> Possible ; imposons le corset,
> Mais tenons compte de l'effet
> Du *principe de l'incidence*,
> Pour que l'impôt sur le corset
> Nous procure à tous l'abondance ! »
>
> — « Ah ! ne frappez pas le corset,
> Ce serait une irrévérence ! »
> Fit Deschanel, qui rougissait
> De prononcer le mot corset.
> « Paix aux belles dont le corps s'é-
>   ale avec quelque exubérance !
> Ah ! ne frappez pas le corset,
> Ce serait une irrévérence. »
>
> « Parlons encore du corset ! »
> Dit Berteaux, homme de finance :
> « Aussitôt que l'on annonçait
> Qu'on allait toucher au corset,
> Notre fonds public se haussait
> A des cours pleins de convenance.
> Parlons encore du corset :
> Ça fait remonter la finance. »
>
> Méline (3), qui mit un corset
> Aux deux mamelles de la France,
> Dira de sa voix de fausset :
> « — Messieurs, épargnez le corset :
> L'agriculture périssait,
> L'industrie était en souffrance. »
> Méline soutint d'un corset
> Les deux mamelles de la France !
>
> « — Mettons la main sur le corset, »
> Dit Jaurès, foudre d'éloquence,
> « Un économiste qui sait
> Mettre la main sur le corset

(1) V. la *Question du corset*, de Raoul Ponchon, page 324.
(2) *Figaro*, 8 novembre 1894.
(3) Protectionniste.

Fera de ce double gousset
Jaillir les flots de l'opulence.
« Mettons la main sur le corset, »
Dit Jaurès, foudre d'éloquence.

« — Pour tirer parti du corset »,
Fait Guesde, au milieu du silence,
« Il faut, je vous le dis tout net,
Qu'il soit, cet impôt du corset,
Progressif, comme veut Liebknecht.
Répartissons la corpulence.
Socialisons le corset ! »
Fait Guesde, au milieu du silence.

Va-t-on imposer le corset ?
Un contribuable en démence
Le réclame dans un placet.
Va-t-on imposer le corset,
Taxer le buse et le lacet
D'un impôt ? Ce serait immense !
Il veut imposer le corset,
Ce contribuable en démence !

Un grand débat sur le corset !
Brillante serait l'assistance
Aux tribunes du quai d'Orsay,
Pour un débat sur le corset ;
Si jamais foule se pressait
Au balcon, ce serait, je pense,
Pour ce débat sur le corset ;
Brillante serait l'assistance.

Faut-il imposer le corset ?
Poincaré, dans cette séance,
Va-t-il annexer au budget
Un impôt frappant le corset ?
Mais que va dire Léon Say,
Financier plein de bienséance ?
Faut-il imposer le corset ?
Nous le saurons à la séance.

« La mainmise sur le corset,
Voilà ce qu'il faut à la France, »
Dit Plagnol. — Qu'en pensent Sarcey ?
Dumas ? Zola ? feu Condorcet ?
L'austère Brisson ? le Sâr, cet
Apôtre de l'incohérence,
Dont on devine le corset
Sous sa blouse en velours garance ?

> Qu'en dit Sagan, nouveau d'Orsay,
> Grand arbitre de l'élégance ?
> Qu'en dit ce jeune homme encor sex-
>   agénaire, mais sans corset,
> Dont le monocle se corsait,
> Dès son enfance, d'une ganse ?
> Que dit de l'impôt du corset
> Notre arbitre de l'élégance ?

Faut-il noter le *Corset hygiénique* de MM. Leclerc et Delaunay ? C'est un monologue sans rime ni raison, comme tous ses semblables.

Les chansons sur les corsets abondent et semblent toutes sortir du même moule. Voici peut-être la moins mauvaise ; elle est du parolier Alexis Dalès et a pour titre :

CONSEILS A LISETTE

> Ma Lisette
>   Sois moins coquette,
> A mes vœux livre ton lacet,
> Tu me plairais mieux sans corset.   (*bis*)
>
> Ma tendresse pour toi, ma belle,
> Doit me mériter de beaux jours ;
> Cède aux vœux d'un amant fidèle,
> Ton corset nuit à nos amours ;   (*bis*)
> Sous le rempart que l'on oppose,
> Sous cet indiscret appareil,
> Tu prives et le lis et la rose
> Et du zéphir et du soleil,
>   Ma Lisette, etc.
>
> Réponds-moi, ma jeune maîtresse,
> Ce corset, pour toi, d'un grand prix,
> Pourra-t-il rendre à ta vieillesse
> Ce que tes beaux jours auront pris ?   (*bis*)
> Ne brille pas par imposture,
> On n'a pas deux fois sa fraîcheur ;
> Vouloir corriger la nature,
> C'est insulter le créateur,
>   Ma Lisette, etc.
>
> Un auteur, plus aimant que sage,
> A dit : Femmes, sous vos fichus,
> On en voudrait voir davantage,
> Si vous en cachiez un peu plus. (*bis*)

> Mais un corset, bien loin, ma chère,
> De dissimuler vos appas,
> En fait supposer au contraire
> Aux coquettes qui n'en ont pas.
>   Ma Lisette, etc.
> La fausse prude qui s'affiche,
> Exploite les inventions,
> Pour vendre un embonpoint postiche,
> A l'amateur d'illusions,   *(bis)*
> Sachons apprécier les choses,
> Ne nous laissons pas prendre aux noms :
> Les chardons qu'on nommerait roses,
> En seraient-ils moins des chardons ?
>   Ma Lisette, etc.
> Une méthode ridicule
> Doit-elle enchaîner la beauté ?
> Ton sein languit dans sa cellule,
> Lise, ah ! rends-lui sa liberté.   *(bis)*
> Tu fais un vol à ma tendresse,
> Mon amour n'est plus couronné ;
> Car le corps a moins de souplesse
> Quand il se trouve emprisonné,
>   Ma Lisette, etc.

Donnons un seul couplet — et c'est déjà trop — des *Amours de gros Jacot et de mam'selle Jacqueline*, paroles et musique de P. Laujon, auteur médiocre, quoique académicien :

> J' vous avons baillé pour étrenne
> (C'n'est pas qu' j'nous en repentions !)
> Un biau *corps* garni de futaine,
> Pour fair' ermonter... c' que j'borgnais.
> Voyez que ça leux sied biau ! Jusqu'la né !
> Trémoussais-vous donc, ma doudaine !
> Trémoussais-vous donc, ma doudon !

A bas les corsets ! chansonnette comique — au mauvais goût du jour — de MM. Delormel et Laroche, ne vaut ni plus ni moins que ses congénères ; nous ne reproduisons que la moitié de cette Marseillaise de pacotille :

> I.
> Depuis trop longtemps les humaines
> Portent le corset délesté,
> Elles vont briser leurs baleines
> Si mon appel est écouté

Répondez à mon cri de guerre,
O femmes, mes aimables sœurs,
Je vous propose en cette affaire
L'abolition des oppresseurs.

Refrain.

Plus de corsets, plus d'esclavage,
Que ces tyrans soient les derniers ;
De l'oppresseur brisons la cage,
Élargissons les prisonniers. *(bis)*

. . . .

4.

A nous l'aisance, à nous l'espace,
A nous l'azur et le grand air ;
De ce tyran qui nous enlace
Brisons l'enveloppe de fer.
Plus de corsets, soyons nature ;
Voyons, mesdames, est-il besoin
De cet instrument de torture ?
J'en prends tous les saints à témoin.

6.

Approuvez-moi donc sans réserve,
Quand je demand' l'abolition
De cet engin qui nous énerve,
Ici, plus d'hésitation.
A la lutte que l'on s'apprête,
Dressons-nous avec fermeté,
Que les opprimés r'lèv'nt la tête,
Pour tous il faut la liberté.

La musique seule donne quelque relief à la *Valse des corsets*, chanson ultra-moderne de Léo Lelièvre ; inutile donc d'en citer les vers.

Quant à la *Marchande de corsets* de E. Rimbaut, un des clous du répertoire, c'est le comble de l'ineptie ; on en jugera par ce début :

J'suis marchand' de corsets
Dans l'quartier d'la Mad'leine,
J'travaill' pour les nénais,
J'les mets dans la baleine ;
J'en vois d'tout's les façons,
Des tout blancs et des nègres,
Des pointus et des ronds,
Des pot'lés et des maigres.

> Ah ! qu'c'est rigolo,
> Quand il y'en a gros !
> Ah ! qu'c'est drolichou,
> Quand il y'en a long !
> Ah ! comm'ça fait bien
> Quand il y'en a plein !
> Ah qu'c'est épatant,
> Quant c'est abondant !
> Oui, mais ce n'est pas chic du tout
> Quand il n'y a qu'un petit bout.

Voici qui vaut un peu mieux : *Un oiseau dans un corset*, de Jost et Grim, est une chansonnette qui côtoie l'idylle et rappelle les aimables flonflons de nos pères.

> Le soleil brillait sur les eaux,
> Le vent chantait dans les roseaux,
> La matinée était superbe.
> Mollement assise sur l'herbe,
> J'écoutais le chant des oiseaux
> Qui se cachaient sous les rameaux.
> Quand un coup de fusil éclate,
> Un chasseur adroit et méchant
> Avait interrompu le chant
> D'un pinson qui, l'aile écarlate,
> Se traînait blessé près de moi,
> Mourant de douleur et d'effroi.

Refrain.

> Et comme alors j'avais envie
> A l'oiseau de sauver la vie,
> Moi, savez-vous ce que j'ai fait ? (bis)
> Je l'ai caché dans mon corset.

3.

> Je courus vite à la maison
> Avec le malheureux pinson
> Qui sommeillait dans mon corsage.
> Lorsqu'en approchant du village
> J'entendis la voix d'un garçon...
> C'était mon amoureux Simon.
> Je lui dis : Ah ! quelle nouvelle !
> J'ai quelque chose en mon corset :
> Veux-tu le voir ? Lui, satisfait,
> Me répondit : Mais oui, la belle !

Alors, m'approchant de Simon,
Je sortis mon joli pinson.

Refrain.

Pendant que l'oiseau se réveille,
Simon murmure à mon oreille :
Ça me fait un drôle d'effet
D'voir cet oiseau dans ton corset !

4.

Simon s'en vint le lendemain
Voir mon père dès le matin,
Et lui dit : Votre fille est sage,
Je la voudrais en mariage,
Car entre nous ce qui me plait,
C'est ce qu'elle a dans son corset.
Mon père lui dit : Morniflette !
Qu'en savez-vous, maître Simon ?
Et mon amoureux lui répond :
— D'un oiseau c'était la retraite,
Mais je crois que dans ce tableau,
J'ai vu le nid mieux que l'oiseau !

Refrain.

Simon, le soir de notre noce,
Voulut revoir le nid précoce ;
Mais moi, je lui dis : Indiscret,
Y a plus d'oiseaux dans mon corset !

Quand on parla de l'impôt sur les corsets, toutes les revues de cafés-concerts exhibèrent des déshabillés suggestifs qui débitaient des chansons, plus ou moins bien tournées, sur la question à l'ordre du jour. Nous avons choisi, comme spécimens du genre, les couplets du Corset de *Paris-Fêtard*, de MM. Verneuil, Guy et Herbel :

1.

La fillette de quinze ans,
Lorgnant ses appas naissants
En cachette (*bis*).
Trouve en moi l'illusion ;
Elle m'emplit de coton.
La pauvrette (*bis*).
A vingt-cinq ans, sans émoi,
On peut se passer de moi.
On me jette (*bis*).

Trente viennent, vivement
La femme alors me reprend
Et me dit objet charmant
        Tout en murmurant :
« Cher corset, fais-moi bien fluette ! »

2

Quarante ans ! le triste emploi !
Nul ne souffre plus que moi,
        J'imagine *(bis)*.
Car il me faut soutenir
Plus que je ne puis tenir
        De poitrine *(bis)*.
A cinquante ans, sans façon,
C'est pour servir de prison
        Qu'on m'achète *(bis)*.
C'est un fleuve débordant
Que j'endigue en résistant,
On me serre au cabestan,
        Tout en murmurant :
« Cher corset, fais-moi bien fluette ! »

Pensées et réflexions sur le corset — SENTENCES ET ARRÊTS SANS APPEL. — L'art de se suicider par le corset n'est pas aussi répandu qu'on le croit généralement ; quelques femmes y ont renoncé et n'en sont pas plus mal faites.   (RÉVEILLÉ-PARISE.)

Corset, instrument de torture dans lequel on cadenasse les jeunes personnes dès l'âge le plus tendre.   (SERRES.)

Le corset et les bottines dépassent en férocité les plus épouvantables rigueurs de l'Inquisition.   (A. JEANNENEY.)

Le cordon de corset ou lacet a donné naissance à l'expression turque : *présenter le lacet*, qui signifie tuer, étrangler, torturer.

(ANüss.)

Le corset, qui comprime la taille et les seins est, au point de vue du beau, abstraction faite du point de vue médical, une des pires laideurs du costume moderne... Allez voir au Louvre la Vénus de Milo (fig. 191 *bis*) ; passez en revue toute la statuaire grecque et vous constaterez que, de l'aisselle à la cuisse, la ligne des hanches est droite avec un léger renflement à la hauteur du bassin, tel qu'il en est de la colonne corinthienne, qui peut-être s'en est inspirée.

(GABRIEL PRÉVOST.)

En exagérant les dangers des corsets, on a dépassé le but et on a nui aux inconvénients attachés à leur usage.   (FONSSAGRIVES.)

Variante sur un thème connu :

> Par moi les forts sont contenus,
> Les faibles sont soutenus,
> Et les égarés
> Ramenés.   (*La Nouvelle Lune.*)

Pensée similaire d'un grand politique : Un gouvernement et un corset ont les mêmes devoirs : comprimer les forts, soutenir les faibles et ramener les égarés.

Réflexion d'un chemisier : Le faux-col est le corset du cou.

Réflexion d'un bottier : La chaussure est le corset du pied.

COMPARAISONS ET FIGURES DE RHÉTORIQUE. — La fermeté des fonds publics, lorsqu'elle est le résultat de la confiance du pays dans la sagesse et la force de son gouvernement, est un bon symptôme. Mais encore faut-il que cette fermeté ne soit pas le résultat de moyens factices et que les cours des fonds publics ne soient pas soutenus à la façon de ces belles poitrines, admirables, lorsque le corset les contient, et qui s'écroulent lorsque les baleines, à la fois solides et souples, n'en maintiennent plus les réjouissantes rondeurs.

> (H. PESSARD.)

J'ai le respect des formes établies. Elles sont le soutien intérieur de ce grand corset d'osier qui maintient le colosse de la pauvre humanité.   (RENAN. *L'Abbesse de Jouarre.*)

L'étiquette est un corset bien fait mais gênant.   (A. D'HOUDETOT.)

La fausseté est aussi nécessaire aux femmes que le corset.
> (CHARLES LEMESLE.)

Le corset, comme la nature, a horreur du vide : à défaut d'organes, il lui faut du coton.

ÉNIGME :

> Je cache les plus douces choses,
> Quand on les serre de trop près,
> Je défends les lis et les roses,
> Avec le secours des œillets.

Charade (1) :

> De mon premier la voix bruyante
> Chez l'hôte craintif des forêts
> Porte l'alarme et l'épouvante
> Au sein d'une tranquille paix.
>
> Mon second de peu se contente
> Et vit heureux quoiqu'oublié.
> Mon tout dans le beau sexe enchante
> S'il est droit, svelte et délié.

Proverbe. — *Il faut souffrir pour être belle* : c'est-à-dire risquer

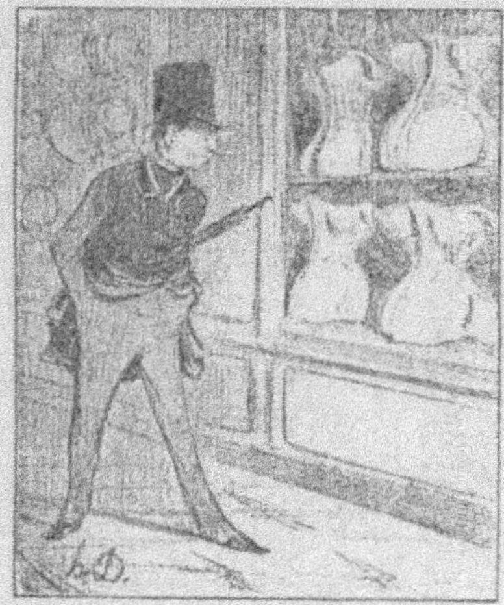

Fig. 208. — Tirée de l'*Hist. de la caricature en France*, par J. Grand-Carteret.

une fluxion de poitrine avec les robes décolletées ou subir les inconvénients d'un corset trop serré.

Définitions fantaisistes du corset. — Petite écluse. — Digue que l'on oppose généralement à des marées basses. — Un écrin ou un écrou. (Arüss.) — Un coffre à bijoux. — Instrument de torture qui fait souvent mentir par la gorge. (Domino.) — *Synonymes des précieuses* : La prison des charmes. — Les réservoirs de la maternité.

(1) Le mot est *Corsage*, dont le corset est l'armature.

CORSAGE. — C'est la gamelle aux tentations, la tirelire aux compliments. Les seins qui ne servent pas à l'enfant servent au régal des yeux, s'étalent dans un corset de satin, où tout le monde peut tremper son regard, mais où il n'est pas permis de mettre les doigts.

(Dr GRELLETY.)

ÉPITHÈTES FLATTEUSES. — Un corset bien meublé. — Un corset qui tient... ses promesses. — Un corset millionnaire.

LOCUTION VIVEMENT CRITIQUÉE. — *Ah, laisse-moi dégrafer mon corset !* répond l'héroïne du *Mariage d'Olympe* à sa mère qui lui conseille de la tenue. Cette locution quelque peu vulgaire, signifiant :

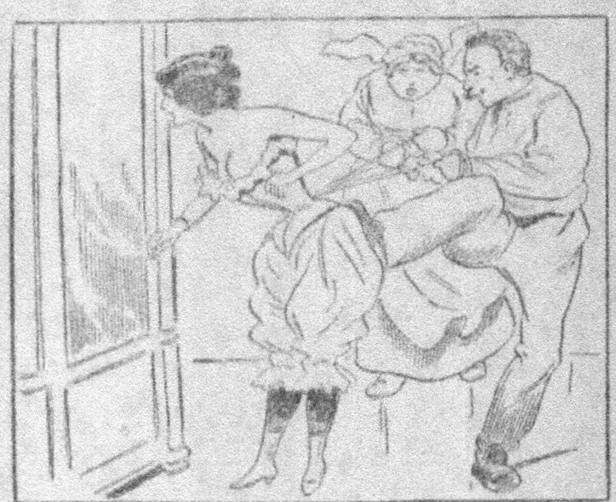

FIG. 209. — Serrez ! Serrez !

Ah ! laisse-moi me mettre à l'aise ! effaroucha la critique collet-monté de l'époque (1885). Qu'eût-elle dit, la mijaurée, si elle eût vu, comme de nos jours — l'image devenue réalité — retirer le corset et le reste sur la scène ? Témoins le *Coucher d'Yvette*, le *Coucher de la mariée*, le *Lever de la Parisienne*, le *Bain de Liane*, la *Puce*, etc., etc. Consulter la plaquette de Montorgueil : le *Déshabillé au théâtre*.

PENSÉES TINTAMARRESQUES. — C'est Madame de *Maintenon* qui doit avoir inventé le corset. — Il y a des femmes qui *lassent* plus vite leurs amants que leurs corsets.   (COMMERSON.)

Le comble de l'orthopédie, d'après le Dr Garrulus ? — Poser un corset aux Côtes-du-Nord !   (*Les Gaietés de la médecine.*)

SCÈNES DE MŒURS ILLUSTRÉES. — Un Daumier (fig. 208), de la série des *Émotions parisiennes*, porte cette réflexion rétrospective : — C'est unique ! J'ai pris quatre tailles justes comme celles-là, dans ma vie : Filine, ma première ; Cocotte, cette gueuse de Cocotte ; la grande Mimi et mon épouse là-bas dans le coin.

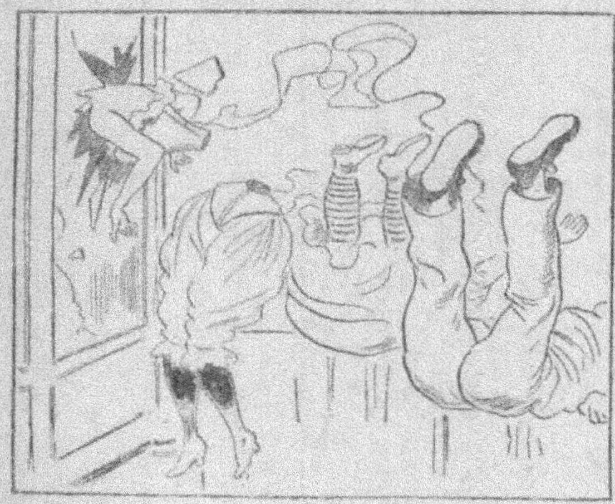

Fig. 210. — Ser... Crac !!!

Le journal *la Parisienne* a représenté une femme en train de se faire lacer par un officier de cavalerie et lui disant : — A la bonne heure, tu me fais un nœud qui tient ; quand c'est mon mari, ça lâche tout de suite.

Un dessin de Gauthier montre une soubrette laçant sa maîtresse, qui est aussi celle de beaucoup d'autres :
— Et tu sais, pas de nœud !
— Un tout petit, Madame, et pas difficile à défaire.

Enfin, deux croquis (fig. 209, 210), tirés d'une suite drolatique de Gil Baër, parue dans le *Supplément*, et intitulée : *Fine taille, horribles détails !*

CHAPITRE V

Mots de la fin.

I. — SUR LE DÉCOLLETAGE

Chez la couturière. — Faites valoir le corsage, mon mari désire que Monsieur X... sache qu'il en a plus que lui.

.·.

La baronne de Z... détaille à sa couturière la façon dont elle désire son corsage :

— Très décolleté, vous savez... et en même temps capable de retenir... Enfin, je veux mon corsage à la mode...

— A la mode de Caen !...   (*Événement.*)

.·.

Au bal.— Du haut de l'escalier de l'Hôtel de Ville, un soir de gala, un jeune député regardait monter les femmes décolletées qui se rendaient au bal.

— Que faites-vous là? lui demanda-t-on.

— Mon cher, j'assiste à un scrutin de ballottage.

.·.

Mme P... donne une soirée.

Son mari la critique sur sa toilette en lui disant que le costume qu'elle a pris ne convenait pas à son âge, et qu'il était sage de cacher des appas qu'on laisse voir à vingt ans.

— Eh, mon cher ami, répond Mme P... suffisamment froissée, parlez pour vous, mais au moins ayez l'indulgence de n'en pas dégoûter les autres !

.·.

Une dévote atrabilaire gourmandait une jeune personne de dix-sept ans, parce qu'en s'habillant pour aller au bal, elle découvrait avec plaisir la blancheur de ses belles épaules. — Mais, ma tante, je ne puis faire autrement, lui dit la jeune fille avec un malin sourire ; aujourd'hui, les couturières mettent tant d'étoffe dans nos robes, qu'il n'en reste plus pour le corsage.   (A. RICHARD.)

**

Grand bal, deux heures du matin.

Une dame décolletée plus que de raison, à l'une de ses amies et en se levant pour se retirer :

— Au revoir, chère ; il faut aller se déshabiller.

— Encore ! répond l'amie.   (*Figaro.*)

**

Dans une soirée.

— As-tu remarqué la baronne ?... il n'est pas permis de se décolleter de la sorte.

— Oh ! j'ai vu encore plus fort que cela.

— En nourrice, alors !   (LÉON AUBERT.)

**

Un joli mot entendu dans un bal :

Le général B...., montrant à son aide de camp Mme X..., belle personne on ne peut plus décolletée :

— Eh bien, mon cher capitaine, lui dit-il, vous avez valsé avec Mme X..., vous la connaissez maintenant ?

Et le capitaine, sans sourciller :

— En grande partie, du moins.

**

Deux étudiants en médecine échangent leurs impressions dans un bal des plus *select*, où fleurit un décolletage effréné.

— Que penses-tu, dit l'un deux, de cette splendide exhibition ?

— Cela me donne envie, répond l'autre, de passer mon examen... Je ne vois que des boules blanches !..

**

A un bal de domestiques :

Le *chef* — un personnage important — invite une jolie petite soubrette — genre Marivaux — dont le corsage, démesurément échancré, découvre assez bas les épaules.

Pendant le quadrille, l'œil du danseur se porte naturellement de ce côté.

La camériste rougit, et, d'un petit ton pincé :

— Oh ! monsieur, ce n'est pas moi qui suis si décolletée !... C'est la robe de madame.

Au théâtre. — Le théâtre a du bon, madame : c'est lui qui vous amène à vous décolleter ainsi, et cela vous va si bien ! Ce teint blanc, délicat,

> Et dont la neige à peine effacerait l'éclat...

— Taisez-vous, monsieur, vous êtes vraiment d'une fadeur...

— De la fadeur !

— Oh ! à faire hausser les épaules...

— Jamais assez, madame ; jamais assez !

.*.

C'était l'autre soir, à la reprise de *Dimitri*, dans une loge.

Une jolie femme, ma foi ! et une femme du monde, mais outrageusement décolletée.

A son sujet s'engagea, dans un couloir, une discussion entre un artiste connu et un de ceux qui, parmi nos académiciens, méritent exceptionnellement la qualification de spirituel.

— Moi, disait l'académicien, je ne comprendrai jamais qu'un mari permette cette exposition universelle.

— C'est probablement par amour-propre et parce qu'il est fier de tant de charmes.

— Raison déterminante en sens inverse, mon cher ami... Plus une lettre est intéressante, plus on doit mettre de soin à en fermer l'enveloppe.   (Pierre Véron.)

Légendes de gravures. — En soirée, devant une femme décolletée :

— Tu reluques l'étoile ?

— Non, mon cher, je contemple la voie lactée.

(Mars. *Journal amusant*.)

.*.

Vaccinomanie.

— Pas en haut, docteur, à cause du décolletage... Pas en bas, à cause du costume de bains.

(Perplexité de l'homme de l'art...)

Chez le photographe.

L'opérateur. — Un peu plus de décolletage... c'est très bon pour la vente. (F. LUNEL. *Courrier Français*.)

**

Chez la couturière.

La mondaine. — Décolletez-moi encore ce corsage.

La couturière. — C'est qu'il est déjà très décolleté.

La mondaine. — Non, plus bas, encore plus bas.

La couturière. — Si je faisais simplement un pantalon à madame?

(F. BAC. *La Caricature*.)

Divers. — Où placeras-tu ton mouchoir, demande Mme Cardinal à sa fille, prête à aller au bal de l'Opéra en déshabillé complet.

— Dans mes nichons; j'espère qu'on me le prendra.

**

Entre mondaines :

— Elle ne se décollète plus, dit Mme C...

— Dame! elle comprend qu'il est temps de jeter un voile sur le passé.

**

Une dame, des plus plantureuses, mange son potage, en mettant sa main en éventail devant sa poitrine rebondie :

Taupin, de son air le plus galant :

— Voulez-vous que je vous aide?

**

Un petit ramoneur savoyard venait de recevoir l'aumône de la belle Mme de B..., qui, décolletée, partait pour un concert de charité.

Comme le gamin barbouillé regardait très fixement le corsage de sa bienfaitrice :

— Que regardes-tu là, petit?

Le Savoyard, très ému :

— Je pense à mes chères montagnes!...

**

— Qu'elle différence existe-t-il entre Nansen, l'explorateur du pôle Nord, et une femme décolletée ?

— Nansen a découvert les pôles et une femme décolletée à l'épaule découverte.

II. — SUR LES CORSETS

Une cocotte, qui a joué la tragédie en province dans sa première jeunesse, va voir une de ses amies :

— Allons, bon ! dit-elle en entrant, j'ai oublié « mon châtillon » au bain.

— Ton « châtillon ? » reprend l'autre, en regardant au plafond.

— Eh bien ! oui ; mon corset. Tu sais bien, dans *Zaïre* :

« Soutiens-moi, Châtillon... »

Discussion, dans un salon, sur les avantages et les inconvénients des corsets, à propos de la pétition proposant de les imposer, qui vient d'être adressée à la Chambre :

— Moi, dit une grosse dame, je tiens l'inventeur du corset pour un bienfaiteur de l'humanité et je voudrais qu'on lui élevât une statue.

— Il pourrait, objecte gravement un vieux monsieur, se contenter d'un *busc* !

(*Le Figaro.*)

Deux jeunes modistes du quartier latin se promenaient au Luxembourg. Passe un beau brun qui salue l'une d'elles en souriant. Celle-ci devient rouge comme une cerise.

— Tu le connais donc ? fait l'amie.

— Ah ! ma chère, c'est toute une aventure. Ce jeune homme était avant-hier au théâtre Cluny, à côté de moi. Au dernier acte, je me suis évanouie.

— Eh bien ?

— Eh bien, je fus transportée au vestiaire, et c'est lui qui desserra mon corset.

— Quel mal y a-t-il à ça ?

— C'est que ce jour-là... je n'en portais pas !

(*Gazette des Touristes.*)

Mme Z..., qui est un peu forte, mais belle femme pourtant, se serre outre mesure. Elle se trouve mal, on se précipite pour lui porter secours...

— Oh! rassurez-vous, dit complaisamment une amie, cela n'est pas grave, c'est tout comme en Algérie... Les opprimés se révoltent...

(Le Carillon.)

On parle de Mme X..., femme plate comme une ardoise, qui porte un corset.

— C'est pour penser aux absents.

Une forte dame entre dans un magasin de corsets.

— Madame, dit la marchande, veut sans doute un corset de baleine ?

III. — SUR LES SEINS, LE LAIT ET LES NOURRICES

Corpulences. — Le *Charivari* prête ce mot au peintre Couture :

Un jour un confrère l'invite à venir voir une Madeleine qu'il achevait.

Couture arrive et aperçoit sur la toile une énorme pécheresse aux formes flamandes.

Il regarda un instant.

Puis, avec conviction :

— Mais mon cher, vous vous êtes trompé.

— Hein ?

— Ce n'est pas la Madeleine, c'est la Bastille !

L'autre jour, au Sénat, le plus myope de nos confrères entre, vers la fin d'un vote, dans la tribune des sénatrices, et s'adressant à la plantureuse madame de M...

— Pardon, Mme, lui dit-il, pour qui votait-on ?

— Pour mon mari, insolent !   (*Voltaire illustré*.)

Un gommeux maigrelet et efflanqué est sur le point de se marier.

Lorsque son père lui présenta sa fiancée — une demoiselle aux appas énormes, — le petit parfumé se retourna vers l'auteur de ses jours et lui dit à mi-voix :

— Tu veux me faire épouser tout ça, papa ?　　　　(A. Lafitte.)

**

Les décorations du 1ᵉʳ de l'An.

Les palmes académiques viennent d'être accordées à Mⁱˡᵉ Richard, de l'Opéra.

Heureux, d'ailleurs, le ruban violet qui fleurira sur le corsage… bien garni de la diva, si bien garni que Coquelin cadet disait :

— Elle devrait être décorée de l'ordre du *Nichon-Iftikar.*

**

X…, un amateur de formes plantureuses, se promène avec un ami. Une jeune femme des plus replètes passe à côté d'eux.

X… *enthousiasmé.* — Oh ! mon cher, regarde-moi cette tournure.

L'ami. — Charmante ! Mais je crois que la jeune personne doit un peu *farder* la vérité.

**

Une dame ultra-plantureuse demandait à une de ses amies :

— Par qui me conseilles-tu de faire faire mon portrait ? Par Bonnat ou par Carolus ?

— Je te conseillerai plutôt… Rosa Bonheur !

**

Au Tréport.

Mᵐᵉ X…, dont les appas sont d'une opulence des plus… expansives, était en train de se baigner.

Goutran, qui revenait de la plage, entrant au casino :

— Ah ! mes amis, s'écrie-t-il, elle déferle !

— La mer ?

— Non : Mᵐᵉ X… !

**

A propos du « droit de saillie » des plaques d'assurances, réclamé aux Compagnies.

— Oh ! la ! la ! faudra-t-y qu'madame en aie une fortune si on vote l'impôt sur les saillies.　　　　(Maurice Marius.)

**

Au dernier bal de l'Opéra.

Une plantureuse commère, fortement décolletée, dansait un quadrille.

— Un joli corsage, lui dit son danseur. Je trouve, seulement, qu'il tremble un peu trop.

— Ce n'est pas de peur! reprit-elle de son air le plus gracieux.

.*.

Une énorme dame, outrageusement décolletée, se penche pour aller prendre sa place au milieu du balcon de l'Opéra-Comique; soudain l'énorme dame a l'air de tomber dans l'orchestre, tous ses estomacs s'échappent; un médecin murmure à cette vue:

« — Cela s'appelle s'en aller *de la poitrine*. »   (*Zadig.*)

.*.

Sur la plage:

— As-tu remarqué la petite baronne de X...? Quel galbe! quelles rotondités!...

— Peuh! elle est bête comme un troupeau d'oies!...

— Allons donc! Avec une poitrine pareille! Accorde-lui du moins l'esprit de saillie!...

.*.

Mlle A..., des Nouveautés, est très fière des appetissantes rondeurs qui enrichissent son corsage. Hier, deux de ses petites camarades cassaient du sucre sur les appas de la blonde actrice.

— Fait-elle assez sa chipie avec!

— Ne m'en parle pas, ma chère! C'est-à-dire qu'elle *les* porte comme deux *saints* sacrements!   (*Le Voltaire.*)

.*.

Mlle X..., une vieille garde, est à la veille de se voir réduite à porter sur une brouette ses charmes trop débordants.

Elle entend dire qu'un banquier véreux est sous le coup d'une poursuite et qu'on va lui faire *rendre gorge*...

— Comment s'y prendra-t-on? demande-t-elle avec un vif intérêt.

.*.

Mme X..., dont la poitrine a pris un développement fabuleux, se place dans une balance des Champs-Élysées.

Le propriétaire de la balance, qui est horriblement myope, lui dit d'un ton sévère:

— Descendez, madame. Il est défendu de se peser avec des « paquets »!

.*.

Mme I... a la rage de se décolleter à perte de vue...

Elle était, l'autre soir, vêtue ou plutôt dévêtue selon son habitude.

Notre ami Charles D... qui lorgnait intrépidement le corps du délit, nous dit :

— Parole d'honneur, je n'en ai jamais tant vu depuis mon sevrage.

(Le Diable amoureux.)

.*.

Mme X..., dont la corpulence est proverbiale, étalait ses grâces, un de ces derniers mardis, dans les salons du ministère de...

— Tiens dit une petite amie, Mme X... a la taille presque fine ce soir... Combien a-t-elle donc de baleines dans son corset ?

— Elle n'en a qu'une, répartit ce bon garçon de Z..., et c'est bien assez !

.*.

On bêche Mme Z..., dont les plantureux appas manquent un peu de rigidité.

— Je vous trouve sévère pour elle, dit un des assistants ; elle a beaucoup de succès dans le monde.

— Oui, mais elle y est trop... répandue !

Absences et décadences. — Sur la « légèreté » de Sarah :

Artiste applaudie aux deux pôles,

Ci-gît Sarah qui remplissait

Mieux ses rôles

Que... son corset.   (Paul Manivet.)

.*.

Au bouillon Duval.

Taupin s'est attablé par hasard en face d'une dame au buste désespérément spiritualiste. Après avoir longuement exploré du regard les steppes de son corsage, il s'incline respectueusement vers elle et, d'un ton exquis :

— Je serais désolé, madame, que vous vissiez la moindre allusion désobligeante dans le fait que je vais commander deux œufs sur le plat !

.*.

Le professeur Talbot disait l'autre jour à l'un de ses élèves, un joli cabotin de l'avenir :

— Mon garçon, je suis content de toi. Je te rencontre toujours avec des femmes dont la maigreur ferait rêver Pharaon... Il faut continuer... Tu prendras ainsi l'habitude des planches.   (*La Lanterne.*)

**

On parle de X..., grand diable qui se promène tous les dimanches aux Champs-Élysées, avec sa femme et sa fille, personnes d'une rigidité de buste désespérante.

— Savez-vous comment les mauvaises langues de l'endroit l'ont surnommé ?

— Non.

— L'homme aux plates.

**

Petite scène d'intérieur :

Une jeune fille, maigre comme un clou, montre à un monsieur un charmant bouvreuil, qui, très familier, vient manger dans sa main.

— Voyez ce petit oiseau ; je l'ai eu si jeune que, pour l'élever, j'ai été obligée de le mettre dans mon estomac.

— C'est cela : il a été élevé dans du coton.   (Dr GARNIER.)

**

Mme X..., qui est très maigre, porte toujours le portrait de son mari sur la poitrine.

— C'est donc un vœu ! disait une de ses bonnes amies.

— Non, répondit une autre, c'est de la tendresse... Elle aime tant son mari qu'elle le met dans du coton.   (*L'Événement.*)

**

Calino est à table à côté d'une dame un peu maigre dont le corsage est très orné de fleurs :

— Oh ! madame, lui glisse-t-il avec amabilité, que de fleurs ! on dirait une plate-bande.

**

Aux Folies-Bergère :

Un bon jeune homme, sous la conduite d'un habitué de l'endroit, contemple avec convoitise une de ces cuirassières au corset rebondi, cerclé de fer, à la mode du jour. Elle leur a décoché au passage le coup d'œil le plus harponnant.

— Oh ! la belle taille ! clame le néophyte. Vous la connaissez, heureux mortel ?

— Il n'y a guère de quoi me l'envier, allez !

— Mais elle est pleine de séductions !

— Heuh ! vous en seriez bientôt fatigué.

— Je comprends : rien que du coton, ces formes idéales ?

— Non, elles y sont, mais il faut tout le temps courir après.

(*Le Charivari.*)

* *

Un gendre a une discussion avec sa belle-mère, rageuse et sèche.

— Si vous l'osiez, vous me prendriez à la gorge ?

— Vous prendre à la gorge !... belle-maman. Avouez que ça ne serait pas facile...

* *

Bobinard est amoureux fou d'une danseuse du Châtelet, qui est très maigre. Il fait des confidences à un copain et vante les charmes de sa maîtresse :

— C'est la Juliette de Shakespeare, mon cher.

— Sans balcon, alors !

* *

Un jeune député est sur le point d'épouser une demoiselle de la bourgeoisie, riche, sèche et maigre.

— Elle a la gorge bien plate, disait un envieux.

— Eh bien ! s'écria M*** Adam, le ménage n'en sera que plus *uni*.

* *

Un mauvais sujet de ma connaissance, ayant aperçu dans un bal masqué une jolie pierrette dont la toilette était fort décolletée, s'approcha d'elle dans l'espérance d'admirer de plus près tout ce qu'elle laissait voir. Mais ayant été complètement trompé dans son attente, il tira de son portefeuille une carte à son adresse, et, sans prononcer un seul mot, la glissa dans le corsage vide de la jeune danseuse. Celle-ci, ne comprenant rien à ce procédé, se récria beaucoup. Mais sans s'émouvoir aucunement, notre mauvais sujet lui dit : — Vous avez tort de vous fâcher, Mademoiselle ; ce que j'ai fait est tout naturel... Quand on rend une visite et qu'on ne trouve personne, n'a-t-on pas pour habitude de laisser sa carte ?   (A. RICHARD.)

* *

M*** P..., qui ne rappelle en rien les gorges d'Apremont, est surtout très plate dans la conversation.

Aussi a-t-on été généralement surpris de l'entendre faire un *mot*.

Comme ce mot est le seul de son espèce, nous le conserverons dans du vinaigre.

On causait de voiture à huit ressorts et de gentilhomme à quinze huissiers.

— A propos, dit Mme C..., que devient donc Raoul ?

— Il est occupé à manger son oncle.

— Ah! fit Mme P... en soupirant, *s'il avait besoin d'une assiette ?*

(A. Scholl.)

Un vrai clou que la petite X...

La platitude de son corsage est invraisemblable.

— Et avec ça, disait un de ses derniers protecteurs à un ami, figure-toi qu'elle mange comme un troupeau d'ogres.

— Saperlotte! mais alors c'est le *corset des Danaïdes !*

(Le Charivari.)

Entendu aux Variétés :

— Te rappelles-tu la petite Zélie, qui jouait dans les *Trente millions?*

— Oui, eh bien ?

— Enlevée !

— Par qui ?

— Un emballeur.

— L'habitude des planches !

Une jeune femme prétentieuse, maigre et plate, une planche avec des nœuds, s'avise, dans une petite soirée bourgeoise, de me dire :

— Moi, monsieur, je suis réactionnaire et, si je puis, je vous ferai fusiller.

— Et moi, madame, si je puis, je ne vous ferai rien du tout.

Elle s'emporte :

— J'ai horreur de gens qui veulent nous couper la gorge.

— Oh! madame... vous ne risquez pas grand'chose.

Réflexion sur une danseuse extra-maigre : — Ce n'est pas seulement une danseuse, c'est un corps de balai.

Les journaux ont parlé dernièrement, à propos d'une vente à laquelle présidait M⁰ Pillet, des projets de retraite d'une courtisane en renom, célèbre à Paris depuis vingt-cinq ans au moins par ses retentissantes amours.

Ce qu'on ne connaît pas, c'est la cause qui oblige la rousse hétaïre à renoncer à Paris.

Depuis bien longtemps, elle avait été la première à reconnaître que non seulement elle n'était pas jolie, mais qu'elle pouvait même passer pour laide.

Heureusement, comme compensation, la nature lui avait donné un corps de marbre, aussi harmonieusement modelé que celui de la Vénus Callipyge. Ces formes de statue firent son succès. Aussi la courtisane n'eut-elle plus qu'une préoccupation, leur conserver toujours la dureté du marbre de Carrare, dont elles avaient la blancheur.

Elle eut recours à l'arsenic, dont elle arriva, par gradation, à prendre quotidiennement des quantités énormes. Les années passèrent sans rider l'éclat de sa peau, sans rendre moins fermes les charmes qui la mettaient à la mode et la faisaient passer d'un amant princier à un amant millionnaire. Mais tout a une fin, et son médecin fut obligé de lui dire, il y a deux mois :

— Je me vois forcé, madame, de vous interdire désormais l'arsenic dont vous avez fait abus, et qui a profondément troublé votre économie.

— Mais, plus d'arsenic, c'est... l'affaissement !

— L'arsenic, c'est la mort...

Il fallut se résigner, et, sentant son règne fini, la courtisane a tout vendu pour se retirer à la campagne.

*
* *

Un voyageur est assis dans un omnibus à côté d'une jeune personne plus maigre encore que M⁰⁰ Damala, et dénuée de tous avantages extérieurs.

Arrive un second voyageur, qui s'écrie d'une voix haletante :

— Conducteur ! y a-t-il de la place sur la plate-forme ?

Le premier voyageur, regardant sa voisine avec mélancolie :

— Oh ! oui !   (*Le Citoyen.*)

*
* *

Une couturière essaye une robe à une dame dont le corsage offre une place absolument sans accident. Elle tend gravement son fil à centimètres, raide comme un cordeau, entre le menton et la ceinture de sa cliente, et demande poliment :

— A quelle hauteur madame désire-t-elle que sa robe soit renforcée ?

**

La douairière de X..., prise d'un gros rhume, consulte son médecin. Celui-ci l'ausculte longuement entre les deux omoplates et conclut :

— Allons, rien à craindre, la poitrine est encore solide...

La douairière, tristement :

— Oui, dans le dos !

**

Pendant une des dernières répétitions de *Nana*, la blonde Léontine M..., et la brune Lina M..., se sont, comme on dit vulgairement, crêpé le chignon.

Léontine M..., — chacun sait ça, — a un corsage des plus florissants.

Lina M..., au contraire...

La première a un mot cruel.

Comme, après la lutte, on lui faisait remarquer qu'elle était tout échevelée.

— Parbleu ! a-t-elle répondu... *Je me suis peignée avec un clou !...*

**

Quatrain adressé à Sarah Bernhardt pendant son voyage triomphal en Amérique :

> Donc, vous tenez bien haut ciseaux, pinceaux et brosses,
> Peindre, écrire et sculpter, pour vous ce sont des jeux...
> Oh Sarah ! Vous auriez vraiment toutes les bosses,
> S'il ne vous en manquait pas... deux !

**

Autre quatrain sur la même actrice :

> Le retour de Sarah Bernhardt
> Va nous rappeler le pétale...
> Suivez-la sur le boulevard,
> Vous serez certain *qu'elle est platte.*

**

On a appelé la poitrine de Sarah Bernhardt « le désert de Sarah ».

**

R..., un de nos sportsmen les plus connus, causait hier de la petite Machinette, des Variétés, dont la maigreur sera bientôt proverbiale.

— Oui, mon cher ami, disait-il, j'ai voyagé avec elle dans le pays du Tendre. Pas d'obstacles à franchir...

— Ah! très bien! une course plate ?   (*Le Sphynx.*)

* *

Dans une des dernières représentations de l'Opéra, trônait, sur le devant des premières loges, une dame longue et sèche, dont le corsage très évasé laissait l'œil plonger sur un véritable Sahara.

— Voilà une femme qui paraît bien fière de sa noblesse, dit un spectateur des stalles en posant sa lorgnette.

— Où voyez-vous cela ?... demanda son voisin.

— Dame, à la façon dont elle étale ses parchemins !   (*L'Opinion.*)

* *

Une actrice des plus diaphanes est fort enrhumée du cerveau.

— Pauvre fille, dit une de ses camarades, ce rhume va lui tomber sur la poitrine.

— Alors, il sera bien attrapé, réplique une charitable camarade.

* *

Mᵐᵉ de B..., quoique d'une maigreur désespérante, est encore pleine de prétentions.

Après une polka, elle minaudait dans un groupe de jolies femmes.

— Figurez-vous, disait-elle, que dès que le vicomte a senti ma poitrine contre la sienne, il est devenu rouge comme une cerise !

— Pauvre garçon, fit Fanny Robert, *un rien* l'intimide.

(*L'Ordre.*)

* *

Adoncques que le bon compaignon glissa ung œil par le perthuis de l'huis... et luy vint en pensée de regarder la voisine vestir sa vasquine de soye armoisie, jocquetant et caquetant mignonnement devant un mirouer de cristallin.

Mais la commère etoit dépourvue de advantages massifs comme lingots que dame Nature octroye généreusement aux nourrices ; elle avoit un corsaige avecque deux si grands entonnouers larges comme plats à poissons que ses tettins chétifs et tintalorisés ne paraissoient pas plus qu'ung grain de millet en la gueulle d'ung asne.

Pour lors le compagnon cria :

— M'est advis, commère, que vous boutez les petits plats dans les grands !

.

Horrible cauchemar.

Un mari se réveille en sursaut, cramponné aux seins flétris de sa femme.

— Eh bien ! mon ami, qu'as-tu donc ?

— Je rêvais que je me noyais et que deux vessies me tombaient sous les mains... mais plus je les pressais et plus j'enfonçais... elles se vidaient sous la pression.

Tête de la femme.

Mots d'enfants. — Mlle Lili (quatre ans), assise sur sa chaise, contemple sa petite sœur (dix mois) tétant gloutonnement la nourrice.

Tout à coup, après mûre réflexion, Lili questionne :

— Dis donc, nounou, comment donc que tu fais pour remettre du lait ?

.

On dit que les enfants que l'on sèvre tard sont les plus intelligents. C'est du moins ce qu'assure le grand-papa de Mlle Jeanne.

Mlle Jeanne a deux ans passés et elle tette encore.

Hier on était allé faire des emplettes, pour la grande sœur Madeleine ; c'était à la *Ville de Paris*.

Tout à coup Mlle Jeanne déclare qu'elle a soif :

— Maman ! je veux téter.

— Pas ici, mademoiselle.

— Si, si !

Maman Gâteau céda, et Mlle Jeanne s'attable en plein magasin.

Un commis passe : — Oh ! là, une grande fille comme ça qui tette encore.

— Et toi, monsieur, c'est bien bon, en veux-tu goûter ?

Grand-papa a beaucoup ri, mais Mlle Jeanne, la gourmande, sera sevrée cette semaine.   (*L'esprit des enfants.*)

.

JULIETTE. — Comment, Adèle, tu nourris ta poupée ? Moi, je n'ai pas pu...

Adèle. — Moi, j'ai très bien réussi, mon bébé prend le sein comme un petit homme.

**

Aux Champs-Élysées, deux gamines jouent à la maman ; l'une d'elles porte une poupée sur chaque bras.

— Bonjour, madame, comment vous portez-vous ? Mon Dieu, comme cela doit vous fatiguer de nourrir vos deux bébés !…

— Oh ! non, je ne nourris que ma petite fille, c'est mon mari qui donne à téter au petit garçon.

**

Mlle Jeanne, qui a six ans, a remarqué toutes les gâteries dont on comble la nourrice de son petit frère, que tout le monde dorlote et choye dans la maison.

Cette existence, bourrée de friandises, a si fort impressionné Mlle Jeanne, qu'elle disait l'autre jour à sa mère :

— Dis donc, maman, est-ce que c'est long à apprendre l'état de nourrice ? *(Le Figaro.)*

**

Mlle Bébé, qui a cinq ans, est allée souhaiter la fête à marraine et a revêtu pour la circonstance une robe toute neuve et très décolletée.

Après le compliment d'usage :

— Eh quoi ! lui dit sa marraine, tu n'es pas honteuse de faire voir ta poitrine comme ça ! Et si le Petit-Jésus te voyait !…

— Ah ! je lui conseille de parler, à celui-là : il est toujours tout nu !…

**

Une négresse donne le lait à son enfant.

— Oh ! maman, s'écrie le petit Georges ; mais alors, c'est du café au lait ! *(Le Figaro.)*

**

Dans le salon de Mme de R…, on parle des intempéries persistantes et des rhumes, grippes et bronchites qui en sont la conséquence.

« Oh !… toi !… petite mère, s'écrie Lili, tu n'as rien à craindre de tout cela… avec ce que tu te mets de coton sur la poitrine !… »

(Dr Garrulus. *Les Gaietés de la médecine.*)

**

Au square Montholon, un bébé se plante devant la nourrice de son petit frère, plantureuse Normande, et lui touchant la poitrine qu'elle a fortement accentuée :

— Qu'est-ce qu'il y a là ? demande-t-il.

— Du lait.

— Et là ?

— Encore du lait.

— Comment ! s'écrie le bébé, il n'y en a donc pas une pour le café ?   (*Le Radical.*)

Sur les nourrices. — Dimanche, dans l'après-midi, deux nourrices juchées sur les chevaux de bois Mérieult, se laissaient emporter au son de l'orgue de Barbarie.

— Oh ! les imprudentes ! s'écria Calino, elles vont faire tourner leur lait.

**

Où la réclame va-t-elle se nicher ?

Des dames en quête d'une nourrice examinent tour à tour chacune des postulantes présentes au bureau.

L'une de celles-ci dégrafe son corsage et exhibe fièrement ses « réservoirs de la maternité », entre lesquels est suspendu un minuscule écriteau portant ces mots : *Garanti pur et non écrémé.*

(*Le Figaro.*)

**

Gavroche avise l'autre jour aux Tuileries une plantureuse nourrice. Traîtreusement il s'approche du banc où elle était assise et lui colle au dos une pancarte.

Pancarte que la nourrice a inconsciemment promenée au grand ébaudissement des badauds et sur laquelle on lisait imprimés ces mots : *Lait chaud à toute heure.*

**

Au tribunal.

Il s'agissait d'une nourrice que l'on avait renvoyée après l'avoir maltraitée, et qui demandait naturellement des dommages-intérêts.

— Oui, messieurs les juges, s'écria l'avocat, plein d'indignation, oui, messieurs, nous avons été insultés, battus même, au point que nous avons été exposés à voir tourner notre lait !

**

N'allez pas croire que ceci est inventé ; les *Petites Affiches* seraient prêtes à répondre : *Non.*

— 14438. Mme J. Bordez, 30 ans, ayant nourri deux enfants à Paris, désire se placer comme NOURRICE SÈCHE ; elle a ses maîtres pour répondants.

S'adr. boulevard...

Le *Charivari* a déniché dans un journal de province, que j'aurai la charité de ne pas nommer, cette délicieuse annonce :

ON DEMANDE
UNE NOURRICE
de préférence une femme.

Autre annonce : Une bonne nourrice, abondante en lait et d'un physique agréable, désirerait avoir un nourrisson. *Elle donnerait la préférence à un homme veuf.* S'adresser rue Saint-André, 30, où elle est visible à toute heure.

Mme X... a conservé auprès d'elle la nourrice de son premier enfant.

Or, la famille est sur le point de s'augmenter d'un petit frère... ou d'une petite sœur. On attend. Mme X... apprend hier cette grande nouvelle à la nourrice.

— Mon Dieu, s'écrie la paysanne, pourquoi madame ne m'a-t-elle pas dit cela plutôt, je me serais mise en mesure ?

Et votre fille, ma chère belle ?
— Elle se porte comme un charme.
— Vous avez trouvé une nourrice ?
— Oui.
— Jeune ?
— Oh ! jeune, pas précisément, quarante-cinq ans.
— Quarante-cinq ans ! Mais alors ce n'est point du lait qu'elle donne au nourrisson ?
— Que lui donne-t-elle donc ?
— Elle lui donne du fromage.   (*Les Gaietés de la médecine.*)

Nous sommes aux Champs-Élysées.

A chacun des seins d'une grosse *nounou* sont appliquées les lèvres de deux bébés.

Gavroche passe.

— Ah ! mince de table d'hôte ! (*La Nouvelle Lune.*)

**

Une paysanne de la Champagne, écrivant aux parents d'un enfant confié à ses soins, a terminé son épître par cette naïve formule :

« Je suis, avec respect, monsieur et madame, votre nourrice pour la vie. » (*Le Voltaire.*)

**

— Cette grosse *nounou* chez toi ?

— On m'a mis au régime lacté... C'est la façon la moins désagréable pour moi de m'y résigner. (*Le Charivari.*)

**

Vivier et le marquis de Calinaux causent chimie alimentaire.

LE MARQUIS, *avec indignation.* — C'est inouï comme l'on parvient aujourd'hui à falsifier tous les bons produits, le vin, le café, le chocolat, le poivre, le Liebig ; on fait des truffes avec du merinos, des têtes de veau avec de la gélatine. Que sais-je encore...

VIVIER. — Ne m'en parlez pas. Ainsi, moi, pas plus tard qu'hier, j'ai surpris une nourrice en train de mettre de l'eau dans son lait !

**

Une tête tétée.

En omnibus, un voyageur chauve, à côté d'une nourrice qui donne le sein, sommeille, ainsi que sa voisine. Un choc violent se produit : la tête du voyageur s'incline, et le bébé, qui a lâché prise, la prenant pour le sein rebondi de sa nourrice, la tette avec avidité.

**

Un chasseur parle devant Tomy du danger qu'il y a à tirer toujours avec le même canon d'un fusil, et il ajoute qu'il faut alterner.

— Tiens, dit Tomy, c'est comme les nounous ; elles donnent à téter d'un côté, et puis de l'autre ! (*Le Télégraphe.*)

**

Dans un bureau de placement de nourrices.

— Ma fille, vous ne faites pas tout à fait mon affaire. Néanmoins, je garde votre adresse.

— Madame me prendra peut-être ?
— Oui, comme « pis-aller » !

* *

M. M... est d'une niaiserie proverbiale. On ne se fait pas faute de l'exploiter, d'ailleurs, pour la distraction générale.

Un jour, sa femme l'ayant rendu père et ne pouvant nourrir son enfant, M... se mit en quête d'une nourrice, qu'il n'eut pas de peine à trouver et qu'il installa au domicile conjugal.

Elle était à peine entrée en fonctions qu'un des amis de la maison prend à part M. M... et lui dit, d'un ton de mystérieux reproche :

— Je ne comprends vraiment pas, mon cher, que vous, si rigide en matière de convenances et de mœurs, vous ayez pris une telle nourrice.

— Qu'y a-t-il donc à sa charge ? demanda M. M..., surpris et inquiet.

— Vous ne savez donc pas qu'elle vient d'avoir un enfant ?

M... parut, à cette révélation, tout à la fois surpris et scandalisé. Et il voulut très sérieusement congédier la nourrice. On eut toutes les peines à le retenir.   (*Les Gaietés de la médecine.*)

Légendes de Dialogues illustrés — Abordage. Un tourlourou sur un banc, à côté d'une nourrice en fonction :

— Avouez, mamselle Ugénie, que le p'tit citoillien y est rien veinard.   (MARS. *Petit journal pour rire.*)

Sous un marronnier, un dragon à une nounou :

— Dites-moi donc, mam'zelle, y a z'un proverbe qui dit : « Quand y en a pour un, y en a pour deux ! ».   (H. MAZERON. *La Gaudriole.*)

Une nounou avec bébé au garde-manger, entre Dumanet et Gavroche :

DUMANET. — Que la Patrie est bien ingrate, mam'zelle Victoire, de ne pas nous donner des gamelles semblables à celles qui font déjeuner ce jeune homme !

GAVROCHE. — Toujours la soupe au lait ! Eh bien, elle serait jolie l'armée française !   (JOB. *La Caricature.*)

Dumanet à une nourrice :

— Que vous me croirez si vous voulez, Palmyre... Mais mon cœur s'est en faction à la porte de vos rotondités naturelles.

Un tourlourou et une bobonne, dos à dos sur le même banc :
— Alors, tournez vous un peu par ici.
— C'est ça, pour faire tourner mon lait.

(ABEL FAIVRE. *Le Rire*.)

Caricature de Pigeon :
— Cré nom ! la payse, y aurait-il pas moyer de lui faire vis-à-vis, à vot' lardon ?

Philosophie. Un podagre avec ses béquilles dit, en voyant un nouveau-né à la mamelle :
— Il en vit et moi j'en meurs ! (H. GRAY. *Charicari*.)

Des soldats de différentes armes flirtent avec des nourrices sur la terrasse des Tuileries et font « les grandes manœuvres ».

(H. PILL. *Courrier Français*.)

Dans un atelier, un sculpteur à son modèle :
— Enfin, tu ne les as plus comme l'année dernière.
— Parbleu, ma gosse à peine sevrée, j'ai dû nourrir mon p'tit frère. (FORAIN. *Courrier Français*.)

Au bal masqué.
— Dis donc, nounou, tu cherches un nourrisson ?
— Au contraire, mon petit, un nourrisseur.

(*Journal amusant*.)

Sur la plage.
— Si j'avais des vessies, j'essaierais d'apprendre à nager.
— Petite mère, demande à cette dame-là de te prêter les siennes.

(STOP. *Charivari*.)

Les femmes électorales, dessinées par Mars, dans le *Charivari*. Quelques-unes un peu... mûres, mais la plupart charmantes.
Citons entre autres la candidature très parisienne, posée en *meeting select*, par une jeune dame plantureuse, et de l'aspect le plus agréable. La main sur la poitrine, la candidate y va de son petit *speech*.
— En présence de ces avantages, messieurs.
Tous : — Développez-les, développez-les !
— Voyons, messieurs, il est de ces avantages qu'on ne saurait développer qu'en réunion privée !

Varia. — Un mot de Ricord.

La conversation roulait sur les bébés :

— Mon petit dernier, disait une dame, a toujours refusé de prendre le sein !

— Il y a des enfants comme cela, répondit le savant : moi, que vous voyez, je n'ai guère commencé qu'à dix-huit ans...

⁂

Guibolard domestique :

— M. X... est-il chez lui ?

— Non, madame; monsieur doit être en train de chercher une nourrice.

— Qu'est-ce qui vous fait croire ça ?

— Dame ! Il disait tout à l'heure qu'il ne savait à quel sein se vouer !

⁂

Entre savants.

— L'un deux se lève et demande :

— Ne pourrait-on savoir quel était le motif de la mutilation bizarre que s'imposaient les amazones ?

Un savant un peu plus jeune se lève et dit à son tour, après un instant de réflexion :

— Peut-être qu'elles n'épousaient que des manchots.

⁂

A Frascati. Un pierrot à un domino :

    O domino pour qui je verserais mon sang,
    Tes yeux sont le double as, ton sein le double blanc.

(A. LAFITTE.)

⁂

L'*Advertiser*, journal anglais, ayant inséré l'avis suivant : « *Une jeune veuve, sur le point de sevrer une fille de six mois, désirerait avoir un autre enfant,* » cette annonce fut répétée par un autre journal, qui ajouta : « Nous espérons que les jeunes élégants de Londres voudront bien se rendre aux vœux de la dame. »

⁂

La comtesse de B... à Taupin :

— Comment se fait-il qu'avec votre talent vous n'ayez pas fini par percer ?

— Ah! mon Dieu, c'est bien simple : ma destinée a tenu à six livres de chair que Pamela avait sur la poitrine, au lieu de ne les avoir pas !

**

Au congrès féministe. — Après le scrutin, la présidente s'écrie : « Il y a ballottage. »

— « C'est étonnant ! » objecte une auditrice, en appuyant sur la liaison. — « Ah ça, s'tait-on ! » clame la présidente en agitant sa sonnette.

**

T..., qui ne dédaigne pas les amours d'antichambre, remarquait un jour certain signe sur le sein de sa Maritorne.

— Ah ! c'est curieux, fit-il, tu as le même signe que ma femme.

— Tous les amis de Monsieur me le disent.

**

Par téléphone tintamarresque.

BEAUSAPIN à PAULON. — *Allo !* Alfred.

PAULON à BEAUSAPIN. — Vas-y. Suis tout ouïe.

BEAUSAPIN à PAULON. — Quelle différence existe-t-il entre les églises et les femmes ?

PAULON à BEAUSAPIN. — Vas-y toujours. Ai pas le temps de chercher.

BEAUSAPIN à PAULON. — Eh bien, c'est que les églises ont des saints debout et que les femmes ont des bouts de seins.

PAULON à BEAUSAPIN. — Petit polisson, va !

(Pour téléphonie conforme : CH. DESMARETS.)

**

— Une dame se plaignait hier d'un rhume de cerveau devant un jeune gommeux, qui s'empressa de lui répondre par la phrase bien connue :

— Ce coryza est bien heureux !

— Pourquoi donc ?

— Parce qu'il va tomber sur votre poitrine.

**

Nous trouvons dans un journal de province la phrase suivante :

« En septembre 1888, c'est-à-dire trois mois avant sa délivrance, elle constata au sein gauche une petite tumeur du volume d'un haricot et qu'elle crut, tout d'abord, n'être qu'un conduit galactophore engorgé. »

Voilà une femme diablement forte en médecine !

.*.

A la fin d'un dîner où feu le duc de Grammont-Caderousse avait invité quelques étrangers et des dames du demi-quart de monde, M. W..., le banquier américain, leva sa coupe de vin de champagne.

— Je bois, dit-il, au beau sexe des deux hémisphères.

— Et, répondit le duc de Grammont, en se levant à son tour, je bois aux deux hémisphères du beau sexe.

.*.

Coquille relevée dans le rapport de M. Mathieu sur le budget de la marine et des colonies :

« La Commission du budget a pensé qu'il y avait lieu d'en finir avec la période de *tétonnements...* »

.*.

Autre coquille dans un journal de vulgarisation médicale : « L'orange préposé à la sécrétion du lait est la mamelle. » *Orange* au lieu d'*organe*.

.*.

Un cas de fécondité, comme on en voit peu, a été observé à Portsmouth, où une femme, âgée de quarante ans, vient de donner le jour à quatre enfants à la fois, trois garçons et une fille.

A quels seins les infortunés vont-ils se vouer ?

(*Petit Moniteur de la médecine.*)

.*.

Un coulissier désirant se marier s'adresse à un agent matrimonial.

— Quel dot désirez-vous ? dit l'agent.

— Cent mille francs... ferme.

— Et quel genre de femme ?

— Comme la dot.

(*Gil Blas.*)

.*.

On lit dans un journal monarchico-clérico-réactionnaire :

« Thermutis lavait son linge sur les bords du Nil, la reine Berthe filait, *Marie-Antoinette se plaisait à traire SON LAIT elle-même...* »

Jamais nous n'aurions été aussi loin que ça!

Le journal royaliste ajoute :

« Que de petites bourgeoises, de nos jours, n'en sauraient pas faire autant ! »   (*L'Évènement.*)

Dame !

L'examinateur. — Dans quelle classe mettez-vous les poules?

L'élève. — Dans la classe des mammifères.

L'examinateur. — Elles ont des mamelles?

L'élève. — Certainement! puisqu'il y a du *lait de poule!*

Guibolard demande à Calino ce que c'est que le lait stérilisé.

— Parbleu, répond Calino, c'est le lait d'une femme stérile.

                                        (*Le Jour.*)

Vu sur une voiture traversant Paris :

         Lait pour les enfants naturel

Ce n'est que trop juste; voilà de la bonne égalité.

                        (*Les Gaietés de la médecine.*)

Au cours d'histoire naturelle, le professeur à l'élève : — Pouvez-vous me citer des mammifères qui n'ont pas de dents?

— Oui, monsieur; il y a d'abord ma grand'mère...

Au Moulin-Rouge :

— C'est bien à toi tout cela?

— A qui veux-tu que ce soit?

— A moi, parbleu!

Boireau, directeur d'un journal à images, reçoit dans son cabinet une jeune actrice dont la poitrine paraît superbement meublée, et qui tient un petit rouleau de papier dans chaque main.

— Vous me prendrez bien un *dessin*, n'est-ce pas, monsieur ?

Et notre homme de répliquer aussitôt, avec l'exquise galanterie qu'on lui connaît :

— Comment donc, mademoiselle, mais... tous les deux.

(HENRI SECOND.)

Dialogue d'atelier.

Le peintre Chambardas montre à l'un de ses amis une superbe femme qui lui sert de modèle pour le nu. La belle fille, étendue sur un divan, expose des formes idéales :

— Quelle jolie poitrine ! s'écrie l'ami enthousiasmé... Il y a là deux bijoux d'un grand prix.

— Et dire que la femme est une côte de l'homme !

— Oui, mais une côte aux pommes...   (*La Nation.*)

Une jeune fille, au corsage plantureux, demande à un professeur de chant si sa voix a de l'avenir.

— Ah, mademoiselle, dit l'impresario en désignant du regard les rotondités provocantes, vous avez dans votre gorge plus de cent mille francs.

VACHES OU AUTRES. — Le passage suivant est relevé dans une circulaire, en date du 21 mai 1892, émanée du service des Enfants assistés du département du Rhône :

« Monsieur le médecin-inspecteur, plusieurs de vos confrères ont émis le vœu de voir faciliter à MM. les médecins-inspecteurs les moyens de faire analyser, lorsque cette mesure serait strictement nécessaire, des échantillons de lait de femmes, vaches ou autres... »

O galanterie française, ô style administratif !

Une dame a imaginé de faire venir tous les matins une « bonne femme » de la campagne, pour lui apporter du lait. Sa bonne femme de la campagne lui sert depuis quelque temps un liquide extrêmement aquatique.

La dame se plaint.

— Oh ! réplique la paysanne, si vous saviez, madame, par ces chaleurs, les vaches boivent tant !

La cliente. — Mais la boîte que vous m'avez remise ce matin ne contenait que de l'eau ?

La laitière. — C'est qu'on a oublié d'ajouter le lait.

Annonces de quatrième page.

Le Dʳ CLÉHON nous a livré la recette à l'aide de laquelle sultanes et odalisques obtiennent ou conservent une poitrine opulente : c'est la SÈVE MAMMAIRE. Dépôt Parf. Exotique, 35, rue du 4-Septembre.

QUEL APPAT offrent de beaux appas (vieux style). Quelques-unes de nos Parisiennes les plus en vue sont dépourvues de ce précieux avantage que possèdent généralement les femmes turques avec exagération. Le Dʳ Cléhon, ancien médecin du Sultan, remédie au mal par la SÈVE MAMMAIRE. Dépôt Parf. Exotique (E. Senet), 35, rue du 4-Septembre.

LE KORAN dit : Tout vrai croyant ayant fait au moins une fois le pèlerinage de la Mecque jouira, dans le Paradis, des houris du Prophète aux épaules d'une lieue. La recette, en Orient, pour assurer à toutes les femmes la gracieuse opulence des contours, c'est la SÈVE MAMMAIRE du docteur Cléhon.

Beauté des seins. Par les granules du docteur Pierre. Les seuls qui assurent le développement et la fermeté des seins, sans préjudice pour la santé. — 30 ans de succès. Flacon 6 fr. Envoi contre mandat. Pharmacie Arnoult, 22, rue Turbigo, Paris. Notice gratis.

SE PLAINDRE QUE LA MARIÉE EST TROP BELLE !!! Tel est pourtant le cas des personnes qui poussent l'usage du LAIT MAMILLA jusqu'à l'abus. Leur poitrine était maigre, la voici devenue trop opulente.

Aux imprudentes dont le corsage prend trop d'ampleur, nous conseillons tout simplement de mélanger le LAIT MAMILLA avec une certaine quantité d'eau ; leur buste acquerra cette juste proportion qui fait la beauté de la forme plastique. Parfumerie Ninon, 31, rue du 4-Septembre. Le flacon de LAIT MAMILLA coûte 20 francs.

Le Lait Mamilla est la Providence des femmes dont la poitrine est amaigrie. Ninon, 31, rue du 4-Septembre.

SEINS vite raffermis et bien proportionnés. Disparition des RIDES, des PLIS DU VENTRE (suite de couches), etc. Traitement externe. — Maladies confidentielles. Stérilité. Docteur Julien, 6, rue de Sèze, Paris, de 2 à 5 heures, ou écrire.

Plus de poitrines amaigries. — On vend chez les parfumeurs différentes drogues plus ou moins malfaisantes destinées à rendre aux femmes l'opulence de formes que certaines causes leur auraient fait perdre. Il paraît que nos lectrices peuvent atteindre très promptement ce résultat en prenant, pendant quelque temps, de l'huile de foie de morue. C'est de l'un de nos meilleurs médecins que nous tenons ce conseil.

VERTUS DE L'ALBATRINE DE CIRCASSIE

L'*Albatrine* conserve aux seins leur fermeté ou leur donnant la blancheur de l'albâtre. Mais ce qui fait de l'*Albatrine* un produit tout à fait miraculeux, c'est qu'au bout de quelques mois de son emploi, elle rend à la gorge la plus déformée sa fermeté première.

L'*Albatrine*, en donnant à la gorge une force suffisante, permet la suppression du corset dont l'usage, toujours disgracieux, est souvent nuisible à la santé.

L'*Albatrine* est indispensable à toute femme relevant de couches, à toute mère de famille qui se préoccupe de la santé et de la beauté de sa fille.

MODE D'EMPLOI

Après avoir agité le flacon, imbiber du liquide une éponge fine et, scrupuleusement, deux fois par jour, le soir et le matin, faire pendant quelques minutes une lotion sur la gorge. — Rejeter, et ne pas remettre dans le flacon le liquide qui a servi.

OBSERVATIONS. — Les bains froids et les bains de mer rendent l'action de l'*Albatrine* plus rapide.

Prix du flacon : 20 francs.

TABLE DES MATIÈRES

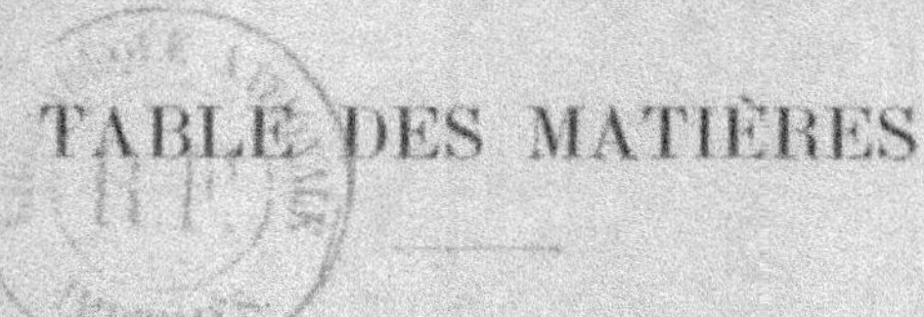

	Pages.
AVERTISSEMENT	V
CHAPITRE PREMIER. — *Anecdotes historiques*	2
I. — Légendes et faits généraux	2
II. — Faits particuliers	52
CHAPITRE II. — *Anecdotes et curiosités religieuses*	98
I. — Déesses, Saintes et Saints	98
II. — Faits divers	123
III. — Littérature et Éloquence religieuses	126
IV. — Mots et gestes d'ecclésiastiques sur le décolletage	144
V. — Iconographie religieuse	147
CHAPITRE III. — *Histoire anecdotique sur le décolletage*	178
En France	178
À l'étranger	234
CHAPITRE IV. — *Histoire du corset*	247
I. — Antiquité	247
II. — En France	255
III. — Méfaits et avantages	302
IV. — Mœurs et coutumes étrangères	329
V. — Anecdotes et faits divers	336
VI. — Variétés littéraires	345
CHAPITRE V. — *Mots de la fin*	363

IMPRIMERIE LEMALE ET Cⁱᵉ, HAVRE.